新生儿疾病
症状鉴别诊断学

主编 石 晶 母得志 陈大鹏

U0272938

科学出版社
北 京

内 容 简 介

　　本书涵盖了新生儿常见疾病及症状的临床表现、诊疗原则，以及相关疾病的诊疗进展。在各章节中，以新生儿期各系统症状为中心和主线，科学而客观地阐述了各疾病症状的病因、发病机制、诊断、鉴别诊断及治疗，并在每节后加入了临床病案分析，每一个临床病案均有诊断和鉴别诊断要点，有助于培养和提高读者的临床逻辑思维、判断和决策分析能力。

　　本书适用于临床医学生、儿科住院医师、规培医师、新生儿科专科医师和儿科护士等读者阅读。

图书在版编目（CIP）数据

新生儿疾病症状鉴别诊断学 / 石晶，母得志，陈大鹏主编. —北京：科学出版社，2020.6
ISBN 978-7-03-065461-8

Ⅰ.①新… Ⅱ.①石… ②母… ③陈… Ⅲ.①新生儿疾病－诊疗
Ⅳ.①R722.1

中国版本图书馆CIP数据核字（2020）第099070号

责任编辑：戚东桂 / 责任校对：张小霞
责任印制：李 彤 / 封面设计：龙 岩

科 学 出 版 社 出版
北京东黄城根北街 16 号
邮政编码：100717
http://www.sciencep.com
北京凌奇印刷有限责任公司 印刷
科学出版社发行 各地新华书店经销

*

2020 年 6 月第 一 版 开本：787×1092 1/16
2021 年 11 月第二次印刷 印张：15 1/2
字数：356 000
定价：88.00 元
（如有印装质量问题，我社负责调换）

《新生儿疾病症状鉴别诊断学》
编写人员

主　编　石　晶　母得志　陈大鹏

副主编　唐　军　张　莉　杨晓燕　熊　涛

编　者（按姓氏汉语拼音排序）

鲍　珊	蔡晓唐	陈　超	陈　忠	陈大鹏
陈洪菊	冯　艺	高　倩	何　琪	胡　勇
滑心恬	黄　兰	黄　益	黄静兰	江永梅
蒋守亮	李　姣	刘海婷	鲁瑞丰	陆玫竹
母得志	曲海波	石　晶	舒先孝	孙飞扬
唐　军	吴　甜	熊　涛	杨晓燕	于　凡
张　蕾	张　莉	赵　静	朱婷婷	

前　言

　　5岁以下儿童健康是衡量一个国家居民健康水平，体现经济和社会发展的重要敏感指标。2016年，中共中央、国务院在《"健康中国2030"规划纲要》中指出：到2030年，我国主要健康指标进入高收入国家行列，人均预期寿命达到79岁，5岁以下儿童死亡率降至6.0%。5岁以下儿童死亡率的变化是影响人均期望寿命最重要的因素之一，2019年国家卫生健康委员会发布的《中国妇幼健康事业发展报告》表明，新生儿期死亡是导致我国5岁以下儿童死亡的首要原因，因此提高新生儿疾病诊疗水平，降低新生儿期死亡率是目前临床亟待解决的问题。

　　新生儿期是人类发育早期的关键时期，由于各脏器发育不成熟，新生儿期疾病的临床症状和特点同婴儿和年长儿具有差异。在临床诊疗过程中，如何把握新生儿疾病临床症状和体征特点，并正确做出诊断和实施诊疗，是每位年轻医师所面临的问题。

　　本书以新生儿期各系统症状为主线，涵盖新生儿常见疾病及症状的临床表现、诊断、鉴别诊断和处理原则，以及相关疾病的诊疗进展；围绕儿科及新生儿专科临床医护人员在临床工作实践中遇到的主要问题，通过针对新生儿期常见疾病及症状鉴别诊断学的学习，对于儿科及新生儿专科医生了解和掌握新生儿疾病临床思维方法，提高临床思维能力具有很好的指导意义。

　　本书编写团队为长期从事临床一线工作的新生儿科医师，具备丰富的临床经验。在撰写过程中参考和查阅了大量的国内外相关文献和资料。本书适用于临床医学生、儿科住院医师、规培医师、新生儿科专科医师和儿科护士等阅读。

　　本书不足之处，敬请读者给予批评指正。

编　者

2019年12月

目　　录

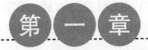

新生儿疾病诊断与鉴别诊断的原则和方法

第一节　新生儿疾病诊断与鉴别诊断的原则

新生儿指的是从脐带结扎到出生后满28天的婴儿。新生儿是胎儿的延续，胎儿在娩出过程中及出生后数天内，必须适应宫外的环境独立生活，因此，与年长儿和成年人相比，新生儿具有独特的解剖、生理、生化和病理特征。新生儿是发育中的个体，各脏器发育不成熟，外界环境适应能力差，疾病的发病率和病死率均高。新生儿期许多疾病症状表现不典型，针对新生儿疾病进行诊断时，除了遵循疾病诊断和鉴别诊断的临床思维和原则外，还要针对新生儿特殊的病理和生理特点。在普遍性原则基础上，进行疾病的诊断和鉴别诊断，才能得出正确和可靠的结论，指导患儿的治疗。

一、临床资料的收集

临床正确的诊断在于医师对患儿病史的收集及整理，掌握正确而全面的查体，获得有意义的体征，选择恰当的辅助检查，最后综合分析。患儿的资料越全面、越丰富，才能越有助于分析判断患儿病情。在实际临床工作中，询问病史、体格检查、辅助检查及临床观察等一系列过程，有时还需要反复进行，才能得到疾病的真实情况。在针对个体病例的具体疾病时，临床医师全面系统地掌握患儿病史及症状体征变化过程中的真实资料，才能避免以偏概全，最终获得正确的结论。

（一）新生儿疾病病史问诊原则

新生儿疾病问诊的对象通常是患儿家长，早期新生儿，特别是刚出生的新生儿疾病通常与母亲妊娠期和分娩状况有关，询问对象还包括相关的产科和儿科医护人员。获得家长及其他医务人员的配合通常是新生儿病史采集的先决条件。新生儿疾病问诊力求做到简要、准确、无遗漏，应遵循以下原则。

1.采集病史前应首先取得家长及其他相关人员的信任，问诊过程中注意礼貌和礼节。

2.对于病情危重的患儿不宜过分强调病史的完整性，应抓住患儿存在的主要问题重点问诊，可以与查体及抢救过程同时进行，赢得抢救时间，待病情稳定后再补充病史及其他资料。

3.问诊时应注意态度和蔼亲切，语言通俗易懂，不用医学术语提问；注意提问的系统性、目的性和必要性；注重与问诊对象的沟通，尊重家长和患儿的隐私，并为其保密，避免用责备的语气提问；切不可先入为主，避免用暗示的言语诱导家长。

（二）病史采集内容及要点

1.一般资料　包括姓名、年龄、性别、病史提供者身份等，出生1周内早期新生儿的日龄需精确到小时和分钟。要注意正确采集患儿的年龄，新生儿不同的日龄阶段，一种疾病可以表现出若干不同的症状，同一症状可由许多不同的疾病引起。例如，出生24小时内出现的黄疸，病因通常以新生儿溶血病多见，而晚期新生儿阶段出现的黄疸要注意感染、代谢和胆道疾病等。

2.主诉与现病史　主诉包括主要症状、主要就诊原因或症状持续时间。现病史采集与成人基本相似，重点询问患儿就诊原因，发病可能的诱因，伴随症状，就诊及治疗经过，病情发展情况，重要的阳性症状和重要的阴性症状。病史采集时应注意询问患儿精神状态，食欲，活动等改变，这些资料通常对疾病诊断和鉴别诊断具有重要意义。新生儿期比较特殊的是某些症状可能与家庭环境及护理相关，如患儿以发热为主要症状，医师除了询问发热出现的时间、发热类型、持续时间、有无伴随症状、有无其他系统受累征象外，还要关注患儿保暖情况，询问是否有保暖过度的情况；出生后1～2天的新生儿，需询问患儿喂养状况，排除新生儿脱水热。

3.家族史　采集家族史时，应注意询问父母年龄及健康状况，父母是否为近亲结婚，兄弟姐妹健康情况，家族中有无遗传代谢性疾病，有无传染病，家庭环境等。某些遗传性疾病具有明显的地区分布性，如葡萄糖-6-磷酸脱氢酶（glucose-6-phosphate dehydrogenase，G6PD）缺乏症在我国南方地区，特别是广东省、广西壮族自治区和四川省一带发病率较高，这些地区的新生儿出现黄疸时，应特别要注意询问G6PD缺乏症的家族史及可能的诱因。

早期新生儿疾病多与母亲围生期状况有关，应注意询问母亲既往健康状况，疾病、用药和治疗历史，母亲围生期有无合并症，治疗及用药情况，有无接受正规产前检查，妊娠早期有无接触有毒有害物质，以及妊娠期营养状况。另外，母亲既往的妊娠状况，特别是与妊娠相关的疾病，如新生儿血型不合溶血病。母亲妊娠次数越多，胎儿和新生儿患该病的风险越高，需重点询问。

4.个人史、既往史及喂养史　包括胎儿期间生长发育情况，胎儿监护状况；患儿出生时的情况，包括分娩方式，羊水、胎盘及脐带情况，Apgar评分等；出生后的喂养情况；免疫接种情况；既往患病及治疗情况；外伤和手术史等。

（三）体格检查

准确的体格检查资料的获得与医生的体格检查的技巧和熟练程度有直接关系。对新生儿进行体格检查时，应注意下述几点。

1.动作轻柔，双手温暖，冬天时应注意保暖。特别对于早产儿，脑血管发育不成熟，过度刺激患儿可诱发颅内出血的发生，查体需轻柔。对于已经存在颅内出血的患儿，要避免头部过多的搬动，以免加重颅内出血。

2.检查前后应注意洗手和听诊器等物品的消毒，防止交叉感染。

3.体格检查的顺序一般按照先整体后局部，从上到下、由前往后、自外向内、先左后右的顺序进行，对患儿刺激性较大的项目最后检查，如口腔、咽部、有疼痛的部位等。新生儿查体时，在不影响整体结果的同时，可适当调整检查顺序。例如，可在安静时先行心、肺听诊或腹部触诊等易受哭闹影响的项目；可客观观察的部位，如面容、浅表淋巴结、骨骼等可随时检查；当病情危重时应首先评估重要的生命体征，检查与疾病相关的部位，并同时进行必要的抢救，待病情平稳后再做全面检查。进行新生儿神经系统查体时，患儿的意识状态、肌张力及原始反射受患儿觉醒状态与用药及疾病状态等影响，最好在患儿清醒时进行检查，有时要反复检查，仔细观察病情才能得出正确的体格检查结论。

4.对于具体患儿，既要求全面系统检查，也要突出重点检查。例如，对于主要以气促为主要症状的患儿，重点进行心肺方面的查体；对于以惊厥为主要表现的患儿，重点检查患儿前囟张力、头围大小、肌张力、原始反射情况等。

（四）合理选择和评估辅助检查

随着医学科学的进步和发展，辅助检查手段日益增多。正确的认识、合理的选择、恰当地评价辅助检查，能使临床医生在更短的时间、更大的范围、更深的层次上获得关于疾病的更精细的客观资料，为疾病的诊断提供依据。但在临床工作中过度依赖辅助检查手段，一味强调"高精尖"技术的辅助检查，疏忽了其他有价值的临床信息的搜集，可导致治疗的贻误，错失最佳治疗时机。辅助检查需要遵循以下原则。

1.辅助检查的目的是给疾病的诊断和治疗提供诊断依据，检查要有指征，不能滥用各种检查。

2.辅助检查应遵循先常规检查，后特殊检查，先简单后复杂，先无害后有害，先无创后有创，先费用少后费用高的原则。例如，便血的新生儿，临床查体考虑坏死性小肠结肠炎，影像学辅助检查应首选腹部X线片检查，而非放射量更大的CT检查。

3.新生儿抽血进行实验室检查时应注意单次采血量不宜太大，新生儿单次失血超过血容量的10%时，即有输血指征；早产儿多次采血可导致医源性贫血。在许可的条件下，新生儿尽可能采用床旁微量血的即时检验（point of care testing，POCT）检查。

4.选择合理的检查时机进行辅助检查。例如，考虑新生儿脑卒中的患者，如果在发病24小时内选择头颅CT或普通MRI检查，可能出现假阴性的检查结果。另外，进行头颅MRI检查需要较长时间，患儿检查前需镇静，病情危重的新生儿应在病情稳定后再进行检查。

5.恰当评估辅助检查结果。若临床表现为反应差、少吃、少哭及少动的新生儿，血培养及无菌体液培养阴性，不能排除败血症，一定要结合患儿临床实际情况，进行综合诊治。

二、新生儿疾病的诊断

新生儿疾病通常起病急，病情发展迅速，医师要在短时间内迅速对疾病做出正确的判断和处理，加上新生儿无法同医师进行语言交流和合作，因此，新生儿疾病的诊疗对于医师具有较高的要求。首先，新生儿科医师要具有良好的职业素养，具备同情心，关心、关爱患儿，具有责任心和不断进取的精神。其次，新生儿科医师要具有扎实的医学基础和专业知识，熟练的临床技能，正确的临床思维方法，以及不断充实的临床经验。

（一）新生儿疾病诊断原则

完整的疾病诊断包括部位、病因和病原体诊断、病理解剖诊断、病理生理诊断、并发症诊断、伴发症状诊断等。新生儿是特殊个体，在疾病状态下，某些疾病易合并较多并发症，因而单例患儿通常具有更多的诊断。在疾病诊断顺序上，应遵循以下原则。

1.选择主要诊断的基本原则　在一次诊疗过程中，选择对患儿健康危害最严重、医疗费用和精力最多、住院时间最长的疾病或情况作为该患儿本次医疗的主要疾病诊断。

2.主要治疗疾病在前，未治疾病及陈旧性情况在后。

3.严重疾病在前，病情轻的在后。例如，患儿因黄疸入院，入院时发现患儿除了有黄疸症状外，还有发绀、呼吸困难症状，听诊双肺湿啰音，胸部X线检查提示双肺斑片影，痰培养提示大肠埃希菌。此患儿应该把新生儿细菌性肺炎（大肠埃希菌感染）作为主要诊断，新生儿高胆红素血症是细菌性肺炎的并发症，作为次要诊断。

4.本科疾病在前，其他疾病在后。例如，一例出生合并窒息的新生儿，出生后出现抽搐，反应差，肌张力低及原始反射改变，临床考虑新生儿缺氧缺血性脑病。患儿的主要诊断应该是新生儿缺氧缺血性脑病。该患儿出生时的窒息发生在产房，产房内已经进行新生儿复苏，复苏结束后因为患儿反应差，进入新生儿科治疗缺氧缺血性脑病，故新生儿窒息不能作为主要诊断。

5.病因诊断在前，并发症在后。例如，患儿诊断新生儿脓毒症，并发肾功能不全、弥散性血管内凝血（DIC）及休克，新生儿脓毒症作为主要诊断，多器官功能不全综合征（肾功能不全、DIC、休克）作为次要诊断。

（二）新生儿疾病诊断中的临床思维原则

1.实事求是原则　尽量全面掌握患儿的资料，尊重事实，全面分析，避免主观性猜测，避免诊断的片面性。

2."一元论"原则　又称为"单一病理学"原则，在临床工作中，同时存在许多种关联性不大的疾病发生的概率是很少的，应该尽量用一种疾病解释多种的临床症状表现，如一例早期新生儿，因呼吸困难入院，出生时羊水Ⅲ度污染，Apgar评分1分钟、5分钟及10分钟分别为2分、7分及8分，入院后气管导管内吸出血性液体，患儿三凹征明显，听诊左肺呼吸音降低，X线片提示左侧气胸。胎粪吸入新生儿气道可产生活瓣作用，导致气胸发生。胎粪中的化学成分，主要是胆盐可致局部支气管、肺泡上皮和肺血管化学性炎症，导致肺弥散和通气功能障碍，从而出现发绀和肺出血。因此该患儿考虑诊断胎粪吸入综合征，可以解释肺出血和气胸症状。

3.用发病率和疾病谱观点诊断原则　当患儿临床表现倾向于某种常见疾病时，尽量从常见病来考虑诊断。例如，出生4小时新生儿，因抽搐入院，患儿产前有宫内窘迫史，刚出生时Apgar评分1分钟、5分钟及10分钟分别为2分、5分和8分，出生时有新生儿复苏史，患儿入院时临床查体反应差，肌张力及原始反射减弱。此患儿临床应首先考虑新生儿缺氧缺血性脑病可能，而非遗传代谢性疾病。另外，疾病谱随着不同人群、不同年代、不同地区而变化，如在我国南方四川省、广东省和广西壮族自治区，G6PD缺乏症是导致新生儿高胆红素血症和急性胆红素脑病的重要原因，而在我国北方地区，该病发病率明显低于南方。

4.可治疗疾病优先考虑原则　如临床上遇到突发起病、反应差、少吃、少哭、少动的患儿，入院后首先要考虑可治疗的常见疾病，如新生儿败血症，积极进行血常规、C反应蛋白（CRP）、血培养及血生化检查。其次，以突然反应差起病的患儿，还要警惕一些罕见疾病，如遗传代谢性疾病，如果抗感染效果不佳，则应完善遗传代谢性疾病的检查。

5.简化思维程序原则　参照疾病的多种表现，把多种多样的诊断倾向，归纳到一个最小范围中去选择最大可能的诊断，抓住主要矛盾，及时给予处理。

（三）新生儿疾病鉴别诊断的方法

新生儿疾病的诊断和鉴别诊断应当贯穿于诊治的全过程。患儿最初入院时所做的诊断仅仅是初步诊断，需同时提出鉴别诊断的疾病和鉴别的方法，如完善进一步的辅助检查，或试验性治疗等。根据患儿的治疗反应、临床观察到的病情变化、辅助检查结果综合判断，及时修订诊断。

（四）新生儿疾病诊断和鉴别诊断应注意事项

1.充分考虑胎龄的差异　不同胎龄，不同日龄的新生儿生理和病理特征具有区别，如肌张力的检查，胎龄28周的早产儿肌张力通常较为低下，而胎龄40周的足月儿如果出现肌张力低下就要考虑病理因素。另外，不同日龄新生儿的生理特点也不同，刚出生的新生儿，肾小球滤过和肾小管重吸收功能发育不成熟，尿素氮和肌酐的水平受母亲的影响，在做疾病诊断和鉴别诊断的时候要考虑脏器成熟程度对于患儿生理和生化功能的影响。

2.不同时期新生儿疾病谱差异　在早期新生儿阶段，出生3天足月儿出现的黄疸，不超过12mg/dl，通常是生理状态，而黄疸持续时间超过2周就要考虑病理性黄疸。早发型败血症的病原菌多来自母亲，而晚发型败血症的病原菌多源于社区感染或院内感染。

3.由于新生儿各系统发育不成熟，一种症状可能是某些疾病的共同表现，如呼吸暂停，可能是早产儿呼吸中枢发育不完全所致，也可能是中枢神经系统疾病、感染、糖代谢和电解质紊乱所致。一种疾病也可以表现为多种症状，如新生儿低血糖，可以表现为惊厥、呼吸暂停、反应低下等。

4.新生儿疾病常起病急，进展快，临床医师应善于归纳患儿主要临床表现，适时进行相应的临床检查，迅速做出正确判断，进行相应的处理。

5.临床医师要学会安排合理的辅助检查。特别是一些小的早产儿，出生后体内血总量80ml/kg，如果一次性失血量超过体重的15%～20%将导致休克的发生。因此要合理安排辅助检查，特别是需要采集患儿血液做的各种检查，做到有的放矢，而非盲目的检查。

6.在辅助检查结果判定过程中，要熟悉新生儿的辅助检查的特点，如新生儿脑脊液的常规检查，有核细胞数在$20×10^9$/L内不能视为异常，但是对于满月的小婴儿，这个细胞计数就偏高了。新生儿处于发育阶段，不同的影像学检查也具有不同的特点，新生儿科医师应熟悉和掌握新生儿辅助检查的特殊特点，并及时同辅助科室医师沟通，对检查做出正确的判定。

7.医师需不断更新知识　临床医学是不断发展和进步的科学，随着人类对机体自身和疾病本质认识的不断深化，疾病的诊断也发生变化，如在新生儿期常见的黄疸症状，随着对胆红素代谢过程的深入研究，特别是分子生物学研究，包括尿苷二磷酸葡萄糖醛酸转移酶（UGT）基因的深入研究，发现UGT基因的多态性是导致新生儿期，特别是早期黄疸的重要病因，既往此类患儿出现的黄疸多归结于肝脏代谢胆红素能力不成熟所致。

（石　晶）

第二节　新生儿疾病的实验室检测技术

由于新生儿各器官和系统发育不成熟，免疫功能低下，娩出后生活环境骤然改变，新生儿期疾病发病率和病死率均较其他年龄组高。患病的新生儿无法叙述病情发生发展过程，疾病缺乏特异性的临床表现，需要更多辅助检查手段特别是可靠的实验室检查来协助识别新生儿疾病，以期尽早诊断、减少误诊、协助治疗、降低病死率，本节主要介绍新生儿疾病诊断和鉴别诊断时常用的实验室检查手段。

一、新生儿感染性疾病的实验室检测

感染是新生儿期常见的疾病，新生儿屏障结构发育不完善，免疫系统不成熟，因而新生儿对病原微生物尤其是细菌高度易感。胎龄和日龄越小，免疫功能和感染局限能力越差，感染越易扩散，可引起较为严重的并发症，如化脓性脑膜炎、败血症、感染性休克、多器官功能衰竭等，进而导致新生儿死亡。新生儿感染性疾病临床表现不典型，且进展迅速，病情凶险，病死率高。尽管针对新生儿感染性疾病的研究较多，人们也一直努力寻找可靠的细菌感染标志物，但在诊断指标的研究上仍进展缓慢。目前针对新生儿感染性疾病的诊断主要广泛依赖于临床的实验室检测指标，包括血培养、白细胞计数、中性粒细胞百分比、CRP、降钙素原（procalcitonin，PCT）、白细胞介素 -6（interleukin-6，IL-6）等。

血培养是确诊新生儿败血症的金标准，血培养检测所需时间相对较长，培养至少需要24～48小时，早期诊断敏感度差，有可能延误临床治疗。血培养获得正确结果的前提条件为严格按照无菌操作流程，并提供足够血量和选择适合的培养瓶，不同部位双瓶采血可提高阳性率。采血时间应选取在发热时，以及抗生素应用前。新生儿采血困难，如采血量低于1ml可导致假阴性结果。

传统上，我们常以外周血常规作为诊断新生儿感染性疾病的实验室指标之一，但正常新生儿的外周血白细胞计数波动范围很大，很多报道指出患有感染性疾病的新生儿的白细胞计数和中性粒细胞百分比也可在正常范围内，而异常的白细胞计数结果也可能出现在其他非感染性疾病如颅内出血等的病理情况下。因此，白细胞计数对于诊断新生儿感染性疾病具有局限性，其敏感度和特异度都较低。

CRP是机体急性期反应蛋白之一，是一种敏感的炎症和组织损伤标志物，在炎症、感染、组织损伤、心肌梗死、恶性肿瘤、急性应激等情况下会出现异常。在炎症或急性组织损伤发生以后，CRP的合成在 $4 \sim 6$ 小时迅速增加，$36 \sim 48$ 小时达到高峰，其半衰期约为19小时，在感染的急性期浓度可升高成百上千倍；如果刺激因素持续存在，CRP可持续升高很长时间，刺激因素消除后，其水平可迅速回落。但是CRP的水平在出生早期缺乏特异性，在其他非感染性疾病，如新生儿窒息、ABO血型不合溶血病及脑室内出血等情况下，CRP也可升高。早产儿尤其是低出生体重儿肝功能不完善，肝脏不能产生足量的CRP，循环中CRP的含量极微。在这种情况下普通CRP是没有办法满足临床检测需求的，应当使用超敏CRP（hypersensitive C-reactive protein，hs-CRP）的方法进行检测。hs-CRP与CRP检测的是同一物质，只是在检测方法上有所不同。hs-CRP是采用了更灵敏更精密的检测方法保证了血清中极低水平的CRP检测结果的准确性和重复性。CRP检测范围一般为 $8 \sim 300\text{mg/L}$，在8mg/L以下时测得的结果准确性和重复性不佳；而hs-CRP可准确而又精密地检测 $0.1 \sim 10\text{mg/L}$ 的血清CRP水平。新生儿出生时受分娩应激、环境等因素的影响，hs-CRP存在生理性高峰期，一般出现在出生后 $36 \sim 72$ 小时，$5 \sim 6$ 天后才恢复至正常水平，因此需要建立与日龄相关的新生儿hs-CRP参考值范围。临床上采用hs-CRP连续监测，与其他炎症指标联合应用并结合临床表现是早期诊断新生儿感染的有效途径。

血清PCT水平与细菌感染密切相关。研究显示，PCT对于检测新生儿脓毒症的敏感度为 $72\% \sim 79\%$，特异度为 $72\% \sim 90\%$。PCT在健康成年人中的浓度非常低（血清PCT水平 $< 0.1\text{ng/ml}$），感染发生后3小时血清PCT水平开始升高，12小时后达到高峰，半衰期约24小时。新生儿出生后2天内PCT有生理性高峰期，出生后 $21 \sim 24$ 小时达生理性高峰，峰值可达21ng/ml，出生后48小时降至 2 ng/ml，健康足月儿出生后96小时内PCT变化见图1-1。早产儿与足月儿出生后PCT生理性高峰有所区别，虽然出现峰值的时间大致相仿，但峰值水平较足月儿高，恢复至正常水平的时间也较晚，健康早产儿出生后120小时内PCT变化见图1-2。虽然PCT可以通过胎盘传给胎儿，但研究显示，脐血PCT水平明显高于母亲，说明新生儿PCT主要由新生儿自身合成，而非来自于母体。PCT可较好地反映新生儿自身的感染状况，特别是在严重细菌感染早期诊断、判断病情严重程度、判断预后、抗感染疗效判定、指导抗菌药物应用等方面具有较大的临床价值。

IL-6在感染发生的早期即有异常表达，正常人群IL-6浓度小于7pg/ml，细菌感染后IL-6水平迅速升高，可在2小时达高峰，表达时间早于CRP及PCT，而且其升高水平与感染的严重程度相一致，可用来辅助急性感染的早期诊断，但由于IL-6的半衰期很短（1小时左右），有时很难观察到循环中细胞因子水平的真实变化情况。有研究表明，除细菌感染外许多疾病的早期IL-6水平也有异常增高的表现，胎龄和分娩因素也会对其造成影响，因此在新生儿感染性疾病的早期诊断上缺乏特异性，联合一种相对晚发和更有特异性的指标如PCT，才能产生更高的诊断效能。由于新生儿出生后48小时内PCT和hs-CRP可出现生理性高峰，因此在新生儿刚出生时IL-6的水平可以作为是否存在感染

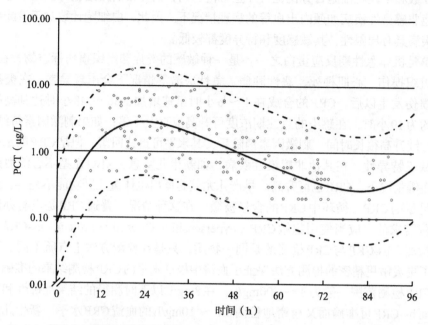

图1-1 健康足月儿出生后0～96小时PCT均值及95%可信区间

虚线代表健康足月儿小时龄PCT的低限值和高限值，实线代表均值

引自：Chiesa C，Natale F，Pascone R，2011. C reactive protein and procalcitonin: reference intervals for preterm and term newborns during the early neonatal period.Clin Chim Acta，412（11-12）：1053-1059

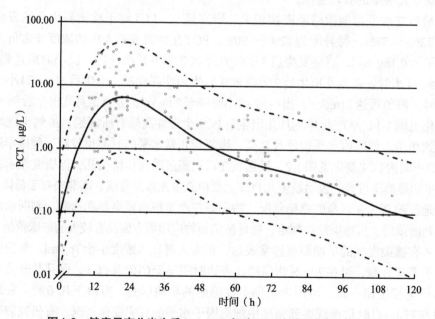

图1-2 健康早产儿出生后0～120小时PCT均值及95%可信区间

虚线代表健康早产儿小时龄PCT的低限值和高限值，实线代表均值

引自：Chiesa C，Natale F，Pascone R，2011. C reactive protein and procalcitonin: reference intervals for preterm and term newborns during the early neonatal period.Clin Chim Acta，412（11-12）：1053-1059

性疾病的一个鉴别指标，但若要长期追踪新生儿是否感染及感染情况，仍然需要同时检测PCT和IL-6。

除了以上传统的蛋白和细胞因子检测以外，近年来的新生儿感染性疾病的研究热点还集中在新生儿免疫组学及代谢组学方面，如中性粒细胞表面CD64、中性粒细胞表面CD11b的表达，氨基酸、有机酸的变化等，以及分子生物学检测技术协助新生儿感染病原体的研究，如聚合酶链式反应（polymerase chain reaction，PCR）、环介导等温扩增技术（loop-mediated isothermal amplification，LAMP）等，但大多数方法或标志物仍处于临床研究阶段，尚未能广泛应用于临床。

二、新生儿凝血功能的实验室检测

常规凝血功能检查包括凝血四项检查，包括凝血酶原时间（prothrombin time，PT）、活化部分凝血活酶时间（activated partial thromboplastin time，APTT）、凝血酶时间（thrombin time，TT）、纤维蛋白原（fibrinogen，Fg）。在临床工作中医生会发现外表健康的新生儿凝血功能指标可出现异常，具体表现为APTT、PT的延长和Fg的降低。那么这些"不正常"的指标是否意味着新生儿凝血功能的异常？这些异常是什么原因造成的？是否需要治疗？异常的凝血指标和真正的新生儿出血性疾病该如何鉴别？解答这些问题必须要全面了解新生儿凝血系统的特点。

凝血过程是一个复杂的生理级联反应，涉及血浆蛋白和细胞成分（主要是血小板）的参与，同时凝血系统与抗凝血系统间维持动态平衡。新生儿凝血系统发育不成熟，与成人或者较大儿童具有区别，因此新生儿实验室凝血指标异常并不意味着新生儿的凝血功能异常。

新生儿肝脏合成凝血相关蛋白的能力较弱，导致凝血相关合成量少或功能不足。出生时，维生素K依赖性凝血因子（FⅡ、FⅦ、FⅨ、FⅩ）和接触凝血因子（FⅪ、FⅫ）仅有成年人正常水平的50%左右，出生后第2、3天水平最低，导致新生儿在相应日龄的APTT、PT延长。同时，大部分的新生儿的抗凝血物质，如蛋白质S和蛋白质C等同样处于低水平，纤维蛋白原水平较低，功能不全，因此正常健康新生儿凝血与抗凝水平处于平衡状态。大多数凝血因子直至6月龄左右才会接近成年人水平。正常足月儿及早产儿出生后24小时凝血、抗凝和纤溶因子平均值及达正常水平时间见表1-1。

表1-1　新生儿出生后24小时凝血、抗凝和纤溶因子平均值及达正常值时间

	足月儿	早产儿	达正常值时间
促凝因子			
纤维蛋白原#	2.83	2.43	出生时
凝血因子Ⅱ*	0.48	0.45	2～12个月
凝血因子V	0.72	0.88	出生时
凝血因子Ⅶ*	0.66	0.67	2～12个月

续表

	足月儿	早产儿	达正常值时间
凝血因子Ⅷ	1.00	1.11	出生时
凝血因子Ⅸ [*#]	0.53	0.35	3～9个月
凝血因子Ⅹ [*]	0.40	0.41	2～12个月
凝血因子Ⅺ [*#]	0.38	0.30	1～2个月
凝血因子Ⅻ [*#]	0.53	0.38	9～14天
凝血因子ⅩⅢ [*]	0.79	0.70	4～5天
前激肽释放酶 [*]	0.37	0.33	大于6个月
高分子量激肽原 [*]	0.54	0.49	2～3个月
血管假性血友病因子 [*]	1.53	1.36	5～6个月
抑制剂			
抗凝血酶 [*#]	0.63	0.38	3个月
α-2-巨球蛋白 [*#]	1.39	1.1	成人
蛋白质C [*#]	0.35	0.28	2～9个月
蛋白质S [*#]	0.36	0.26	3个月
纤溶物质			
纤溶酶原 [*]	1.95	1.70	6～12个月
α-2-抗纤维蛋白溶酶 [*]	0.85	0.78	3～4天
纤溶酶原激活物抑制物 [*#]	6.40	5.40	3～4天
组织纤溶酶原激活剂 [*]	9.60	8.48	3～4天

资料来源：Bacciedoni V，Attie M，Donato H，2016. Thrombosis in newborn infants. Arch Argent Pediatr，114（2）：159-166.

注：纤维蛋白原单位为g/L，其他凝血和抗凝因子单位为U/ml。

*数值与成年人有差异。

#数值在早产儿和足月儿中有差异。

出生时新生儿血小板计数已基本接近正常成年人水平，但其功能较低，为了平衡血小板功能的低下，新生儿凝血系统中血管性血友病因子（von Willebrand factor，vWF）的浓度和血细胞比容（Hct）都相应升高，从而达到促凝血与抗凝血的平衡。出生3天内的大多数新生儿的Hct在58%左右，当Hct＞55%时，凝血检测标本中的抗凝剂相对过量，血浆相对不足可导致PT、APTT的假性延长。因此早期新生儿检测凝血功能时需要根据采血量校正公式调整抗凝剂量：抗凝剂量＝血量×（100－Hct）×0.001 85。获得正确的凝血功能结果需要合格的标本，临床上新生儿采血困难，标本极容易溶血或者有凝块，手工调整抗凝剂后采血管失去负压，这些因素都可干扰新生儿凝血功能的结果。

新生儿个体之间凝血功能差异较大，不同胎龄、不同日龄、不同体重的新生儿凝血功能存在差异，实验室很难建立新生儿凝血功能检测的相应参考值，需结合患儿临床状况综合判断。

凝血功能检测提示APTT延长时，可以做APTT纠正实验来初步鉴别APTT延长是由于内源性凝血因子缺乏还是存在凝血抑制物，便于下一步检查的选择。若能够纠正的APTT结果可以进一步进行凝血因子的检测。其中凝血因子Ⅷ在新生儿期已达到正常成年人水平，因此凝血因子Ⅷ水平降低可提示患血友病甲的可能；凝血因子Ⅸ的水平在新生儿期较低，直至6月龄左右才趋于成年人水平，因此新生儿期不能确诊血友病乙，应该在6～12月龄再次行凝血因子Ⅸ检测以明确诊断。

严重的新生儿窒息及感染可导致DIC，病情危急，需要进行DIC筛查。DIC筛查除了常规检查凝血四项外，还包括D-二聚体（D-Dimer，DDI）、纤维蛋白（原）降解产物（fibrin/fibrinogen degradation Products，FDP）、抗凝血酶Ⅲ（antithrombin Ⅲ，AT Ⅲ）检测，需要根据不同的日龄和临床情况对实验室结果进行判断。

三、新生儿心肌损伤的实验室检测

新生儿心肌损伤病因很多，可以分为几类，首先是缺氧性疾病，如新生儿窒息、呼吸窘迫综合征、肺不张、肺出血、颅内出血、缺氧缺血性脑病等；其次是新生儿感染性疾病，如败血症、感染性肺炎、病毒感染等；再次是心血管疾病，如先天性心血管疾病、心律失常等；最后是其他疾病，如酸中毒、电解质紊乱、新生儿高胆红素血症、低血糖、低体温、中毒等。

新生儿、婴幼儿的心肌称为未成熟心肌，在结构、代谢和功能上有别于成熟心肌。新生儿心肌损伤临床表现多样，早期缺乏特异性，可无明显临床症状，容易被忽略，如为一过性心肌缺血尚属可逆，而发展至心肌坏死则预后不良，病死率高。目前主要依靠实验室检测指标辅助诊断，常见的心肌损伤实验室指标主要包括肌酸激酶（creatine kinase，CK），肌酸激酶同工酶MB（creatine kinase isoenzymes-MB，CK-MB），肌红蛋白（myoglobin，Mb），心肌肌钙蛋白（cardiac troponin，cTn），脑钠肽（brain natriuretic peptide，BNP）或氨基末端脑钠尿肽前体（n-terminal pro brain natriuretic peptide，NT-proBNP）等。

CK、CK-MB可反映心肌细胞的完整性，但同时存在于许多组织器官中，CK包括了三种同工酶亚型CK-MM、CK-MB、CK-BB，在骨骼肌（CK-MM）、平滑肌（CK-BB）、心肌（CK-MB）及脑组织（CK-BB）中广泛分布，因此，CK敏感度较高，而特异度不高，并非是最佳的心肌损伤的早期血清学指标。CK-MB主要存在于心肌细胞胞质内，相比CK具有相对较好的特异度，且其升高程度与心肌受损程度呈正相关，可作为早期判断心肌损伤程度的重要指标之一。CK-MB在新生儿于心肌受损后6～10小时急剧升高，12～24小时达高峰，可维持2～3天。正常新生儿心肌酶活性在出生时较高，其具体数值可能与分娩方式、性别、出生胎龄和出生体重等相关，出生72小时后才明显下降，因此实验室应建立针对新生儿的日龄参考值，以方便临床判断病情。

目前临床实验室CK-MB检测常用的方法主要有酶活性法（U/L）和质量法（ng/ml）两种，使用酶活性法时可能会出现CK-MB活性反而大于CK活性的情况，特别是儿科患者人群中容易见到。这是因为在人体中正常情况下CK-BB很少，而CK和CK-MB的酶活性法就是建立在忽略CK-BB活性的基础上研发的，检测CK活性时是测定M亚基的数量，即CK活性＝CK-MM活性÷2＋CK-MB活性；检测CK-MB活性时是测定B亚基的数量，即CK-MB活性＝CK-MB活性＋2×CK-BB活性，正常人群CK-BB含量极少，CK活性＞CK-MB活性。而CK-BB主要分布在人的脑组织和平滑肌组织中，儿童由于其生理因素如血脑屏障不完善，使CK-BB数值大幅度升高甚至超过了CK-MM，可导致CK-MB活性＞CK活性。因此对于儿科患者特别是新生儿，推荐使用CK-MB质量法直接检测CK-MB的浓度。

Mb是一种小分子物质，相对CK-MB和cTn在循环中的扩散速率更快。当出现心肌损伤后，Mb水平的升高早于cTn和CK-MB水平，所以对新生儿进行Mb水平检测，有利于尽可能早地发现心肌损伤，但Mb水平不是心肌损伤的特异性标志物，其同时存在于心肌和骨骼肌中，其升高可能是多种横纹肌损伤的共同结果，因此Mb更适合用于阴性时的排除诊断。又因为新生儿Mb含量较成人低，故切不可使用成人Mb的参考范围来判断新生儿是否出现心肌受损。

cTn是由T、C、I等3种亚单位组成，其中cTnI和cTnT具有心脏特异性，二者诊断价值相近。大量研究表明，cTn在诊断心肌损伤时具有更高的特异度和阳性预测值，已取代CK-MB作为检出心肌损伤的金标准。cTn在出生后第2～4天达到峰值，其中早产儿cTnI升高的趋势非常明显，因而使用该指标时要注意日龄差异。当心肌细胞受损后，游离的cTn迅速进入血液，在损伤4小时内即可检测到cTn明显增高，于18～24小时达到高峰，持续约1周时间。目前已有研究建立了新生儿cTn参考值范围。cTn测定有助于早期预测新生儿心肌损伤程度，特别是对窒息患儿应将血清cTn作为常规检查指标，而cTn、Mb、CK-MB联合应用，可提高诊断心肌损伤的敏感度和特异度。

BNP和NT-proBNP是心力衰竭（heart failure，HF）的重要诊断指标，与BNP相比，NT-proBNP具有稳定，对标本要求不高，以及高度一致性和分析准确率等优势。刚出生的新生儿BNP和NT-proBNP均来自于胎儿本身。研究显示，出生后的短时间内BNP和NT-proBNP水平显著升高，可能与出生的最初几天内需要利尿和利钠有关，另外新生儿娩出后全身血流动力学急剧变化可导致心室容量和压力增加，刺激释放BNP和NT-proBNP。因此新生儿的BNP和NT-proBNP参考值范围与日龄有关，出生后48小时升高幅度最为显著，一周后水平开始下降，BNP于出生后3个月时接近成人水平，而NT-proBNP则要至10岁左右才接近成人水平。BNP和NT-proBNP在心肌病、瓣膜病、心律失常、肺部疾病和心脏的毒性损害时都会出现升高。例如，患先天性心脏病的儿童，无论是否有HF症状，其BNP和NT-proBNP水平通常较无器质性心脏病的儿童高；在新生儿发生持续肺动脉高压的时候，可应用BNP和NT-proBNP监测病情变化；BNP和NT-proBNP可作为鉴别心源性和肺源性呼吸困难的可靠指标。

四、新生儿遗传代谢性疾病的实验室检测

随着社会的进步和医学水平的不断发展，遗传代谢性疾病（inherited metabolic diseases，IMD）受到医学研究领域的高度关注。IMD是指由于基因突变引起酶缺陷、

细胞膜功能异常或受体缺陷，从而导致机体相应生化代谢紊乱，造成中间或旁路代谢产物蓄积或终末代谢产物缺乏，从而出现相应的病理改变和临床症状的一组疾病。由于出生缺陷是全球共有的公共卫生问题，因而各国政府都非常关注其预防和控制工作。新生儿疾病筛查是在新生儿期运用实验室技术对一些危及儿童生命、导致儿童体格和智能发育障碍的先天性或遗传性疾病进行筛检，在患儿临床症状出现之前，给予及时治疗，避免患儿机体各器官受到不可逆损害的一项母婴保健技术，它是早发现、早诊断、早治疗遗传代谢性疾病的重要方法和手段。国际上最早进行新生儿筛查的遗传代谢病是苯丙酮尿症（phenylketonuria，PKU），而后逐渐增加先天性甲状腺功能减低症（congenital hypothyroidism，CH）、肾上腺皮质增生症（congenital adrenal hyperplasia，CAH）、半乳糖血症（galactosemia，GAL）和枫糖尿症（maple syrup urine disease，SCD）等。

血液促甲状腺素（thyroid stimulating hormone，TSH）浓度检测，因其具有较高的敏感度和特异度，是目前广泛应用的首选筛查指标。新生儿TSH正常值变化较快，在出生后30分钟左右升到峰值，维持1～2天后逐渐下降，5～6天达到正常；新生儿胎龄、出生体重及疾病的严重程度是影响甲状腺功能的相关因素。早产儿和极低体重儿因下丘脑-垂体-甲状腺轴发育不成熟，出生后一周内通常TSH水平较低，出生一周内进行TSH检测可导致假阴性结果，建议在出生后2～4周重复TSH检测，必要时采集静脉血检测甲状腺功能。

新生儿主要采用滤纸干血片法取样，检测TSH、17α-羟孕酮、苯丙氨酸、G6PD，以筛查先天性甲状腺功能低下症、肾上腺皮质增生症、苯丙酮尿症和G6PD缺乏症。具体方法：出生72小时～7天，充分哺乳后，在足跟内侧或外侧缘，消毒后用一次性采血针斜刺约3mm深，拭去第1滴血后，将血滴在专用的滤纸片上，并自然渗透至滤纸背面，血斑直径≥8mm。干滤纸血片的制备环境与检测指标的稳定性显著相关，甲醛、乙醇、冰醋酸、紫外线照射、高温、潮湿及装修污染等是干滤纸血片制备环境的必要管控因素，这些因素可能造成部分筛查结果假阴性。

随着近年来对遗传性代谢病认识的增加，快速、灵敏、高通量和选择性强的串联质谱技术已广泛应用于新生儿遗传代谢性疾病的检测。发达国家用该技术进行新生儿代谢病的筛查，阳性率为1∶7000～1∶3000。该技术能在几分钟内完成对一个标本进行氨基酸类、脂肪酸及有机酸类三大类多达80余种遗传代谢性疾病的产物的分析，在新生儿疾病筛查应用中扩展了筛查疾病谱，提高了筛查效率及筛查的特异度和敏感度，使新生儿疾病筛查在内容和质量上都提高到了一个新水平。串联质谱结果分析要求临床医生不仅具有丰富的临床经验，还要掌握一定的生化代谢知识。

五、末梢血对检验结果的影响

末梢血是指微动脉、微静脉及细胞内外组织液的混合血。而三者混合的比例由采血部位、局部循环充盈程度、采血的手法等因素共同确定，一般包括耳垂血、指尖血和足跟血。与静脉血采血相比，末梢血采血穿刺成功率高，采血量少，对患儿损害小。但末梢血检验存在以下问题。

第一，末梢血结果只能代表采血部位局部情况，不能完全代表全身循环血液中的细胞、生理及生化情况。第二，末梢血检测标准化困难。相对于静脉血采血而言，末梢血采样的部位选择多，儿童患者局部皮肤情况个体差异大，取血操作情况复杂。在不同发育水平，不同皮肤厚度的患者间由不同的采血人员取得标准宽度及深度的创口几乎是不可能的。第三，末梢血标本合格率低。末梢血采血时，皮下胶原暴露可导致组织因子释放，激活凝血系统，血凝块产生的概率远大于静脉血采血标本。第四，患病的新生儿常合并末梢循环不良，末梢采血将显著地影响标本的检测结果。

下面以最为常见的新生儿末梢血血常规病例进行说明。患儿为胎龄34周的早产儿，出生后第1天行末梢血血常规检测，结果显示，血红蛋白230g/L，鉴于本地新生儿末梢血血红蛋白参考范围上限为210g/L，因此该患儿被临床医生考虑为血红蛋白升高，未做特殊处理；当日晚患儿再次进行末梢血血常规检测，结果显示，血红蛋白170g/L，临床医师发现血红蛋白水平波动太大，怀疑患儿是否存在体内出血等问题；再次复查静脉血血常规，结果显示，血红蛋白210g/L，因三次检测结果波动剧烈，遂要求检验科进行合理解释。

针对此患儿的情况，若要准确回答临床的疑问，首先需要清楚以下几个问题。

（1）新生儿血红蛋白浓度的日内生理波动范围是多少？

（2）新生儿正常参考值范围是否适合用于早产儿或者低体重儿？

（3）新生儿特别是早产儿的末梢血血红蛋白的正常波动范围是多少？

（4）当临床医师认为血红蛋白浓度检测结果不可信时如何处理？

第一个问题分析：根据新生儿红细胞造血的特点，鉴于骨髓中并无成熟红细胞储存，且从前体红细胞发育成为成熟红细胞需要时间，无法在短时间补充大量的红细胞，同时红系造血的刺激因素较少，因此，红细胞和血红蛋白是血常规里最稳定的指标，日内变异系数不超过7%，而从以上病例来看，血红蛋白的水平波动均超过了正常生理波动范围，若排除临床因素，检测因素是首先需要考虑的问题。

第二个问题分析：早产儿，低体重儿人群有其特有的生理病理特征，在不同发育程度、早产程度及不同体重的患儿之间存在明显的个体差异，检验结果自身的纵向比较更有意义。但是，要使用末梢血标本的检测结果进行纵向评价，标本如何保持一致并具有代表性需要特别注意。

第三个问题分析：末梢血血红蛋白的日内波动范围，仅从循环系统的红细胞生成、破坏、分布等情况来看，血红蛋白的日内变异极小，但是末梢血标本测定除了考虑循环血液的情况之外，局部循环状态及采集技术也可能对检测结果造成巨大影响，对于新生儿特别是早产儿和低体重儿患者极易出现末梢循环不良的情况，末梢血的日内变异除外生理波动外，还需要考虑多次采样存在的采样误差及末梢循环的状态差异。因此，至今尚无确切的针对新生儿不同日龄的末梢血血红蛋白日内波动范围，也没有确切的末梢血及静脉血血红蛋白的差异范围。在极端的情况下，如新生儿硬肿患者，出生后数日内末梢血及静脉血血红蛋白浓度的差异甚至能够高达50g/L。总体来说，静脉血血红蛋白与末梢血血红蛋白因标本来源不同，应该视为两个不同的检测项目，分别建立不同的参考范围，同时二者之间没有定量上的可比性。

第四个问题分析：末梢血标本的质量从代表性及满足临床医师需求的程度上均次于静脉血标本，因此当临床医师对末梢血标本的血红蛋白结果存在质疑时，静脉血标本的血红蛋白应该被视作更可靠的指标报告给临床。

综上所述，末梢血采血存在诸多问题，但是鉴于新生儿特别是低体重早产儿的生理特征，为了避免医源性贫血、静脉穿刺引发血栓等静脉采血相关的不良反应，在满足检测需求的情况下，末梢血可以作为新生儿血液采集检测方案，但末梢血采样质量控制，末梢血结果相关参考范围设置及报告解读需要特别注意。

（于 凡 江咏梅）

第三节 新生儿神经电生理检查

脑电图、肌电图、诱发电位是现代神经电生理的三大支柱，它们是神经系统（包括感觉器官）功能的外在客观表现，与临床症状和体征密切相关，它是临床检查的一种重要延伸，也是连接临床和基础的重要桥梁，作为现代影像学技术的重要补充，发挥着不可代替的作用。新生儿存在各种急性神经系统损伤，以及先天性神经系统发育不良，导致后期神经系统发育障碍，表现为智力、运动发育异常，以及学习和认知功能障碍。除了头颅超声、CT和MRI等基于解剖学结构的评估方式，脑电图（electroencephalography，EEG）、肌电图及诱发电位也对新生儿神经系统功能的评估，对新生儿神经系统损伤的临床诊治及早期干预起到重要作用。

一、新生儿脑电图

（一）新生儿脑电图监测的重要性及方法

新生儿神经系统疾病是脑电图临床运用的主要领域之一，脑电图主要用于诊断新生儿惊厥，评价新生儿大脑半球基本功能和发育成熟水平，并判断新生儿脑损伤的预后，具有敏感、可靠、无创、可动态监测的优点。新生儿惊厥是新生儿常见的神经系统症状，发病率为1.5‰～3.6‰活产儿，其中约20%最终发展为癫痫。脑电图技术特别是长程视频脑电监测技术的发展应用，明显提高了惊厥的检出率。美国神经电生理协会推荐将视频脑电图（VEEG）作为新生儿惊厥监测的金标准。另外，对新生儿重症监护病房的高危儿在疾病早期或急性期进行脑电图监测，并进行系列复查，可对脑功能进行有效评估。

由于脑发育尚不成熟，新生儿惊厥发作具有特殊性，其惊厥发作电-临床相关性相对较差，电发作同时伴有相应临床发作的患儿仅占15%～28%。约58%的患儿止惊药物治疗后会出现电-临床分离，即仅有电发作而不伴临床发作。痫样放电通常为多灶性，半球间电活动缺乏同步性。新生儿惊厥的发作形式采用Volpe的分类方法，包括微小发作、强直发作、阵挛发作和肌阵挛发作。50%的早产儿和足月儿伴有微小发作，临床不易察觉，且难以与发作间期的正常行为区分。国外的一项研究显示，惊厥事件中，66%的阵挛发作可被识别，而其他形式的惊厥发作准确诊断率仅为32%；非惊厥事件中，仅29%～55%（如良性睡眠肌阵挛、非特异性肢体活动、非惊厥性阵挛）能被准确识别。惊厥的漏诊或误诊将导致严重后果，而非惊厥发作的新生儿却接受了有潜在风险的抗惊厥治疗，因此，视频脑电图是新生儿发作诊断和鉴别诊断的金标准，可以判断高危儿电发放和电临床发放，同时对抗惊厥药物及亚低温治疗疗效进行监测，可以帮助判断脑损伤的程度和预后。

新生儿脑电图推荐使用改良的国际10～20电极系统，同时安放记录呼吸、心电和肌电的脑外电极。使用录像监测有助于鉴别患儿的动作是否为惊厥，以及辨识惊厥发作的起源。常规60分钟的脑电图用以评价新生儿的脑电背景、评估胎龄或指导预后，长时间监测（24小时）多用于筛查高危新生儿是否有惊厥发作。

早产儿脑电图监测可以使用波幅整合脑电图和多导睡眠脑电图进行监测。应用波幅整合EEG对新生高危儿进行持续检测，已经成为新生儿重症监护室的神经功能检测的重要内容，特别是对缺血缺氧性脑病的新生儿和早产儿的预后具有预测价值，也可以用于监测药物的治疗作用。波幅整合脑电图使用一对顶区放置的电极（相当于EEG10-20系统中的P3和P4）记录EEG信号，信号放大后经过不均衡滤过器抑制2Hz以下和15Hz以上的波形，消除出汗、运动、肌肉活动和电干扰等伪差后进行记录，使用方便；但是因为导联有限及信号的压缩，造成脑电图重要信息，如特异波形及其变化规律和双侧大脑半球同步性等的丢失，因此多导睡眠脑电图监测对于早产儿的脑功能评估仍然很重要。

（二）新生儿脑电图的特点

新生儿神经系统处于不断发育的过程，EEG显示的发育特征与受孕龄（conceptional age，CA），即胎龄（gestational age，GA）加上出生后的日龄相关。新生儿EEG与CA相关的内容包括睡眠周期、背景活动、与发育成熟度相关的标志性波形和EEG对刺激的反应等，通过以下四个方面可以评估新生儿脑成熟度是否与胎龄相吻合。

1. EEG　在发育过程中逐渐由非连续图形转变为连续图形。脑电活动在记录过程中始终保持一定的波幅而无明显波动称为连续性。波幅随记录时间呈周期性变化称为非连续性。CA 28周以下EEG为非连续图形，表现为低于10～20μV的低平背景上间断出现中-高波幅的δ-θ活动（有时可有较快波形叠加）爆发，两次爆发间隔（interburst-interval，IBI）持续10～20秒。IBI可反映大脑的成熟度，因此随着CA的增加，IBI逐渐缩短，最终成为连续性图形：CA 23～27周IBI持续时间＜60秒，CA 28～29周IBI持续时间≤30秒，CA 30～31周IBI持续时间≤20秒，CA 32～34周IBI持续时间≤10～15秒，CA 35～36周IBI持续时间＜10秒，CA 37～40周IBI持续时间最长为6秒。一般非连续图形消失的时间顺序依次为清醒期、活动睡眠期和安静睡眠期。随着CA的增长，不连续图形和连续图形相继在CA 34周逐渐转变为交替图形，分为高波幅段和低波幅段，分别由不连续图形中的爆发段和爆发间隔演化而来。随着发育成熟，最早CA 30周活动睡眠期出现连续图形，而后在CA 35周清醒期出现，而后在CA 37周以后安静睡眠期逐渐出现连续图形。

2.睡眠结构逐渐出现　睡眠周期依赖于神经网络的成熟度。通过多导睡眠脑电图监测（眼电图、肌电图、呼吸监测）最早在CA30周的新生儿可以检测出睡眠结构，表现为有眼动与更多的连续性脑电活动时期与无眼动与间断的脑电活动时期的更替。CA

36周以后根据EEG特征可明确区分睡眠周期。新生儿睡眠分为活动睡眠（active sleep，AS，相当于REM睡眠期）、安静睡眠（quiet sleep，QS，相当于NREM睡眠期）和不确定睡眠（indeterminate sleep，IS，也称过渡型睡眠）。

3. 双侧大脑半球的同步性增加　新生儿双侧脑半球EEG背景活动的同步性是脑波发育成熟的一个重要特征，反映了胼胝体的发育和左右大脑半球的相互联系。同步性是指不连续图形或交替图形的爆发段双侧基本同步出现，如双侧大脑半球高爆发段在出现时间上相差超过1.5～2.0秒视为不同步。不同步脑电活动应该随年龄逐渐减少，CA36周以后应同步化。

4. 随着CA增加某些标志性波形顺序出现和（或）消失　δ刷是早产儿脑的最重要的特征之一。最早出现于CA 24～26周，中央区为主，CA 32～35周最多见，CA 38～42周消失，44周后在任何状态下均不再有δ刷；表现为0.3～1.5 Hz，50～250 μV慢波，散发或连续数个出现，慢波上复合低-中波幅快波节律，以8～12 Hz和18～22 Hz为主，后者更常见，快波波幅＜75 μV。θ爆发最早于CA 26周出现，CA 30～32周最突出，然后很快消失，至CA 33周α爆发取代θ爆发并持续1～2周，其波幅、爆发时长和分布与颞区θ爆发相似；特征为双侧中颞区节律性4～6 Hz，20～200 μV波爆发，爆发时间＜2秒，波形较尖，类似短阵的发作期放电。额区一过性尖波是早产儿及足月儿最常见的阵发性波形，为高波幅宽大的负-正双相的一过性尖波，额区最突出，从CA 34～35周较易辨认至足月出生后4周消失。这些标志性波形与发育成熟度相关，准确辨识与发育成熟度相关的标志性波形对EEG的分析非常重要，也是结果判读的最突出的难点。

（三）新生儿惊厥的脑电图改变及意义

EEG可直接记录和反映大脑功能状态，是检测新生儿和早产儿急慢性脑功能障碍诊断的敏感方法，出生后早期EEG异常对于神经系统预后的预测最敏感。其急性期异常包括背景活动异常、发作间期放电、发作期异常等。背景活动异常，包括不连续性的增加、波幅抑制、爆发抑制、低电压、电静息、多灶性或弥漫性癫痫波发放和睡眠周期的丧失等，是脑损伤后的重要EEG特征，可帮助推测疾病的严重程度及预后，对于预后的指导比发作间期放电更有价值。背景活动局部电压减低常伴有局部脑病变，严重的背景节律紊乱，如爆发抑制、广泛持续的低电压和电静息多与过早死亡及神经系统后遗症高度相关；相反，EEG正常或呈单灶性改变，以及仅为背景活动轻度异常者预后相对良好，后遗症发生率低。虽然EEG背景活动异常对疾病严重程度及预后有重要的提示意义，但很少反映特定病因。例如，爆发抑制可出现在缺血缺氧性脑病，也可出现在代谢性脑病及使用镇静药物后，需要结合临床信息进行判断。

同时，EEG会随着时间的推移而变化，连续多次的EEG动态监测对于脑功能预后判断也很重要，严重背景节律紊乱持续的时间也具有预测价值。对于出生窒息的新生儿，出生后1周内正常背景节律得以恢复或仅有轻度背景异常多提示预后较好。文献报道显示，围生期缺氧后出现重度背景活动异常的新生儿，20%的患儿在出生后24小时内恢复，其中60%的患儿发育完全正常或仅轻度异常，而没有恢复的病例在新生儿期死亡或遗留严重残疾。另外在遗留显著神经后遗症的病例中，41%的患儿出生后首次EEG正常或轻度异常，但在第2～3周复查时转为重度异常，因此EEG动态监测可以提高EEG判断预后的价值。

发作期异常中，阵发性单一节律由δ、θ、α、β节律组成，波幅20～200 μV不等，一般频率越低波幅越高，伴或不伴临床发作，与临床发作相关时放电多为局灶性，常起源于Rolandic区。低频放电常见于微小发作，局灶出现或在不同位置独立出现，持续数秒至数分钟，常出现于严重异常的背景活动上，最常见为背景活动低电压，并有睡眠周期紊乱。局灶性棘波或尖波节律常伴有局灶性阵挛发作，最常出现于Rolandic区，可见于轻度窒息和蛛网膜下腔出血等，背景活动一般正常，预后好；当出现脑损伤时，常有背景活动异常，如半球间电压不对称或局部电压减低，预后与背景活动异常程度和病理类型有关。多灶性放电可能与局灶性阵挛、局灶性强直及微小发作有关，多数存在背景活动异常。新生儿EEG中存在某些诊断意义不确定的阵发性异常，容易造成临床上对惊厥发作的估计过高或过低，如局灶性尖波或棘波可出现于正常新生儿，多与惊厥发作无关，但位置固定、重复出现或多灶性的尖波或棘波则可能与惊厥发作相关，需要临床医师仔细甄别。

脑电图的后期改变包括EEG结构的紊乱和延迟成熟，EEG发育成熟度较CA延迟2周以上提示可能存在脑功能障碍。早产儿持续的EEG不成熟或矫正年龄足月时延迟超过2周，与后期发育迟滞和认知发育损害有关。早产儿在矫正年龄至足月时进行EEG睡眠检测对于发育行为是较敏感的预测指标，目前可通过数字化EEG进行睡眠检测对认知发育进行更为准确的预测。早产儿严重脑室内出血（3～4级）在出生第1周EEG检测中存在睡眠周期，提示预后较好，而静态睡眠时非连续交替模式的数量下降多与早产儿低智商有关。

二、诱发电位对新生儿脑功能及损伤的评估

诱发电位（evoked potential，EP）作为一种客观而准确的神经电生理技术，对于判断脑损伤后脑功能及预后具有显著的优势，并可以选择性地对脑损伤易感通路进行评估。诱发电位是在EEG的基础上通过特殊刺激分析患者的脑电反应。外周的刺激通过外周感觉神经元（视网膜、耳蜗、触觉感受器等）传递到皮质下及相应的皮质区域，通过叠加技术检测传导通路上相关神经组织产生的波形。诱发电位波形与特定神经结构存在密切联系，不同的波形分别代表传导通路中不同的节段（周围神经段、颈髓段、脑干段和初级感觉皮质），如果波形缺失或出现延迟，说明从刺激到记录电极之间的传导通路存在解剖上的损害。无创性的神经生理学检查技术对于早产儿和足月儿特定脑功能的发育具有较高的评估价值。目前在临床新生儿脑损伤中运用最多的是听觉、视觉及体感诱发电位。

（一）脑干听觉诱发电位

脑干听觉诱发电位（brainstem auditory evoked potential，BAEP）是通过听觉刺激对从耳蜗神经核经脑干至听觉皮质特定神经传导通路进行客观评价的无创性检测技术，可反映听觉传导通路中不同部位的神经元电活动，在儿童及新生儿听力损害，以及脑发

育、脑损伤疾病中广泛应用，最大长度序列（maximum length sequence，MLS）BAEP可提高诊断价值。

第一，BAEP可以定量评估听觉通路和大脑功能的发育程度。Ⅰ～Ⅴ波峰间期的逐渐缩短也可以反映脑干神经功能的逐渐成熟，不同胎龄对应不同的波间期；其中Ⅰ～Ⅲ波峰间期代表了听觉通路的外周部分，Ⅲ～Ⅴ峰间期代表听觉通路的中枢部位。研究显示，早产儿外周部分较先发育，中枢部分发育相对落后。通过分析Ⅰ～Ⅲ波、Ⅲ～Ⅴ波峰间期及两者比值等参数，可以为研究早产儿脑功能发育提供帮助。

第二，BAEP对于确认评估新生儿时期的感音性听力丧失（sensorineural hearing loss，SNHL）具有重要作用。对于高危早产儿、重症监护患儿及颅面异常的患儿，其预测听力缺失的敏感度为98%。高胆红素血症、先天性巨细胞病毒感染、颅内感染的新生儿均存在SNHL的高风险，另外运用体外膜氧合治疗、耳毒性药物如氨基糖苷类等都可能造成听力损害，需要进行BAEP检测，而对于出生后1周BAEP检测出现的异常在以后数周可能逐渐恢复，因此需要BAEP的定期复查。

第三，脑干听力传导通路与脑干延髓功能密切相关，因此可用于评估脑干神经的整合性及影响听觉传导通路的临床状态下的脑功能。BAEP对动脉血氧浓度非常敏感，因此在新生儿疾病特别是急性脑功能损伤的情况下可出现BAEP的异常，BAEP可反映缺血缺氧的严重程度，也可以用于缺氧时神经保护疗效的评估。围生期窒息、心脏停搏和脑缺血等均可引起脑干出血、水肿和压迫，导致中枢及周围神经的损害，病理组织学研究显示，围生期窒息常引起脑干听力核团（耳蜗神经核、上橄榄核、下丘核）的直接损害，从而导致BAEP中枢段异常，包括Ⅲ波及Ⅴ波潜伏期和波间期延长，Ⅴ波波幅减低，Ⅴ/Ⅰ波幅比减低等，另外缺氧可引起周围听力包括毛细胞、耳蜗神经等损害，导致Ⅰ波潜伏期的延长和波幅减低。研究显示，10%的有围生期缺氧窒息的儿童表现有周围性的BAEP异常，比无窒息的儿童比例明显升高，因此建议有缺血缺氧窒息史的新生儿需要常规进行听力评估，早期发现听力损害，并给予早期干预。通过使用最大长度序列BAEP对新生儿窒息进行检测，结果显示该损害持续约1周，在第3天最为明显，随后逐渐恢复，1个月后大部分损害恢复正常，因此缺氧窒息后的最初3天是治疗的关键时期，也是检测脑功能和判断神经保护干预的重要参考。

另外对于新生儿先天性脑积水、脑膜炎、颅内出血等也常显示BAEP的异常，包括Ⅴ/Ⅰ波波幅比减低、Ⅰ～Ⅴ波峰间期延长、Ⅲ波及Ⅴ波形态异常等。

脑干诱发电位异常对神经发育预测具有局限性。首先，围生期窒息引起的神经发育迟滞包括出生时已形成神经元的破坏和出生后脑发育的阻滞，BAEP直接反映脑干听觉通路的功能特性，不能反映该通路以外的其他脑功能。另外BAEP在窒息后的异常随着缺血缺氧性脑病的恢复可以趋于正常，提示这种异常是暂时和可逆性的。

（二）视觉诱发电位

视觉诱发电位（visual evoked potential，VEP）是指采用闪光或图形变换等光刺激，在枕皮质或相应的头颅表面记录到的诱发电反应。随着视觉传导通路神经发育的成熟，刺激所诱发的VEP波形也不断变化。VEP主波的潜伏期变化反映了视觉系统的发育过程，主波的潜伏期随生长发育逐渐缩短。新生儿期脑室周围白质损害多伴有感觉运动和视觉区域的损害，因此对新生儿特别是脑室周围白质软化患儿检测VEP，可以预测视觉损害和神经功能障碍的发生。另外，早产儿进行fVEP评估时要强调其注意动态变化，VEP可能在出生最初几天是正常的，而在其后3周内都持续异常。持续的VEP异常会增加预后不良的可能，而在出生后1周内VEP正常提示预后较好。

（三）体感诱发电位

体感诱发电位（somatosensory evoked potential，SEP）是指感觉刺激冲动经脊髓后索和内侧丘系产生的传导束及突触后电位。运动通路和感觉通路紧密相关，因此SEP可以有效评估新生儿体感通路的完整性；与年龄相关的N1潜伏期的延长或缺失与神经发育预后不佳有关；而在早期进行SEP的检测可以增加预测价值，如足月儿缺血缺氧性脑病。对于新生儿窒息，SEP对于神经系统后遗症有非常好的预测效果。1周内SEP检测正常多提示预后良好，而SEP异常，尤其是多次检查持续异常，提示预后不良的病例90%预后不佳。

三、肌电图在新生儿疾病中的运用

肌电图是神经系统检查的一种延伸，它依据一般神经系统解剖学原则对周围运动和感觉神经障碍进行定位，为临床检查的进一步深入提供详细的客观证据。电诊断可帮助发现在临床检查上容易被忽略的病变。肌电图包括周围神经传导速度、神经电生理反射、针肌电图等。电刺激周围神经的远端和近端，在支配的肌肉记录其动作电位，测定远近端刺激点的动作电位潜伏期，计算差值 [即传导时间（T）＝$L_2－L_1$]，通过刺激点间距离关系，计算运动神经传导速度（motor conduction velocity，MCV），包括感觉和运动神经传导速度。

分娩期间新生儿头部的过度牵拉及锁骨或肋骨骨折可造成臂神经丛过度挤压，或血肿及移位的肌肉挤压臂神经丛，可造成新生儿臂神经丛损伤，肌电图和运动神经传导速度检测对新生儿臂神经丛损伤的损害类型、严重程度及其主要分支的功能状态具有重要的诊断价值。另外，面神经检测对于先天面神经发育异常和面瘫患儿也有重要的诊断价值。

（蔡晓唐）

第四节　新生儿疾病影像学诊断临床应用

一、神经系统疾病

新生儿神经系统疾病，包括脑畸形、缺氧缺血性脑病（HIE）、颅内感染、围生期创伤和代谢性脑病等。在成像方式中，磁共振成像（MRI）已经成为评估新生儿脑部疾病的重要工具，它是评估脑部形态学变化和发育成熟过程中信号变化的方法，评估缺氧缺血有关的大脑改变，显示潜在的白质异常，如遗传性代谢缺陷等。早期神经影像学是出生窒息的临床标准的一部分。

脑部超声（US）是一种便捷、易于操作的方法，可以在新生儿受到最小干扰或无干扰的情况下进行，特别是在患病和不稳定的窒息状态下。然而，颅脑超声对新生儿缺氧缺血性损伤的敏感性较低。早期发现缺氧缺血性损伤的许多征象是众所周知的，例如脑实质回声增强，侧脑室变窄，脑结构模糊或脑动脉搏动减弱等。但是脑深部结构（脑干、小脑）及表面结构（皮质）不易经颅骨超声成像。由于回声性相似，有时很难在早期将缺血性脑卒中与出血性脑卒中区分开来。但超声仍然是主要的成像方式，因为它可以检测脑室周围/脑室内出血（IVH）和可能的并发症，如脑积水。在极未成熟的新生儿（胎龄24～32周）中，脑组织含水量多，脑室旁白质表现出均匀的回声增强，损伤后的脑白质回声增强、粗糙及不均匀。尽管超声很容易发现白质损伤，但持续的高回声或回声不对称提示白质损害而无法确定具体损伤性质和部位。CT可用于检测出血、新生儿脑卒中和出生创伤的并发症，但难以识别白质损伤以及神经元坏死。早产儿的白质通常密度低，因此很难检测到非出血性白质软化症。MRI是首选检查，因为它对白质损害显示较超声敏感，30%～50%超声正常的早产儿在MRI上出现了白质异常，当颅脑超声所见不能解释受损新生儿的临床表现时，MRI检查的诊断结果有助于临床做出治疗决定。

（一）常规MRI扫描技术的应用

常规MRI扫描技术主要包括自旋回波序列、快速自旋回波序列（FSE）、反转恢复序列（IR）、脂肪抑制序列及水抑制序列。主要应用于新生儿缺氧缺血性脑病、脑先天性畸形、血管性疾病、脑内感染性疾病、鞍区及颅后窝病变的诊断，均优于其他影像学方法。例如，在新生儿脑病应用中可探查到呈特征性MRI表现的脑损伤，包括基底核丘脑损伤、矢状旁区损伤及局灶或多灶性梗死灶，敏感度为70%，阳性率为100%。预后判断：出生后7天进行质子密度（PD）MRI检查有更好的预测预后的能力，如50%～94%基底核变化的婴儿在1～2岁时呈现发育落后、智力障碍和惊厥。

（二）弥散成像

弥散成像包括弥散加权成像（DWI）及弥散张量成像（DTI），可以定量反映脑内水分子弥散的程度。在缺氧事件发生后的第1天，DWI在检测与缺氧缺血性损伤相关的脑损伤方面似乎比常规MRI更敏感。

DTI是DWI的发展，使用多个方向的弥散梯度分别采集数据，是目前唯一能够无创地显示活体白质纤维束的方法。

DTI的临床应用：DTI用于观察早期髓鞘形成和皮质发育；观察不同脑白质区随年龄变化发育的差异；对先天性偏瘫婴幼儿运动功能障碍进行评价；DTI较传统MRI可更早诊断足月儿脑损伤，DTI异常结果明显增加神经不良预后的危险；DTI能评价外伤性脑损伤严重程度及其预后；DTI能够准确评价脑肿瘤生长与邻近白质纤维束间的空间解剖关系，对于白质纤维束受侵情况的评价将为手术计划的制订及对患者预后的判断提供重要的帮助；DTI可以鉴别脑内脓肿和囊性肿瘤，并为HIV颅内病灶的检测和检出提供了新方法；DTI可用于癫痫灶的定位，并预测预后，可能反映癫痫的部分病理变化，其结果可以指导外科手术的准确进行，从而影响癫痫患者的预后；DTI可用于儿童多动症、孤独症的诊断及临床评估。

（三）磁共振频谱

氢质子磁共振频谱（MRS）技术是唯一能在活体上测得代谢产物的一种无创性，且能在分子水平上反映病理情况的方法。1HMRS质子频谱敏感度高，通过乳酸（Lac）、*N*-乙酰天门冬氨酸（NAA）、肌酸（Cr）、肌醇（MI）、胆碱（Cho）波的异常改变，可以在缺氧、脑卒中、肿瘤、发育迟缓、脑炎等方面进行诊断。例如，足月新生儿脑病的评价：出生后18小时的乳酸/肌酸>1.0，出生后2周内乳酸*N*-乙酰天门冬氨酸（NAA）、乳酸/肌酸、乳酸/胆碱也可增高。乳酸/肌酸>1.0或乳酸/NAA、乳酸/胆碱、NAA/肌酸、NAA/胆碱、胆碱/肌酸的比例增加，可高度预测1～2岁的不良神经发育预后。

二、胸部

胸部X线片是评估新生儿胸部疾病的主要影像学方法。胸部X线片相对便宜，易于获得，并且使用非常少量的辐射，使其成为评估许多新生儿肺部疾病的首选方法。通过屏蔽和适当的图像转换，可以进一步减少辐射剂量。新生儿大多数胸部X线检查为前-后（AP）位。在某些情况下，侧位片可用于定位发现和显示分层胸腔积液或更好地评估疑似气胸。虽然胸部X线片是不可或缺的工具，但不能提供与计算机断层扫描（CT）相同的解剖学细节。

透视检查可用于评估在整个呼吸周期中疾病的动态变化过程，但其在新生儿中的作用仅限于少数情况。透视检查可用于评估疑似膈肌麻痹或异常的膈肌运动，但由于超声的便携性和无辐射，通常首选超声检查。可疑气管支气管软化病例可进行气道透视检查以评估大气道塌陷程度。

CT能够产生具有出色解剖学细节的横截面图像，并且对伪影的敏感性较低，使其成为评估许多胸部疾病的有力工具。HRCT提供了更准确的肺病理学定义和空间定位。CT增强扫描可更好地评估纵隔结构和脉管系统，以及用于儿科肿瘤分期和随访，发现血管异常。CT后处理重建技术用于评价气道狭窄范围及程度、先天性发育异常及胸部大血管异常。CT辐射剂量明显高于X线平片，应尽一切努力使用低剂量儿科扫描方案并限制不必要的CT扫描，随着技术的进步，如迭代重建等已经显著地降低了CT剂量。

近年来，超声作为评估肺部疾病的工具受到越来越多的关注，尽管胸部的固有物理特性（充满空气的肺和肋骨的声学阴影）阻碍了超声在肺部疾病诊断的应用，但超声在特定的情况下有其诊断价值：当胸部X线片显示一侧肺野呈"白肺"时，超声可以帮助区分胸前积液和肺实质疾病；在评估膈肌运动方面，实时电影和M模式超声成像是首选方法，并且有助于评估先天性膈疝；在新生儿呼吸窘迫综合征、新生儿湿肺、气胸、胸腔积液、肺不张及新生儿短暂性呼吸急促（TTN）等的应用越来越广泛。肺部超声无射线损害、易于操作、实时成像等优点，成为用于重症监护病房（NICU）的潜在工具，在某些情况下，甚至可作为新生儿肺部疾病筛查或诊断的首选手段。

MRI由于无射线损害而受到很多关注，即使其在评估新生儿肺部疾病作用方面是有限的。肺MRI可用性和肺组织的物理特性，包括低信噪比，呼吸和心脏运动伪影，以及空气–组织间期的信号失相，限制了新生儿胸部MRI的常规使用。MRI主要用于纵隔、心脏及大血管病变。功能磁共振成像（MRI）有可能应用于肺，以评估肺泡结构发育和气体交换表面积，MRI是少数几种可能对肺进行功能成像的装置之一。使用超极化气体（3He或129Xe）作为吸入造影剂的胸部MRI有可能量化肺微观结构的变化，并且已经在有早产慢性肺疾病病史的较大年龄儿童中进行了研究，但新生儿期尚未见研究报道。其功能分析（如灌注和通气）的潜力可能会在不久的将来增加应用。

核医学在新生儿胸部疾病中不起主要作用。肺通气灌注（V/Q）扫描，利用吸入放射性示踪剂（如^{99m}Tc标记的二乙烯三胺五乙酸［DTPA］、^{133}Xe或锝）和注射的放射性示踪剂（如^{99m}Tc）成像可用于某些疾病。例如，V/Q扫描已被用于评估有先天性膈疝史的患者的肺发育不全。V/Q扫描可提供有关早产儿慢性肺病区域肺功能严重程度和异常的信息。灌注闪烁扫描也可用于确定先天性心脏病，肺发育不全和弯刀综合征的差异性肺灌注，可用于量化从右到左分流。

三、腹部

虽然有各种新的检查方法，但是X线片仍保持着重要的地位，常为首选检查，用于观察是否有消化道梗阻及判断梗阻部位、梗阻程度，观察有无钙化、骨样结构、气腹或疑似占位的异常阴影，还可用于初步诊断先天性消化道畸形及其他急腹症等，是坏死性小肠结肠炎诊断、随访的主要方法。新生儿无法站立，通常摄腹部正位及右上水平位片，通过X线片的发现决定是否进一步做造影检查或其他方式的检查。

口服法胃肠道造影应用范围较广泛，包括先天性消化道畸形、炎性病变、消化道异物、肿瘤、功能性病变及术后评估等，是诊断先天性消化道畸形的主要方法。造影剂采用医用硫酸钡及水溶性碘对比剂；医用硫酸钡可根据需要调配，通常采用稀乳。对于担心发生误吸或有发生对比剂渗漏到消化道外风险、有穿孔风险、肠道极度扩张、病情危重的患儿，应使用水溶性碘对比剂。超声常用于诊断先天性肥厚性幽门狭窄，也有学者建议用超声评估肠系膜血管的位置来判断是否有肠旋转不良。CT能提供消化道管壁及腔内外的情况，作为X线片的补充。CT用于坏死性小肠结肠炎肠壁积气、胎粪性腹膜炎，能提供更详细的病变范围和解剖信息。

超声是泌尿系统的首选检查方法，用于观察是否有肾脏形态大小、数量、位置的异常，是否有囊性肾病或肿瘤，有无肾盂、肾盏及输尿管积水，对于肿瘤性病变需进一步行CT或MR增强检查以协助肿瘤分期。静脉尿路造影（IVU）是泌尿系统常用的有效方法，应用于梗阻性疾病或泌尿系先天性畸形，如重复畸形、肾盂输尿管交界部狭窄、输尿管开口异位或狭窄、输尿管囊肿等，但静脉尿路造影在早期新生儿显影效果欠佳，不鼓励使用。当积水明显，IVU显影不清或未显影时可加做排尿性膀胱尿道造影（VCGU）、CT泌尿道成像（CTU）或磁共振泌尿道成像（MRU），VCGU用于评价有无膀胱输尿管反流及反流分级、有无膀胱及尿道畸形、膀胱充盈及排空功能等。IVU的适应证在CTU或MRU基本都适用，同时可提供肾周及腹部其他脏器的情况，MRU无射线损伤，无须注入对比剂，尤其适用于以积水为主要表现疾病，但对钙化、结石显示不佳。

四、骨关节

X线检查仍是骨关节疾病诊断最基本及首选的检查方法，用于先天性骨关节畸形、骨软骨发育障碍、营养障碍及代谢性疾病、骨折、内分泌性骨病、感染（如先天性梅毒）、骨肿瘤、系统性疾病的骨改变等，X线检查能较好地显示病变范围及程度，但因是重叠影像，又受体位影响较大，软组织分辨率低，对于微小病变、解剖复杂病变及软组织病变应用受限，CT能提供更准确的解剖定位，以及更好地显示病变内部情况，可显示微小结构病变，并可经过后处理重建技术全方位地显示病变形态，MR在骨髓、关节囊、滑膜、韧带、关节软骨及骺软骨、软组织病变的应用上有绝对的优势，对病变早期改变较敏感。超声检查在骨关节的应用中较局限，在诊断先天性髋关节发育不良及软组织病变中有一定的优势。核素扫描对早期骨转移、骨坏死、骨髓病变等的显示比较敏感，但新生儿较少使用。

（曲海波）

参 考 文 献

中国医师协会检验医师分会儿科疾病检验医学专家委员会，2018. 中国末梢采血操作共识. 中国医学杂志，98（22）：1752-1760.

Bacciedoni V, Attie M, Donato H, 2016. Thrombosis in newborn infants. Arch Argent Pediatr, 114（2）：159-166.

Bakhos D, Marx M, Villeneuve A, et al, 2017. Electrophysiological exploration of hearing. Eur Ann Otorhinolaryngol Head Neck Dis, 134（5）：325-331.

Bell S G, 2017. Procalcitonin and neonatal sepsis: is this the biomarker we are looking for?Neonatal Netw, 36（6）：380-384.

Chiesa C, Natale F, Pascone R, et al, 2011. C reactive protein and procalcitonin: reference intervals for preterm and term newborns during the early neonatal period. Clin Chim Acta, 412（11-12）：1053-1059.

Hedegaard S S, Wisborg K, Hvas A M, 2015. Diagnostic utility of biomarkers for neonatal sepsis-a systematic review. Infect Dis（Lond），47（3）：117.

Hellström-Westas L, 2018. Amplitude-integrated electroencephalography for seizure detection in newborn infants. Semin Fetal Neonatal Med, 23（3）：175-182.

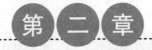

第二章

全身性及一般性症状

第一节 发 热

人体的体温在各部位之间并非完全一致，在描述体温时应注意区分核心温度（core temperature）和体表温度（shell temperature）。核心温度较为恒定，常通过测量直肠温度（肛温）获取；体表温度在皮肤各部位之间并非是恒定的，通常肢端温度最低、躯干及头部温度略高，在临床上常通过测量腋温获取。新生儿的正常体表温度为36.0～37.0℃，而核心温度（肛温）则为36.5～37.5℃，腋窝温度低于核心温度0.5～1.0℃。当核心温度高于37.5℃时可认为新生儿有发热。

发热通常是机体产热与散热之间的不平衡所致，两者的动态平衡受到位于下丘脑的体温控制中枢控制。由于新生儿体温调节中枢功能不完善、对体温调节能力差，且产热和散热机制均不完善，不易保持体温的恒定，体温易受周围环境温度及其他因素影响，易出现发热，也易出现低体温。

一、新生儿体温调节的特点

新生儿的产热主要来源是基础代谢产热，约占总产热量的80%；食物的特殊动力作用及肌肉活动产热所占的产热比例相对较小。在冷应激时，新生儿很少出现寒战，主要依靠棕色脂肪组织（brown adipose tissue，BAT）在局部氧化产生额外的热能。胎龄（gestational age，GA）越小，BAT含量越少，产热能力越差。

在散热方面，新生儿的体表热能释放方式主要包括传导、对流、辐射和蒸发。当环境温度逐渐升高时，通过传导、辐射及对流方式散失的热量逐步减少，此时的主要散热方式为显性蒸发（即出汗）。虽然新生儿出生时汗腺数量已接近成人，但由于其发育尚未完全成熟，故新生儿出汗能力较差，依靠显性蒸发散热的能力不足，而环境温度过高时就容易出现发热。

过高的体温容易引起新生儿代谢及氧气消耗增加，导致心动过速、呼吸急促、烦躁、呼吸暂停，甚至惊厥发作、脱水、酸中毒和脑损伤等。

二、体温测量

体温测量是生命体征监测的重要内容之一，也是新生儿护理的常见工作之一。通过对体温的测量及观察其动态变化过程，不仅可以了解患儿全身情况，对疾病的诊治也有辅助作用。

常见的体温测量工具包括水银体温计、耳道式体温计、红外线体温测量仪及肤温传感器。水银体温计是较为传统的测量工具，但由于安全性较差且读数易受多种因素影响，其应用逐渐被其他工具所替代。耳道式体温计测量不仅快速且精确度较高，目前应用广泛。辐射台及暖箱自带的肤温传感器具有持续监测的作用，目前也在广泛应用。

新生儿的体温测量部位包括耳道、腋下、腹部、腹股沟及肛门（直肠内）等。其中，肛温代表着核心温度，可较为准确地反映出机体产热与失热的平衡状态，但由于直肠测温容易引起排便反射及直肠损伤，不适用于日常体温监测。腋温测量操作比较简单，但其所测温度稍低于核心温度，腹股沟温度与腋温测量结果大致相同；耳温测量通常采用特制的耳道式体温计，测量精确度高且操作便捷，测量时要使用一次性耳帽以减少交叉感染；腹部测量最常用于置于辐射台或暖箱的患儿，可进行持续体温监测。

腋窝是BAT的主要分布部位之一。临床上还可以同时测定新生儿的腋温与肛温，根据两者的差值来判断BAT的产热程度。正常情况下腋温应当比肛温低约0.5℃。当新生儿腋温等于或高于肛温时，常提示BAT产热增加，此时新生儿的耗氧量也增加。

三、病因及临床表现

许多原因均可引起新生儿发热，但并非所有发热都是由于疾病因素所致。

（一）感染所致发热

细菌、病毒等多种病原菌所导致的局部或全身感染均可引起新生儿发热。但并非所有的重症感染均会出现发热的表现，部分新生儿可能体温正常，甚至出现低体温。

感染引起发热的主要原理是病原微生物（包括细菌、病毒等）及其代谢产物或毒素刺激体内包括免疫细胞在内的多种细胞产生致热性细胞因子（pyrogenic cytokines）[也称为内生致热原（endogenous pyrogen，EP）]，如白细胞介素-1（interleukin-1，IL-1）、肿瘤坏死因子（tumor necrosis factor，TNF）、白细胞介素-6（interleukin-6，IL-6）、干扰素（interferon，IFN）等。EP可刺激前列腺素E_2的合成及释放，后者可引起中枢体温调定点升高，导致体温上升。

感染所致发热的新生儿在降低环境温度或给予物理降温等处理后体温可能会下降，但易于出现反复发热。而大部分患儿常合并末梢循环的障碍，外周皮肤血管收缩导致明显的肢端发凉。此外，患儿全身状态较差，并可因原发疾病的不同而出现不同的临床表现，如呼吸窘迫、惊厥发作、黏液血便等。

（二）脱水热

脱水热常见于出生后2～4天的新生儿。此时的新生儿奶量（水分）摄入不足致使液体入量减少，同时经呼吸道、皮肤及大小便途径都可丢失较多的水分，就可能导致新生儿脱水。这一时期的新生儿所处的环境温度通常较高，新生儿包被也较多，脱水致使体内水分不足，加之自身出汗能力差，热量难以散失，就会出现发热。出现新生儿脱水热的患儿体温可升高至39～40℃，并有烦躁、哭闹、面色潮红、呼吸增快的表现，同时也可见眼窝凹陷、皮肤弹性差、尿少甚至无尿等脱水症状，但患儿并无感染中毒症状且抗生素治疗无效，经过降低环境温度，同时予以补充水分（增加喂养量或静脉补液）后体温很快降至正常。

（三）环境因素所致发热

由于体温调节中枢及外周汗腺发育均不成熟，在环境温度持续过高时，新生儿可出现发热。环境因素所致发热可见于辐射台或暖箱温度设置过高、室温过高、包裹过多或过于严实、持续光疗且对环境温度未加以严格控制等情况。此时患儿一般情况较好，不伴有感染中毒症状及明显脱水表现，但当发热持续且水分摄入不足时，后期可能出现脱水。环境温度过高的患儿在发热时常伴有皮肤血管的扩张，以利于加速热量散失，其肢端通常较为温暖，可与感染所致的发热进行鉴别。当降低环境温度后，患儿的体温可降至正常。

（四）其他原因

任何可引起产热增加和（或）散热减少的因素均可引起新生儿发热。除上述情况外，癫痫持续状态、药物作用、甲状腺功能亢进（甲亢）危象、Riley-Day综合征等均可引起新生儿体温升高。颅内出血也可出现中枢性发热。

四、治疗原则

首先应明确导致新生儿发热的原因，针对病因进行处理。若环境温度过高，则可适当降低室温或暖箱温度、移除致热原、减少穿着衣服；若由感染引起，应查明感染原，积极行抗感染治疗；若由脱水引起，则及时补充水分。

新生儿发热的对症治疗应主要采取物理降温，可根据患儿情况给予温水（33～36℃）沐浴或擦浴，主要擦拭新生儿的前额、枕部、颈部、四肢、腋下及腹股沟等部位。因新生儿皮肤菲薄、皮肤吸收药物能力相对较强，严禁使用医用酒精进行擦浴，避免发生酒精中毒。必要时可给予对乙酰氨基酚（每次5～10mg/kg，口服或灌肠，间隔4小时可重复给药）治疗，但应注意避免出现体温的骤降，同时还应注意药物的不良反应。

对于环境因素所致的发热，应重在预防，特别是早产儿，因其发育更加不成熟，更容易出现体温的过高或过低。应尽量将患儿保持于适宜的中性温度及适宜的湿度环境中。中性温度（neutral temperature）是指机体维持体温正常所需的代谢率和氧消耗量最低时的环境温度，不同出生后日龄（postnatal age，PNA）及不同出生体重（birth weight，BW）新生儿所需的中性温度如表2-1所示。

表2-1　不同出生体重新生儿不同出生后日龄所需的中性温度

出生体重（kg）	中性温度			
	35℃	34℃	33℃	32℃
1.0	出生10天内	出生10天以后	出生3周以后	出生5周以后
1.5	—	出生10天内	出生10天以后	出生4周以后
2.0	—	出生2天内	出生2天以后	出生3周以后
>2.5	—	—	出生2天内	出生2天以后

五、临床病案

患儿，女性，出生2天，因发热1小时入院。入院前1小时（即患儿出生后第2天）发现患儿发热，测体温示38℃，伴肢端凉、反应差及拒奶，不伴呼吸困难、呕吐、腹泻等表现，遂入院。

个人史：患儿系其母G_1P_1，胎龄40周，经阴道分娩，出生体重2750g，Apgar评分1分钟、5分钟及10分钟分别为9分、10分及10分。母亲胎膜早破24小时、羊水Ⅱ度污染，否认脐带异常，否认宫内窘迫及出生后抢救史。出生后半小时开奶，为纯母乳喂养，约3小时喂养一次，喂养量不详。出生后24小时内已解大小便。

入院查体：体温38.3℃，心率180次/分，呼吸62次/分，血压74/36mmHg。足月儿貌，反应欠佳，刺激后哭声低。肢端凉，全身可见花斑纹，前囟平软，张力正常。双肺呼吸音粗，未闻及明显啰音。心律齐、心音有力，心前区未闻及明显杂音。腹软，肠鸣音正常，肝脾肋下均未触及肿大。四肢肌张力稍减低，原始反射尚能引出。

实验室检查：血常规示 WBC $32.5×10^9$/L，N 85%，CRP 23mg/L。

入院松解包被后患儿体温逐渐下降，同时予以哌拉西林他唑巴坦抗感染治疗。治疗1天后血培养示大肠埃希菌生长（ESBL阴性，对哌拉西林敏感）。

（一）病案分析

1. 病史特点　患儿母胎膜早破时间超过18小时，有早发型败血症高危因素。患儿出生后2天内出现发热，同时伴随反应差、拒奶等感染中毒表现。

2. 体格检查　查体示患儿反应欠佳，并有肢端凉，全身可见花斑纹，提示存在末梢循环障碍。

3. 实验室检查　外周血白细胞计数升高，并以中性粒细胞为主，同时有CRP升高，提示感染可能。血培养示大肠埃希菌生长，诊断早发型败血症明确，故考虑发热原因为感染所致。

（二）鉴别诊断要点

患儿在出生后2天出现发热，为纯母乳喂养患儿，需注意鉴别发热原因。

1.脱水热见于出生后2～4天，临床上常见的伴随症状为烦躁、哭闹、面色潮红、呼吸增快的表现，同时也可能有眼窝凹陷、皮肤弹性差、尿少甚至无尿等脱水症状。但不应伴随有感染中毒表现及血常规和CRP异常，血培养应为阴性。

2.环境温度因素所致发热，因皮肤表层血管扩张、血液流动加速以利于散热，肢端通常较暖和，且不应出现感染中毒症状及血常规和CRP异常，血培养应为阴性。

（鲍　珊　杨晓燕）

第二节　低 体 温

人体正常体温的维持有赖于产热和散热的动态平衡，其调节受控于位于下丘脑的体温调节中枢。但在新生儿，尤其是早产儿，因其神经系统发育尚不成熟，自身对体温调节的能力较差，产热能力低下的同时又易于失热，体温易受到周围环境温度及其他因素影响，从而出现体温的异常。任何因素导致产热不足和（或）散热过多时，都会引起新生儿出现低体温。

在世界卫生组织对体温的定义中提到，人体正常核心温度为36.5～37.5℃，36.0～36.4℃为轻度低体温，32.0～35.9℃为中度低体温，体温<32.0℃为重度低体温。体温过低可引起新生儿出现硬肿及多器官系统功能损害，临床表现为内环境紊乱、呼吸暂停、肺出血、DIC、休克等情况，严重者甚至导致死亡，临床上将这一系列继发于低温损伤的临床症状和体征合称为新生儿寒冷损伤综合征。

一、新生儿产热与散热的特点

（一）产热

机体产生的热能来源于能源物质的代谢过程，主要包括基础代谢产热、食物的特殊动力作用及肌肉活动产热。新生儿的基础代谢率高于成人和儿童，由基础代谢产生的热量约占总产热量的80%。但基础代谢产热并无体温调节的作用，基础代谢率会随着环境温度的下降而降低。食物的特殊动力作用是指人体的代谢因进食而增加，与食物的种类（主要为蛋白质）有关，也无体温调节作用。肌肉活动产生的热量与活动强度成正比，新生儿的肌肉活动多发生于啼哭时，肌肉活动产热具有一定的体温调节作用。

在寒冷环境下，机体可通过增加产热的方式来产生额外的热量，以减轻环境温度对体温的影响，从而保持体温的稳定。这些产热方式包括了肌肉活动产热、寒战产热和非寒战产热。肌肉活动产热属于行为性体温调节，典型的例子为成人在感到寒冷时采取踏步等运动来抵御寒冷，但这种产热方式在新生儿中所起的作用较小。寒战产热是成人最重要的额外产热方式。当环境温度低至23℃时，骨骼肌出现不随意节律性收缩（寒战），产生大量热量，使代谢率增高4～5倍，但新生儿很少出现寒战，足月儿在环境温度低至15℃时才可能出现寒战，早产儿则不出现寒战。

新生儿对冷应激的反应主要依靠棕色脂肪组织（BAT）在局部氧化产生额外的热能。BAT出现于胎龄（GA）26～30周时，随GA增加而逐渐增多。足月儿的BAT占体重的2%～6%；早产儿GA越小则BAT含量越少。BAT的含量在出生后还会继续增加，对冷应激的产热反应也继续增强，至3～6月龄时产热反应达到高峰，此后BAT逐步减少，产热反应逐渐降低。

BAT富含交感神经末梢，当环境温度明显下降时，在体温调节中枢的作用下，交感神经兴奋，脂肪动员启动，促使三酰甘油水解为甘油及脂肪酸。与白色脂肪组织不同，BAT产生的脂肪酸主要在局部氧化产热；而BAT细胞线粒体内的解联蛋白（uncoupling protein，UCP）可减少能量以腺苷三磷酸（adenosine triphosphate，ATP）的形式储存，使其以热能的形式释放。此外，BAT内血运丰富，可将其产生的热能输送至全身。

BAT的产热能力除与BAT本身的含量有关外，还与许多其他的因素相关。颈肩部的BAT与脊柱静脉丛连接，可直接影响脊髓的温度，可反馈调节BAT产热。当严重中枢神经系统疾病时，中枢的体温调节功能受到影响，可导致低体温的发生。而当热量供应不足时，BAT迅速耗竭，也可引起产热不足导致低体温的出现。

（二）散热

机体产生的热量会从机体深部传递至体表，并向体外散失。

正常情况下，机体深部的温度（核心温度）高于表层（体表温度），这种温度的差异称为内部温度梯度。内部温度梯度、体表面积和热传递综合系数共同决定了机体深部传递至体表的热量。热传递综合系数主要取决于热绝缘性（以皮下脂肪层的厚度表示）、从深部到表层的血流速度及皮肤的血流量。新生儿由于体表面积相对较大，以及皮下脂肪薄，致使皮肤热绝缘性差，躯体半径小致使循环血流从深部到达体表的对流热传递速度快于成人，皮肤血流丰富，因而极易失热。同时，由于皮肤热绝缘性差（仅为成人的1/5～1/3），寒冷状况下皮肤血管收缩，血流量下降，使得皮肤温度相对下降，减少失热的这一过程在新生儿并没有显著效果。

热量自体表向周围环境散失的方式主要包括蒸发、辐射、对流和传导。

1.蒸发　是指热量通过皮肤、呼吸道的水分蒸发而散失，包括了显性失水（即出汗）和不显性失水（insensible water loss，IWL）。

（1）出汗：主要受环境温度影响。当环境温度逐渐升高时，出汗成为主要的散热方式。但新生儿汗腺发育尚未完全成熟，虽然数量已接近成人，但新生儿出汗能力较差，依靠这一途径散热的能力不足。

（2）不显性失水：在蒸发散热中占据重要位置，新生儿体表面积相对较大、皮肤菲薄，不显性失水相对成人及儿童均较多。不显性失水不受体温调节中枢的控制，但同时受到环境温度与湿度的影响。在中性温度时，不显性失水可占总失热的20%～50%。而随着环境湿度的下降，不显性失水增加，通过该途径失热增加。因此，在维持新生儿体温恒定时，还应注意环境湿度的维持，特别是极早产儿和超早产儿。

2. 辐射 是指热量由新生儿皮肤以发射红外线的方式散失至周围物体，这一途径的热量散失不需任何介质，也不受体温调节中枢的控制。新生儿皮肤在向周围物体发射红外线散热的同时，周围物体也在向新生儿皮肤发射红外线传递热量，故辐射失热的量取决于新生儿皮肤与周围物体彼此辐射热交换的净结果，受到新生儿体表面积、环境温度、外源性热源类型、衣物及其他包裹物等在内的多种因素的影响。辐射在新生儿热量丢失中占重要部分，可达总失热量的40%，甚至更多。

3. 对流 是指热量由新生儿散失至周围空气，约占总失热量的1/3。影响对流散热的主要因素包括周围环境温度、皮肤温度及暴露的体表面积。此外，呼吸系统对吸入的较冷空气的加热也属于对流失热。

4. 传导 是指热量由新生儿皮肤直接散失至与皮肤接触的物体。由于新生儿皮肤所接触的物体主要为床垫、包被等热绝缘性的物体，故传导散热在新生儿热量丢失中所占比例较小，仅为1%～3%。

（三）新生儿出生后早期的体温变化特点

在子宫内，浸泡在羊水中的胎儿处于恒定的温度及湿度中，其体温略高于母体（约0.5℃），且胎儿体温随母体的变化而变化。

当胎儿娩出后，环境温度自子宫内的37℃迅速下降至产房内的25℃，且相对干燥。此时，通过辐射、对流和蒸发途径将散失大量的热量，若同时包被没有预热或预热不足，则也会出现传导失热的增加。这些热量的散失难以通过BAT产热代偿，使得新生儿体温在数分钟内迅速下降。如无恰当的保暖措施，新生儿出生后30分钟体温可下降2～3℃。故在新生儿娩出前应预热辐射台及包被，新生儿娩出后则应迅速擦干及包裹，以减少热量的散失；尤其是超早产儿还应以塑料薄膜覆盖减少不显性失水，以维持体温恒定。

二、病因

低体温是产热不足和（或）失热增加的结果。

（一）早产儿或低出生体重儿

早产儿或低出生体重儿的BAT含量低，能量储备少，且消化系统发育不成熟可导致摄入不足，故产热能力差，难以耐受冷应激。同时，早产儿或低出生体重儿的皮肤菲薄、皮下脂肪少，热绝缘性差，失热相对较多。加之早产儿或低出生体重儿的体温调节中枢不成熟，体温调节能力差，故更容易发生低体温。此外，GA越小的早产儿，皮肤发育越不成熟，当环境湿度较低时，不显性失水显著增加，也会出现低体温。

（二）环境温度影响

寒冷是引起新生儿低体温的重要原因。当环境温度较低时，若未能给予充分、恰当的保暖，新生儿失热明显增加，此时主要通过BAT氧化产热维持体温的恒定。但随着寒冷持续时间的延长，BAT耗尽，产热能力显著下降，则出现低体温。特别是在早产儿或低出生体重儿，由于BAT含量少，同时可能伴有热量摄入不足，加速了BAT的耗竭，对低温环境耐受更差。

（三）热量摄入不足

BAT产热需要葡萄糖参与。任何原因导致的喂养不足且未能通过其他途径补足热量的摄入均可导致产热代谢的底物不足，当BAT耗尽时，可因产热减少而导致低体温的发生。

（四）疾病影响

严重窒息、重症感染等疾病情况常导致新生儿热量摄入不足，消耗增加，造成低体温的发生。然而，窒息缺氧、酸中毒、休克等又可能影响体温调节中枢的功能，抑制BAT产热。

三、低体温导致的病理生理损害

（一）硬肿

新生儿皮下白色脂肪组织（white adipose tissue，WAT）中饱和脂肪酸含量较高。当体温降低时，皮脂易发生硬化，出现明显的皮下硬结，称为新生儿硬肿症（scleredema）。

（二）组织缺氧及酸中毒、内环境紊乱

新生儿发生低体温时，交感神经兴奋，去甲肾上腺素释放，启动脂肪动员。脂肪动员产热，产生游离脂肪酸，可引起代谢性酸中毒。同时，脂肪动员产热的过程中，组织氧耗增加，同时由于去甲肾上腺素的缩血管作用引起外周血管收缩致使组织血供减少，二者共同作用的结果造成组织缺氧，无氧代谢增加，进一步加重了酸中毒。此外，新生儿还可能出现系列的电解质紊乱，如高钾血症、低钙血症及低钠血症等。

（三）循环系统

低体温时去甲肾上腺素释放，可致使外周血管收缩。皮肤黏膜血管的收缩可导致皮肤血流量减少，皮温降低、肢端冷及微循环障碍；肾血管的收缩可引起尿量减少；神经系统、肝脏、胃肠道血管的收缩可导致局部组织供血不足，出现相关表现，如昏迷、抽搐、肝功能损伤、消化道出血等。严重时可出现毛细血管通透性增加，体液随之再分布，致使有效循环血容量严重不足，出现休克。此外，低体温可引起心率下降、心肌损害等，加重循环障碍。

（四）凝血功能障碍

低体温时可出现微循环障碍、毛细血管壁受损，启动内源性凝血途径，造成微血栓

的形成及凝血因子的损耗。同时，毛细血管壁受损，血管通透性增加，血浆外渗，血液出现浓缩，造成血液黏滞度增高。这些因素的共同作用使得新生儿发生凝血功能障碍，最终导致DIC的发生。

（五）呼吸系统

低体温时可出现呼吸频率减慢，潮气量下降。低体温可引起肺血管内皮的损害，而循环障碍可导致肺水肿的发生，凝血功能障碍或DIC可导致出血倾向，这些因素共同作用的结果则可能引起肺出血。

（六）内分泌系统

低体温还可引起内分泌系统功能的紊乱。低体温时，肾上腺处于应激状态，皮质醇分泌增加，可引起高血糖。此外，甲状腺激素可促进代谢，增加产热，而体内主要发挥生物学活性的是三碘甲腺原氨酸（T_3）。低体温大多伴有T_3水平的下降，其下降程度与体温降低程度相关。

（七）其他

低体温引起的组织缺氧、酸中毒等可引起多器官功能的损伤，如免疫功能下降可引起继发感染。

四、临床表现

新生儿的临床表现与体温下降程度直接相关。体温越低，并发症越多且越重，预后越差。

（一）低体温

新生儿出现低体温时，皮肤血管收缩以减少散热，故首先出现皮温的下降。新生儿BAT主要分布于腋窝，腋温与肛温的差值可用来判断BAT的产热程度。低体温早期，BAT即开始氧化产热，此时腋温≥肛温；当BAT耗尽时，产热衰竭，患儿体温下降显著，且腋温＜肛温，预后通常较差，病死率高。

（二）硬肿症

新生儿WAT中饱和脂肪酸含量较高，其熔点高，低温时容易凝结。新生儿低体温时，可在皮下脂肪较多的部位出现明显的皮肤硬肿。硬肿为局部皮肤变硬，触之如橡皮感。硬肿分布常呈对称性，自双下肢开始，逐渐蔓延至臀部、面部、双上肢及躯干。硬肿的面积与患儿预后呈直接关系。

硬肿面积占全身体表面积的比例可按简单估算为头颈部占20%、双上肢占18%、前胸及腹部占14%、背部及腰骶部占14%、臀部占8%、双下肢占26%（图2-1）。

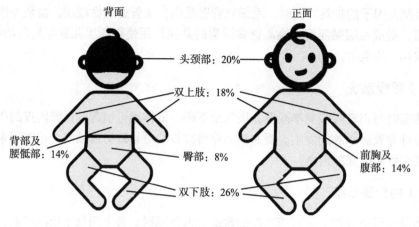

图2-1　新生儿硬肿面积计算

（三）多器官功能损伤

1.循环系统　早期可出现心动过速，心电图可见T波低平或倒置、Q-T间期延长；随着体温进一步降低，窦房结活动被抑制，可能合并心肌缺血、心肌损伤，出现心率减慢、心音低钝，心电图可出现窦性心动过缓、ST-T改变、房室传导阻滞，严重者可能出现致死性心律失常。同时，严重低体温可导致酸中毒及微循环障碍，出现休克表现，如面色苍白、发绀、肢端凉、皮肤花斑、毛细血管再充盈时间延长和低血压等。

2.呼吸系统　低体温可引起新生儿呼吸频率、每分钟通气量和潮气量减少，随着体温的降低可出现呼吸节律的改变和呼吸暂停等。肺出血是低体温的严重并发症之一，也是低体温致患儿死亡的主要原因，多见于重度低体温患儿，临床表现为呼吸困难及发绀明显加重、血氧饱和度下降、气管导管内血性液体出现或泡沫样鲜血自鼻腔及口腔流出，听诊双肺可闻及明显湿啰音，血气分析提示氧分压下降及二氧化碳潴留。

3.泌尿系统　肾血流的减少可引起少尿，甚至无尿，部分患儿可出现急性肾衰竭（acute renal failure，ARF）。

4.凝血功能障碍及DIC　低体温时血流缓慢、黏滞度增加，同时，低体温时微循环障碍、毛细血管壁受损，启动内源性凝血途径，造成微血栓的形成及凝血因子的损耗，使得患儿发生凝血功能障碍及DIC。

5.神经系统　低体温时可出现反应迟钝、昏迷、反射消失、呼吸心搏减慢、DIC、组织缺氧、酸中毒，同时也增加了颅内出血风险。

6.内环境紊乱及酸碱失衡　低体温时可因组织耗氧增加，无氧代谢增加，加之脂肪动员产生的游离脂肪酸，造成代谢性酸中毒。低体温的应激可能造成患儿糖代谢紊乱，可出现低血糖或高血糖。此外，新生儿还可能出现系列的电解质紊乱，如高钾血症、低钙血症及低钠血症等。

7.其他　低体温还可使免疫功能下降，造成继发感染或使原有的感染难以控制等。

五、诊断

（一）病史

任何可能引起新生儿产热不足和（或）失热增多的情况均可导致低体温的发生。病史采集可发现：寒冷季节或环境温度过低，并有保暖不当；严重感染、窒息史；禁食或喂养不足且未通过其他方式补充。

（二）辅助检查

根据患儿病情，可给予血常规、动脉血气、肾功能、电解质、血糖、肝功能、心电图及神经功能监测（如振幅-整合脑电图）等辅助检查。

（三）临床分度

低体温患儿的预后与临床分度相关，可参照新生儿寒冷损伤综合征的评分标准（表2-2）评分，0分为轻度、1～3分为中度、4分以上为重度。

表2-2　新生儿寒冷损伤的分度评分标准

评分（分）	体温		硬肿范围（%）	器官功能
	肛温（℃）	肛温-腋温		
0	≥35		<20	无明显改变
1	<35	0℃或正值	20～50	明显改变
4	<30	负值	>50	功能衰竭

六、治疗

（一）复温

复温是新生儿低体温处理的首要措施，常采用体外加热复温的方法对新生儿进行复温，包括使用暖箱、恒温水浴、辐射台、热水袋、电热毯等。

在体外加热复温时，体表温度的回升先于核心温度。若复温过快，外周血管舒张迅速扩张，可导致回心血量的下降，会加重休克及低血压；淤滞于皮肤黏膜微循环中的乳酸随着外周血管的扩张及血流速度的增加，可迅速进入中心循环，导致"复温性酸中毒"的发生。上述改变可能加重患儿原有的器官功能障碍，甚至诱发或加重DIC、肺出血、心律失常等。

复温策略应根据患儿低体温的分度而制订，在复温过程中应密切监测患儿生命体征及各器官系统功能，避免复温过快。目前普遍认为复温速度为1℃/h，对于胎龄<

28周、出生体重<1200g、体温<32℃的患儿，复温速度应减慢（速度<0.6℃/h），同时皮肤温度与肛温相比，不能大于1℃。

临床上多采用暖箱或辐射台外加热复温，使用辐射台复温者还应注意维持适当的环境湿度。对轻度至中度低体温患儿，可将患儿放置入预热的暖箱（30℃）复温，逐步调高箱温使其体温在6～12小时恢复正常；对重度低体温患儿，可将患儿置于比实际体温高1～2℃（不超过34℃）的暖箱开始复温，每小时提高箱温1℃，经过12～24小时使其体温恢复正常。

除此之外，尚可采用控制精密的复温装置对低体温患儿进行复温，特别是重度低体温患儿、极早产儿或极低出生体重儿，如目前国内有报道使用亚低温治疗仪控制下进行复温，可有效避免复温过快所致的并发症。

（二）充足的热量供给

起始时热量供给为每天50kcal/kg，在患儿能耐受的情况下增量至100～120kcal/kg；早产儿或低出生体重儿应根据其营养状况及出生后日龄、临床合并症等适当增加热量。可根据患儿情况采取经口喂养联合肠外营养的方式给予营养支持；在热量供给时应注意平衡糖类、氨基酸及脂肪乳的供应，同时应维持血糖稳定。

（三）维持器官功能稳定

1.纠正休克　有休克者应进行扩容、并纠正酸中毒。必要时可给予血管活性药物，如多巴胺5～10μg/（kg·min），维持血压及改善微循环，并根据患儿情况予以调整。

2.纠正DIC　若患儿存在DIC并有高凝状态可给予低分子量肝素行抗凝治疗，同时应根据患儿情况给予凝血酶原复合物、新鲜冰冻血浆、冷沉淀等补充凝血因子；若患儿血小板计数<50×10⁹/L，可考虑输注血小板。

3.肺出血　患儿应予以气管插管、呼吸机辅助通气，出血量大出现贫血及休克者可输注红细胞悬液。同时予以积极控制原发病，如纠正DIC、控制肺水肿、纠正心力衰竭等。

4.维持水、电解质及酸碱平衡稳定　密切监测患儿出入量，维持体液平衡。对于ARF患儿应量出为入、限制输液速度及量，必要时给予呋塞米（每次1～2mg/kg）。对于血气分析提示代谢性酸中毒者应给予碳酸氢钠纠正；同时需密切监测电解质情况，纠正电解质紊乱。

（四）其他

积极控制感染，寻找其他可能引起低体温的原因并去除病因。

七、预防

新生儿低体温的发生重在预防。

对初生的新生儿，出生后早期体温管理尤为重要。在新生儿娩出前应预热辐射台及包被，维持分娩间及手术室温度恒定。在新生儿娩出后，应立即将其置于预热好的辐射台，并擦干全身避免因蒸发引起的大量热量散失，头部带上帽子并全身裹上毛毯。对于出生体重＜1500g或胎龄＜32周者还应在出生后立即予以塑料薄膜包裹以减少IWL。出生体重＜1800g者应考虑将其放置于预热至中性温度的暖箱中保暖。

新生儿所处的环境温度应尽可能恒定，避免过高或过低。在护理新生儿时，应注意密切监测其体温，尤其是在寒冷的季节或地区。

八、临床病案

患儿，男性，出生2天，因反应差、体温不升5小时余入院。入院前5小时余，发现患儿反应差，伴拒奶、肢端凉及下肢肿，测体温"无法测出"，不伴呼吸困难、呕吐、腹胀、腹泻等表现，遂入院。病后患儿反应差，大小便均未解。

个人史：患儿系其母G_1P_1妊娠34周经阴道分娩，出生体重1400g，Apgar评分1分钟、5分钟及10分钟分别为8分、8分及9分。母亲胎膜早破10小时，否认羊水污染、脐带异常。母亲否认胎儿宫内窘迫及出生后抢救史。出生后儿科医生建议患儿转入新生儿科监护，但患儿家属签字拒绝，自行抱回家中。出生后半小时开奶，为纯母乳喂养，约2～3小时喂养一次，喂养量不详。出生后24小时内解大小便。

入院查体：体温29.9℃（肛温）/29.5℃（腋温），心率95次/分，呼吸30次/分，血压44/22mmHg，入院体重1350g。早产儿貌，浅昏迷状，刺激后不哭。全身皮肤凉，可见明显花斑纹，毛细血管再充盈时间约6秒。双下肢及臀部可扪及硬肿。前囟平软、张力正常。呼吸浅慢，双肺呼吸音粗，未闻及明显啰音。心律齐、心音低钝，心前区未闻及明显杂音。腹软，肠鸣音正常，肝脾肋下均未触及肿大。四肢肌张力减低，原始反射不能引出。

实验室检查：血常规示WBC $3.2×10^9$/L，N 85%，CRP＜1mg/L；随机血糖8.7mmol/L；血气分析示pH 7.20，HCO_3^- 16mmol/L，BE −10mmol/L；凝血功能示PT 17.7s，APTT 81s，Fg 78 mg/L，TT 22.9s。

入院后立即置于预热至31℃暖箱中保暖，并应用亚低温治疗仪进行复温治疗。按照仪器操作规程将复温毯置于患儿身体下方，复温开始时患儿核心体温为29.9℃，设置目标核心温度为36.5℃，使肛温每小时上升0.5℃，直至上升至目标核心温度。同时予以凝血酶原复合物、纤维蛋白原、维生素K_1输注纠正凝血功能；5%碳酸氢钠3.5ml稀释至1.4%后输注及扩容纠正酸中毒；补液、维持血糖稳定及监测出入量。复温12小时后肛温成功达到36.5℃，肢体暖和、皮肤花斑纹消失、毛细血管再充盈时间＜3s。

（一）病案分析

1.病史特点 患儿系34周孕早产儿、出生体重1400g为极低出生体重儿，有发生低体温的高温因素。出生后患儿家属将患儿抱回家中，未予以暖箱保暖，存在保暖不当的高危因素。继之出现肢端凉、体温测不出的表现。

2.体格检查 体温29.9℃（肛温）/29.5℃（腋温）提示严重低体温且产热衰竭（腋温＜肛温）。并有硬肿、休克（低血压、皮肤花斑、毛细血管再充盈时间延长）、神经系统受累（浅昏迷、肌张力下降、原始反射不能引出）的表现。

3.实验室检查 外周血WBC计数降低；血糖升高；血气分析提示代谢性酸中毒；

凝血功能提示PT、APTT延长，纤维蛋白原水平下降。

（二）处理分析

1.低体温分度　测肛温＜30℃（评分4分）；肛温－腋温差为负值（评分4分）；硬肿面积达32%（评分1分）；器官功能损伤（评分1分）。总分超过4分，为重度低体温。

2.干预措施分析

（1）复温：为首要干预措施。因患儿为重度低体温，为避免复苏过快造成器官功能损伤的加重，采用了亚体温治疗仪的复温控制进行精确的复温控制，12小时完成复温，未发生休克、DIC加重等表现。

（2）维持器官功能稳定：包括扩容、纠正酸中毒，输注凝血酶原复合物、纤维蛋白原等纠正凝血功能异常，维持血糖稳定并适当补液。

（三）鉴别诊断要点

该患儿为早产儿、极低出生体重儿，有发生低体温的高危因素；出生后未予暖箱保暖，存在保暖不当的高危因素；继之出现肢端凉、体温测不出的表现。故其原因考虑为早产、保暖不当等综合因素所致的低体温。但临床上也需要警惕有无严重感染所致的低体温，特别是该患儿外周血白细胞计数＜$5×10^9$/L。

（鲍　珊　杨晓燕）

第三节　发　绀

新生儿发绀（cyanosis），是指毛细血管血液中还原血红蛋白增多，超过50g/L所导致的皮肤、黏膜青紫表现，是新生儿常见疾病之一。一般认为新生儿口腔及舌黏膜发绀出现早，当动脉血还原型血红蛋白含量在30g/L左右，即可观察到发绀；而当还原型血红蛋白大于50g/L时，肉眼便能察觉到皮肤发绀。发绀可由肺部疾病、心脏疾病、血液系统和中枢神经系统疾病引起，也可见于少数正常的新生儿。当引起发绀的原发病较严重时，可能威胁生命，因此，当发绀发生时，应当引起足够的重视。

新生儿发绀的特点：①新生儿血液中胎儿血红蛋白较多，血红蛋白与氧的亲和力高，故新生儿要在比年长儿及成人更低的动脉氧分压的情况下才能出现发绀。②发绀的程度取决于毛细血管中动脉血还原血红蛋白的浓度，当血红蛋白的含量较高，并且血氧饱和度处于较高水平时，便可出现发绀。反之，在贫血时，血氧饱和度降至较低水平，才可能出现发绀。

一、病因及发病机制

（一）生理性发绀

正常新生儿出生后由于肺部未完全扩张，肺换气功能尚未完善或者肺血流不足，均可能导致发绀发生。另外，由于动脉导管或卵圆孔开放，新生儿剧烈哭闹时可观察到一过性发绀，常见于口唇及唇周。

（二）外周性发绀

当出现外界环境过冷、血红蛋白含量过高、局部血管栓塞等情况时，毛细血管血流缓慢或受阻，使组织供氧不足，从而引起发绀。

二、诊断

首先明确发绀是属于生理性还是病理性，外周性还是中心性。

（1）生理性发绀为暂时出现，随着时间推移而消失，病理性发绀与之相反。

（2）外周性发绀仅发生于肢端、鼻尖等体温较低处。经保暖、改善循环等处理后发绀消失。中心性发绀与之相反。

确认发绀类型后，可根据病史、体格检查及辅助检查进一步明确诊断。

三、鉴别诊断

（一）呼吸系统疾病

1.肺炎　肺部炎症时，可引起小气道阻塞导致肺不张或肺气肿等，使肺泡通气量下降、通气血流比例失调及弥散功能障碍，导致低氧血症，从而出现发绀。完善实验室及影像学检查可明确诊断。

2.新生儿呼吸窘迫综合征　主要见于早产儿，出生后不久出现气促、呻吟、吸气性三凹征，病情进行性加重，继而出现发绀，出生后6小时内症状明显。查体：两侧呼吸音减弱。可通过完善血气分析及胸部X线片检查明确诊断。

3.新生儿湿肺　主要见于足月儿及剖宫产娩出儿，临床上主要表现为呼吸窘迫，病情严重时可能出现发绀。查体：双肺呼吸音减低或出现湿啰音，病程短者6小时至1天内症状体征恢复正常，病程长者4～5天恢复正常。完善胸部X线片，若提示叶间隙或肺泡积液可协助诊断

4.胎粪吸入综合征　多见于过期产儿，出生后指甲、皮肤等严重黄染，可有气促、发绀、呻吟、鼻翼扇动、三凹征等表现。患儿有呼吸困难表现，可持续至出生后数天，甚至数周。气管内吸出胎粪，完善胸部X线片检查可协助诊断。

5.呼吸系统发育畸形　鼻后孔闭锁、小颌畸形、喉软骨软化、颈异常血管环和气管分叉、气管支气管软化症、先天性肺发育不良、气管食管瘘等均可能引起呼吸困难，重者出现发绀。完善胸部影像学或纤维支气管镜检查可明确诊断。

6.肺出血　患儿反应差、发绀、四肢冷、呼吸困难、肺部可闻及中粗湿啰音，约半数患儿可从口鼻或气管导管流出血性液体。患儿常合并感染、硬肿、早产等病史，结合胸部X线片可做出诊断。

7.气胸　患儿原有呼吸系统疾病，突然出现呼吸、心率增快、面色苍白或发绀时常

考虑气胸。完善胸部X线片可协助诊断。

8.新生儿持续性肺动脉高压　新生儿合并胎粪吸入综合征、呼吸窘迫综合征、呼吸窘迫、持续性低氧血症和严重酸中毒时应考虑此病存在。选择性血管舒张治疗（如一氧化氮）对其有效。通过完善血气分析、彩色多普勒超声心动图、胸部X线片可协助诊断。

9.膈疝　轻者出生时一般情况较好，出生后出现阵发性气促、发绀，哭闹及哺乳时加重。查体可见胸廓患侧膨隆，呼吸运动减弱，叩诊可闻及鼓音或浊音，听诊呼吸音减弱或者消失，有时可听到肠鸣音，健侧卧位时症状加重。心脏朝对侧移位，可见舟状腹及反常呼吸。重者可有严重发绀、肺不张、严重缺氧、循环衰竭、呼吸窘迫、呼吸停止、肠梗阻、剧烈呕吐等。完善影像学检查可确诊。

10.膈膨升　新生儿在气促、哭闹及哺乳时可加重，并出现发绀。查体：呼吸运动减弱，患侧叩诊浊音，呼吸音减弱甚至消失，偶可闻及肠鸣音。完善影像学检查可明确诊断。

（二）青紫型先天性心脏病

青紫型先天性心脏病一般可在查体时表现出特定的体征，完善心电图、胸部X线片、超声心动图、心导管检查及造影等检查可协助诊断。某些先天性心脏病可选择性使用前列腺素E（PEG_1）维持动脉导管开放以减轻症状，外科手术是根本方法。

1.肺动脉闭锁

（1）室间隔完整的肺动脉闭锁：出生后不久便出现发绀，如不及时治疗，大多于出生后6个月内死亡，病情轻重与动脉导管是否开放及侧支循环的多少有直接关系。查体除发绀外，还可见颈静脉充盈、剑突处心尖搏动强烈。听诊可闻及心前区收缩期杂音，以胸骨左缘下部最显著。

（2）室间隔完整的肺动脉闭锁：出生后数天出现发绀，心脏听诊发现心底部第二心音响亮单一。

2.危重型肺动脉瓣狭窄　可见发绀、肺循环血流依赖动脉导管。

3.三尖瓣狭窄或闭锁　发绀的出现与肺动脉血流量相关。新生儿期出现发绀者死亡率较高。听诊可闻及第一心音单一、第二心音单一或减弱。

4.Ebstein畸形（三尖瓣下移畸形）　约半数在新生儿期出现发绀，肺循环阻力下降后发绀可减轻。年长后三尖瓣和右心室功能下降，发绀可重现，重者病死率高。使用PGE_1维持动脉导管开放。依赖PEG_1者需要外科手术治疗。

5.主动脉弓离断　患儿出生时Apgar评分正常，出生后数天出现肺动脉高压和心功能不全症状。当动脉导管关闭后，股动脉和足背动脉搏动减弱，下肢供氧不足，出现发绀，不治疗者多在1个月内死亡，少数患儿能生存至周岁，极少数患儿能生存至童年或者成年。

6.危重型主动脉瓣狭窄　表现为心力衰竭。动脉导管关闭后心力衰竭加重，发绀也随之加重。

7.完全性大动脉转位　多数新生儿出生后便出现发绀，氧疗后发绀改善，充血性心力衰竭随之加重。体、肺循环混合较少者有严重发绀表现。查体：可闻及胸骨左缘收缩期杂音，严重者可在心尖区闻及舒张期杂音。新生儿早期由于肺血管阻力较高，杂音可不明显。病情加重时可闻及第三心音、奔马律及肺动脉第二心音亢进。

8.完全性肺静脉异位引流　分为梗阻型及非梗阻性。梗阻型患儿出生即可有发绀和气急，并且迅速发展为呼吸困难和肺水肿。胸骨左缘第2肋间可闻及收缩期杂音，半数患儿可在三尖瓣区闻及舒张期杂音。

9.左心发育不良综合征　患儿出生后数小时出现症状，迅速发展为呼吸困难、发绀和进行性心力衰竭。发绀进行性加重，可出现肺水肿。脉搏微弱、心界扩大、心率快、奔马律，胸骨左缘可听到收缩期杂音或连续性杂音，第二心音单一并较低，动脉导管关闭后病情加重。

10.极重型法洛四联症　新生儿出生后即可出现发绀，剧烈哭闹时发绀发作，主要表现为呼吸困难，发绀较前加重，严重者甚至可有抽搐、晕厥等表现。查体：胸骨左缘第2、3肋间有收缩期喷射样杂音。

11.室间隔缺损　当某些原因导致右向左分流时可出现发绀。

12.永存动脉干　大多数新生儿出生后早期即出现症状，若合并肺血流减少者，发绀可更加严重。

（三）其他引起发绀的原因

1.早产儿呼吸暂停　主要表现为呼吸停止时间＞20秒，伴心率减慢，心率＜100次/分，或者出现发绀、血氧饱和度降低、肌张力低下。完善血常规、心电图等检查以寻找原发病因。

2.高铁血红蛋白血症　主要表现为皮肤、黏膜出现灰蓝色发绀。一般不伴心肺疾病和其他症状。发绀程度取决于血中高铁血红蛋白含量。一般根据病史及发绀特点（发绀程度与呼吸困难不成比例，吸氧不能缓解），亚甲蓝或维生素C治疗有效，以及完善分光镜检查，高铁血红蛋白定量，呕吐物及体液等亚硝酸盐检测可协助诊断。

3.红细胞增多症　因血液高度黏稠，导致毛细血管床灌注减少，出现发绀。结合临床表现，完善血常规等辅助检查即可诊断。

4.新生儿低血糖症　为非特异性表现，可能被其他疾病所掩盖。主要表现为患儿反应低下、发绀、惊厥及呼吸暂停等，可通过检测血糖水平确诊。完善血型、电解质、血酮、胰岛素、C肽、胸部X线片、心电图等检查协助诊断。低血糖发生时，一般可选择加强喂奶，静脉滴注葡萄糖、氢化可的松，补充胰高血糖素等治疗。

5.颅内出血　可通过抑制呼吸运动导致发绀，可通过影像学检查确诊。

6.缺氧缺血性脑病　可抑制呼吸运动，使机体缺氧而发绀。完善影像学检查可协助诊断。

7.新生儿败血症　可有发热或体温不升、精神及食欲不佳、体重不增、黄疸、发绀等，很快发展为不吃、不哭、不动、面色差、精神萎靡、嗜睡、休克等严重表现。可完善血常规、血培养、C反应蛋白、降钙素原等检查明确诊断。

四、治疗原则

（一）生理性发绀

不需治疗。

（二）外周性发绀

局部保暖，改善循环等。

（三）肺源性、心源性疾病

肺源性、心源性疾病均应针对病因治疗，如新生儿呼吸窘迫综合征、新生儿窒息、持续性肺动脉高压等，应及时给予氧气、肺表面活性物质、一氧化氮等对症支持，先天性心脏病首先可选择性使用PEG_1维持动脉导管开放，外科手术是根本治疗方法。

（四）高铁血红蛋白血症

1%亚甲蓝溶液$1 \sim 2$ mg/kg，加入10%葡萄糖10ml静脉注射；或10%葡萄糖20ml加入0.5g维生素C静脉注射。

（五）其他

积极治疗各种原发病。

五、临床病案

患儿，女性，其母$G_2P_1^{+1}$，胎龄39^{+2}周，经阴道分娩，出生体重3800g，Apgar评分1分钟、5分钟及10分钟均为10分。因"全身皮肤发绀1小时余"入院。体格检查：呼吸48次/分，心率140次/分，全身皮肤发绀，以唇周、鼻尖、前额、四肢皮肤发绀为主，心肺腹查体未见明显异常。给予保暖后，患儿全身皮肤逐渐红润。

（一）病案分析

病史特点：该患儿为39^{+2}周足月儿，出生时无窒息抢救史，全身皮肤发绀，以唇周、鼻尖、前额、四肢皮肤发绀为主，心肺腹查体未见明显异常，经保暖后症状缓解。初步考虑为保暖不足所致的新生儿发绀。

（二）鉴别诊断要点

患儿主要表现为全身皮肤发绀，以唇周、鼻尖、前额、四肢皮肤发绀为主，心肺腹查体未见明显异常。考虑新生儿因寒冷导致发绀时需要与心脏、肺部等疾病导致的发绀相鉴别。该患儿以唇周、鼻尖、前额、四肢皮肤发绀为主，为外周性发绀；查体无特殊，经保暖后皮肤逐渐红润，所以考虑寒冷导致发绀；但患儿为新生儿，需考虑合并先天性疾病，如先天性肺发育不良、先天性心脏病的存在，还可能合并感染等，必要时完善血气分析、血常规、心脏彩超、胸部X线片等检查排除诊断。

（黄静兰 杨晓燕）

第四节 水 肿

水肿（edema）是新生儿期常见的症状之一，是由多种病因引起的血管外的组织间隙中积聚过量的体液所致，其部位随病因不同而有差异，多见于颜面部、腰背部、会阴部及四肢。水肿可发生在新生儿期的任何阶段，特别是早产儿，最多见于出生后1周内。水肿的原因主要包括低蛋白血症、胶体渗透压降低、贫血、心力衰竭、容量增多、负荷过重、电解质紊乱、肾功能差及某些代谢性疾病。水肿部位不同可导致不同的并发症，如喉头水肿可导致窒息，肺水肿可导致呼吸困难等。

水肿分类：按水肿的部位可以分为脑水肿、喉头水肿、肺水肿、下肢水肿等；按水肿范围可以分为全身水肿及局部水肿；按水肿的病因可以分为心源性水肿、肾源性水肿、肝性水肿等。

一、病因及发病机制

正常情况下，人体的组织间液处于不断更新中，组织间液量可通过自身各器官组织的不断调节而维持动态平衡。当各种病因破坏这种平衡，可能引起机体积聚过多的液体，导致水肿。

（一）生理性水肿

新生儿由于细胞外液多于其他年龄组，因此体液占体重的比例较高，可以引起一定程度的水肿。水肿可随着生理性体重下降逐渐消退。

（二）细胞外液增多

1.肾小球滤过率降低

（1）某些肾脏疾病，如急性肾小球肾炎，慢行肾小球肾炎，慢行肾衰竭等，使肾血流量减少，肾单位被破坏，从而导致肾小球滤过率（glomerular filtration rate，GFR）降低。

（2）充血性心力衰竭、肾病综合征、营养不良等疾病使全身有效血流量减少。

一方面，全身有效血流量减少使肾血流量相应减少，GFR降低。另一方面，有效血容量减少刺激压力感受器，反射性地引起交感-肾上腺髓质系统兴奋，导致肾血管收缩，减少肾血流量，引起入球小动脉的压力刺激减小，进而引起肾素血管紧张素系统的激活，肾血管进一步收缩，使GFR降低。

2.肾小球重吸收钠、水量增加

（1）肾血流量减少，肾出球小动脉收缩程度大于入球小动脉，肾小球滤过体液增加，近曲小管周围毛细血管的流体静压相对降低，血浆胶体渗透压升高，使近曲小管重吸收钠、水量增加。

（2）有效血容量减少还可以降低心房的牵张感受器兴奋性，使心房利钠肽减少，使近曲小管重吸收钠、水量增加。

（3）有效血容量减少还可以减弱对醛固酮和抗利尿激素的抑制，加重水钠潴留。

（4）近髓肾单位的肾髓袢深入肾髓质，当肾血流重新分布，即肾皮质血流减少而肾髓质血流增加时，肾髓袢重吸收钠、水量增加。

（三）组织液生成增多

1.毛细血管壁通透性增高　新生儿期常见的窒息、酸中毒、炎症等，可导致毛细血管通透性增高，血浆蛋白及液体可通过毛细血管壁渗透至组织间隙，使组织液增加，发生水肿。

2.毛细血管流体静压升高

（1）心功能不全：左心功能不全，肺静脉回流受阻，可引起肺水肿；右心功能不全，使上下腔静脉回流受阻，可导致全身水肿。

（2）局部静脉血管受阻：红细胞增多症等导致血栓栓塞，肿瘤等导致局部压迫，都可能使静脉血管回流受阻，导致局部水肿。

（3）血容量增加：当肾脏疾病等引起水钠潴留时，毛细血管血容量相应增加，导致组织液生成增多。

3.血浆胶体渗透压下降　新生儿，尤其是早产儿组织液生成增多，可能是由于肝脏功能发育不全、合成白蛋白能力缺乏、新生儿感染、肿瘤、白蛋白分解增加、肾脏疾病、补液不当等导致血浆胶体渗透压下降造成。

4.淋巴回流受阻　淋巴发育不全、淋巴增生、感染、损伤、肿瘤等疾病导致淋巴回流受阻，淋巴液集聚于组织间隙，或者导致毛细血管液体过多、流体静压升高，均可引起水肿。

二、诊断

新生儿水肿，常见于新生儿先天性心脏病，硬肿症，新生儿溶血病，新生儿低蛋白血症等，也可见于少数正常新生儿，临床可根据病史、症状、体征及血尿化验做出诊断。

三、鉴别诊断

（一）肾功能不全

1.新生儿肾脏调节水、盐功能差，这种暂时性的肾功能低下若合并感染、窒息等，新生儿极易迅速发生严重的全身性水肿。肾功能检查提示尿素、肌酐均明显高于正常，提示肾小球滤过功能低下。

2.新生儿肾功能不全还可以使抗利尿激素分泌增加，促进机体保钠保水，更加重水肿程度。

（二）电解质紊乱

1.低钠血症　新生儿，尤其是早产儿，肾脏发育不完善，保钠能力较差，从尿中排出的钠多，导致血钠浓度偏低；新生儿吃奶不足，生长发育较为迅速，摄入钠少，而需钠量较大，但此时肾脏的保钠功能不足，而保水功能较强，从而引起稀释性低钠血症的发生；另外，当输入低张溶液过多时，也可以导致稀释性低钠血症（血钠浓度＜130mmol/L）。稀释性低钠血症时，细胞外液增多，渗透压明显降低，但血压却不降低，所以水肿可能不明显，或出现速度慢。主要临床表现为呕吐、嗜睡、软弱无力、反应低下、肢冷等，重度低钠甚至可引起惊厥和昏迷。

2.高钠血症　新生儿短期内补钠过量，出现高钠血症（血钠浓度＞150mmol/L）。主要表现为水肿出现快，少尿或无尿，重度高钠血症时可有嗜睡或烦躁，甚至惊厥和昏迷。

3.低钙血症　新生儿出现低钙血症时，可出现全身或双下肢水肿，发生机制可能是由于钙离子减少，液体通过扩张的毛细血管进入皮下组织间隙所致，一般补充钙剂后水肿可明显消退。

（三）贫血

贫血容易导致充血性心力衰竭，可能是贫血使毛细血管内流体静压升高，导致淤血、血管壁损伤所致；贫血还可以导致组织缺氧，毛细血管通透性增高，液体过多渗入组织间隙引起水肿；贫血所导致的组织缺氧，特别是心肌缺氧，可以导致心功能损害，加重心力衰竭，引起水肿；另外，严重贫血时，缺氧或髓外造血都可以使肝脏合成血浆蛋白量减少，从而促发水肿。新生儿贫血的常见原因是新生儿溶血症。

（四）低蛋白血症

毛细血管通透性增加的原因还可能是新生儿蛋白质储量不足所致，体内蛋白质和水从毛细血管渗漏入组织间隙，导致组织间隙内胶体渗透压增高，使水肿加重。补充白蛋白后水肿明显消退。

（五）充血性心力衰竭

充血性心力衰竭主要特点为肺循环充血和肺水肿。右心衰竭主要特点为下肢水肿首先出现，逐渐向上发展，可波及颜面部，还有肝大、颈静脉怒张等体循环淤血症。新生儿充血性心力衰竭的病因主要为呼吸窘迫综合征。此外，先天性心脏病、重度贫血、电解质紊乱、严重感染等均可导致心力衰竭。

（六）新生儿硬肿症

缺氧、寒冷、早产低体重、感染均可能导致硬肿发生，新生儿硬肿一方面可能因皮下饱和脂肪酸凝固，呈非凹陷性水肿；另一方面还可能因毛细血管通透性增加，使间质液增多，从而呈凹陷性水肿。

（七）围生期窒息

围生期缺氧窒息可造成肾素血管紧张素系统激活，毛细血管通透性增加；缺氧窒息时心室舒张期末血流灌注减少，导致多器官系统损害，从而促进水肿的发生。

（八）内分泌因素

先天性甲状腺功能低下、肾上腺皮质功能亢进、垂体后叶抗利尿激素障碍及母亲妊娠合并糖尿病的新生儿均可能发生水肿。新生儿体内可有母体雌激素残留，可导致水钠潴留。

（九）新生儿持续肺动脉高压

新生儿呼吸窘迫综合征、肺发育不良、先天性心脏病等原因可导致持续肺动脉高压。

（十）维生素缺乏

1.维生素E缺乏　新生儿，尤其是体重＜1500g的极低出生体重儿，维生素E储存量少，而出生后生长快，容易缺乏维生素E，可能导致下肢及会阴出现水肿。补充维生素E后，水肿可减轻。

2.维生素B_1缺乏　新生儿缺乏维生素B_1时可出现水肿、哭闹、腹胀等，补充维生素B_1，乳母同时口服复合维生素B。

（十一）染色体异常

染色体异常可以导致骨髓造血系统异常、心脏畸形及淋巴系统发育异常，从而导致水肿发生。

（1）特纳（Turner）综合征：是最常见的导致水肿的染色体异常类型，该染色体显性基因*sY45*引起的淋巴血管缺陷，导致淋巴管扩张及发育不良，使新生儿出生后即水肿，以四肢为主，并且呈进行性加重。

（2）原发性先天性淋巴水肿（primary congenital lymphoedema，PCL）：是一种罕见的家族遗传病，为常染色体显性遗传，发病率为1/6000，女性多于男性。本病导致水肿的主要原因是先天性淋巴管发育障碍，淋巴回流受阻，导致浅层软组织内体液积聚。

（3）唐氏综合征及其他染色体畸形，如13-三体综合征、18-三体综合征等也可引起水肿。

（十二）产时因素

分娩时局部受压或牵引助产可导致水肿，患儿出生后头皮及颜面部水肿。

（十三）局部损伤

气管插管、挫伤、骨折、中心静脉置管等可导致新生儿水肿。

（十四）感染

某些病毒、寄生虫感染可引起水肿，如巨细胞病毒、柯萨奇病毒、弓形虫等感染，完善检查后可做出诊断。

（十五）坠积性水肿

新生儿代谢功能不成熟，可因久卧发生坠积性水肿。

四、治疗

（一）限制钠盐及水分摄入

钠水潴留时可用，时间不宜过长。

（二）限制活动

全身水肿较明显时，应限制活动，以免加重水肿。

（三）利尿

肺水肿、脑水肿及心源性水肿适用。

（四）补充白蛋白

低白蛋白血症时，应补充白蛋白，提高血浆渗透压，可予高蛋白饮食或输注白蛋白。

（五）脱水

甘露醇、山梨醇等，可用于治疗脑水肿。

五、临床案例

患儿，女性，其母 G_1P_1，胎龄 34^{+3} 周，经剖宫产娩出，出生体重 3215g，Apgar 评分 1 分钟、5 分钟及 10 分钟分别为 7 分（肤色、肌张力、喉反射各扣 1 分）、7 分（肤色、肌张力、呼吸各扣 1 分）及 8 分（肤色、肌张力各扣 1 分）。因早产后水肿 1 小时 32 分钟入院。体格检查：呼吸 58 次/分，心率 145 次/分，全身中重度水肿，压之凹陷，余查体无特殊。辅助检查：血常规示 WBC $35.7×10^9$/L，N 78%，HGB 119g/L，PLT $46×10^9$/L，CRP 2mg/L。生化检查示 ALT 70U/L，TSB 222μmol/L，DBil 46.2μmol/L，ALB 17.3g/L。给予白蛋白输注、对症支持治疗后水肿逐渐减退。因此考虑水肿与新生儿窒息、低蛋白血症及贫血相关。

（一）病案分析

病史特点：该患儿为 34^{+3} 周早产儿，出生时有窒息抢救史。出生后全身水肿，完善相关检查后发现血红蛋白和白蛋白低于正常水平，给予对症支持治疗后水肿逐渐消退。因此考虑水肿为窒息、贫血及低蛋白血症共同导致。

（二）鉴别诊断要点

该患儿是 34^{+3} 周早产儿，主要表现为全身水肿，需考虑因全身各系统发育不完全所导致的，如肾功能不全、电解质紊乱、呼吸窘迫综合征、持续肺动脉高压、感染、硬肿症等。但新生儿在对症支持治疗后水肿逐渐消退，暂不考虑以上因素，必要时可完善胸部X线片、血培养、电解质等检查以明确诊断。

（黄静兰　杨晓燕）

第五节　黄　　疸

黄疸是由于体内胆红素积聚导致皮肤或其他器官黄染。当新生儿血清总胆红素（total serum bilirubin，TSB）超过 $5 \sim 7mg/dl$（成人超过 $2mg/dl$）时，皮肤及巩膜出现肉眼可见的黄染，即新生儿黄疸。新生儿黄疸在临床上很常见，约发生在60%的足月儿和80%的早产儿的早期。最常见的表现形式是未结合胆红素（又称间接胆红素，IBil）增高。未结合胆红素可侵入中枢神经系统，严重时可引起胆红素脑病（即核黄疸），对神经系统造成永久性损害，甚至导致患儿死亡，需引起足够重视。

一、病因及发病机制

（一）生理性黄疸

生理性黄疸是由于新生儿胆红素代谢特点导致的，胆红素的生成相对较多，肝细胞摄取、结合及排泄胆红素能力不足，以及具有特殊的肠肝循环等。

（二）病理性黄疸

按胆红素类别病理性黄疸可分为未结合胆红素升高和结合胆红素（又称直接胆红素，DBil）升高，二者共存称混合性高胆红素血症。根据其发病机制分为三类。

1.胆红素生成过多　红细胞过多破坏（溶血性、肝前性）。常见病因包括下述几种。

（1）同族免疫性溶血：由于母婴血型不合，如ABO、Rh血型不合及其他血型不合等所致，国内以ABO血型不合溶血病多见。

（2）红细胞增多症：是指静脉血红细胞计数 $> 6 \times 10^{12}/L$，血红蛋白 $> 220g/L$，红细胞比容 $> 65\%$。其常见于母-胎或胎儿-胎儿间输血、延迟脐带结扎、胎儿宫内发育迟缓（慢性缺氧）、紫绀型先天性心脏病和糖尿病母亲的新生儿等。

（3）血管外溶血：如头颅血肿、皮下血肿、颅内出血、肺出血及其他部位隐匿出血（如肝脾破裂等）。

（4）红细胞酶缺陷及形态异常：常见的6-磷酸葡萄糖脱氢酶（G6PD）缺乏症会影响红细胞的正常代谢，使红细胞膜变得僵硬，可变形性降低，在单核吞噬细胞系统中被破坏。此外，还有丙酮酸激酶和己糖激酶等红细胞酶缺陷。红细胞形态异常多因膜结构异常导致，在此类疾病中，红细胞可被脾脏过早破坏。例如，遗传性球形红细胞增多症、遗传性椭圆形红细胞增多症、遗传性口形红细胞增多症及婴儿固缩红细胞增多症等。维生素E缺乏和低锌血症等也可引起红细胞膜结构改变而致溶血。

（5）血红蛋白病：由于血红蛋白肽链的数量和质量缺陷，可能在新生儿期即引起溶血，如α-地中海贫血、β-地中海贫血、血红蛋白F-Poole、血红蛋白Constant Spring和血红蛋白Hasharon等。

（6）感染：可通过诱发溶血，加速红细胞破坏，而加重黄疸。细菌引起的常见重症感染有金黄色葡萄球菌、大肠杆菌引起的肺炎，脑膜炎及败血症等。宫内感染病原体有巨细胞病毒、EB病毒、人细小病毒B_{19}等。其他病原体包括衣原体、支原体、螺旋体及原虫等。

（7）药物：有些药物可诱导红细胞膜缺陷而引起溶血，如磺胺、呋喃妥因、呋喃唑酮、水杨酸盐、樟脑、维生素K_3等可诱发G6PD缺乏症的新生儿发生溶血。水合氯醛在体内代谢生成三氯醋酸和二氯乙醇，可影响肝酶活性。孕母分娩前静脉滴注具有抗利尿作用的缩宫素（5U以上）和（或）不含电解质的葡萄糖溶液，可发生低钠血症，致胎儿低渗状态，红细胞通透性和脆性增加而诱发溶血。孕母使用的丁哌卡因等麻醉药可经胎盘入血，改变红细胞通透性而致黄疸。此外，药物或其毒素还可致免疫性溶血。

（8）其他：低血糖时可通过增加儿茶酚胺和胰高血糖素的分泌，增加血红素加氧酶活性，而增加胆红素生成。镁缺乏可影响肝尿苷二磷酸葡萄糖醛酸转移酶（uridine diphosphoglucuronyl transferase，UDPGT）的合成。

2.肝脏胆红素代谢障碍　肝细胞摄取及结合胆红素的能力低下（肝细胞性），导致高未结合胆红素血症。常见病因有下述几种。

（1）缺氧、感染、酸中毒、窒息：缺氧及感染可抑制肝酶活性。酸中毒可抑制白蛋白联结未结合胆红素。围生期窒息可加重缺氧和酸中毒。

（2）先天性非溶血性高未结合胆红素血症：如先天性UDPGT缺乏症，分为三种类型，即Criger-Najjar综合征Ⅰ型、Ⅱ型及日尔贝（Gilbert）综合征。

（3）家族性暂时性新生儿高胆红素血症：Lucey-Driscoll综合征，属于罕见病，孕母妊娠中期及后期，以及新生儿血清中均可检测到高浓度的尚未被识别的UDPGT抑制物，此抑制物的作用一般于出生后14天左右消失。

（4）药物：某些药物可与胆红素竞争肝细胞的受体蛋白Y、蛋白Z的结合位点，如静脉用脂肪乳剂、磺胺类、头孢类抗生素、维生素K_3、水杨酸盐等，噻唑类利尿药可分离胆红素与白蛋白。

（5）其他：常见于早产儿或极低出生体重儿的低体温、低血糖，可影响肝酶活性，低蛋白血症可影响白蛋白与胆红素的结合。在患有肥厚性幽门狭窄伴高胆红素血症的新生儿中，肠道激素可能参与抑制肝细胞UDPGT的活性。十二指肠和空肠狭窄或闭锁、巨结肠均可伴高未结合胆红素血症，可能是肠梗阻时未结合胆红素在肠道内再吸收增加所致。在甲状腺功能低下伴迁延性高未结合胆红素血症的新生儿中，缺乏甲状腺素可能导致肝细胞UDPGT活性降低，延迟胆红素转运系统的成熟。新生儿脑垂体功能低下及唐氏综合征患儿常出现血胆红素升高或生理性黄疸延迟消退。

3.胆红素排泄障碍　包括肝细胞或胆管排泄胆红素的功能障碍（肝细胞性、肝后性），可引起胆汁淤积性黄疸，导致高结合胆红素血症。常见病因如下所述。

（1）肝细胞排泄障碍

1）新生儿肝炎综合征：多数由病毒引起，主要为宫内感染，常见的病原体有乙型肝炎病毒、巨细胞病毒及单纯疱疹病毒等病毒；B组溶血性链球菌、金黄色葡萄球菌及大肠埃希菌等细菌；李斯特菌、梅毒螺旋体、弓形虫等其他病原体。

2）遗传性代谢缺陷病：脂质累积病，如尼曼匹克病（Niemann-Pick病）、戈谢病（Gaucher病）等；糖类代谢紊乱疾病，如果糖不耐受症、糖原贮积病Ⅳ型、半乳糖血症等；氨基酸代谢紊乱疾病，如酪氨酸血症；其他，如家族性肝脂肪变性、α_1-抗胰蛋白酶缺乏症等，这些疾病均可能导致肝细胞损害。

3）先天性遗传性疾病：先天性非溶血性结合胆红素增高症Ⅰ、Ⅱ型（Dubin-Johnson综合征、Rotor综合征）、脑肝肾综合征（Zellweger综合征）、先天性纤维囊肿病等。

4）药物及中毒：红霉素、利福平、异烟肼、避孕药、对氨基水杨酸、重金属等。

5）其他：自身免疫性肝病（包括新生儿红斑狼疮）、朗格汉斯细胞组织细胞增生症、慢性充血性心力衰竭及严重营养不良等。

（2）胆管排泄障碍

1）肝内梗阻：感染导致肝炎（如病毒、弓形虫、梅毒、钩端螺旋体等）、结核、药物性或全肠道外营养所致胆淤、肝内胆管缺如、家族性进行性肝内胆汁淤积症（Byler病）等。

2）肝外梗阻：先天性胆总管囊肿、先天性胆道闭锁、胆汁黏稠综合征，以及胆道周围淋巴结病、肝胆肿瘤等导致的胆管外源性受压等。

4.肠肝循环增加　胎粪含胆红素较多，胎粪排出延迟可增加胆红素通过肠壁重吸收而加重黄疸，如先天性肠道闭锁、先天性幽门肥厚、巨结肠、药物性肠麻痹、胎粪性肠梗阻、饥饿及延迟喂养等因素。

5.母乳喂养与黄疸　可分为早发型及晚发型。前者又称为母乳喂养性黄疸，于出生后3～4天出现，多与母乳摄入不足，肠蠕动减少，胎粪排出延迟导致肠肝循环增加有关。而晚发型被认为是真正的母乳性黄疸，常为排除性诊断，通常发生在出生后第1周后期，两周左右达高峰，如继续喂养，黄疸可持续至3～12周，停母乳24～72小时后TSB可明显下降（30%～50%）。其发病机制可能是β-葡萄糖醛酸酶含量及活性在母乳中均较高，可在肠道内水解结合胆红素为未结合胆红素，增加肠道对胆红素重吸收所致。糖尿病母亲的母乳中β-葡萄糖醛酸酶含量高于正常母乳，母乳喂养时更易发生黄疸。此外，母乳喂养儿肠道内缺乏转化结合胆红素的菌群，也会增加肠肝循环。

二、诊断

新生儿出现黄疸后，首先应区分是生理性黄疸还是病理性黄疸。需注意的是，生理性黄疸影响因素众多，TSB较难界定统一标准，尤其是针对早产儿而言，为排除性诊断。诊断黄疸时，TSB虽然是重要的诊断依据，但必须结合临床资料，综合分析。

（一）生理性黄疸

一般情况良好；足月儿多于出生后2～3天出现黄疸，4～5天达高峰，5～7天消退，最迟不超过两周；早产儿黄疸多于出生后3～5天出现，5～7天达高峰，7～9天消退，最长可延迟至3～4周；传统TSB值诊断标准：TSB峰值足月儿不超过220.6μmol/L（12.9mg/dl），早产儿不超过256.5μmol/L（15mg/dl）；TSB每天上升幅度＜85μmol/L（5mg/dl）或每小时＜0.2mg/dl。

（二）病理性黄疸

出生后24小时内出现黄疸，TSB＞102μmol/L（6mg/dl）；足月儿TSB＞220.6μmol/L（12.9mg/dl），早产儿＞255μmol/L（15mg/dl）；血清结合胆红素＞26μmol/L（1.5mg/dl）；TSB每天上升幅度＞85μmol/L（5mg/dl）；黄疸持续时间较长，足月儿超过2～4周未退，或逐渐加重；黄疸退而复现。

诊断时应仔细询问有关病史，包括母亲的妊娠史、分娩情况，母婴双方围生期用药史；同胞有无黄疸史或相关家族史；是否为早产儿或低出生体重儿；新生儿母亲是否患糖尿病；父母血型；喂养方式；新生儿食欲、呕吐、粪便排泄情况、大小便颜色、体重增加情况。应着重了解黄疸出现的时间及上升的速度，动态监测黄疸值变化。体格检查方面：应在光线明亮的环境下评估黄疸。观察黄疸的色泽和分布情况。检查新生儿一般情况，有无皮肤苍白、瘀点、瘀斑或皮疹；有无呼吸系统症状；有无肝脾大，脐部及周围有无红肿及分泌物；重度黄疸的患儿应着重检查有无神经系统表现，如有无精神萎靡或激惹、前囟紧张、凝视、肌张力异常、生理反射减弱或消失等异常体征。实验室检查包括胆红素检测、红细胞、血红蛋白、网织红细胞、血型（父母及患儿）、红细胞脆性试验、肝功能检测等，疑有感染时应行感染相关检测，寻找感染证据，必要时行基因、染色体等检查。影像学检查包括超声、CT、MRI、磁共振胰胆管造影等，其他特殊检查包括肝脏活检、呼气中一氧化碳测定及听视功能电生理检查等。

三、鉴别诊断

新生儿高未结合胆红素血症及新生儿高结合胆红素血症鉴别诊断流程分别见图2-2及图2-3。

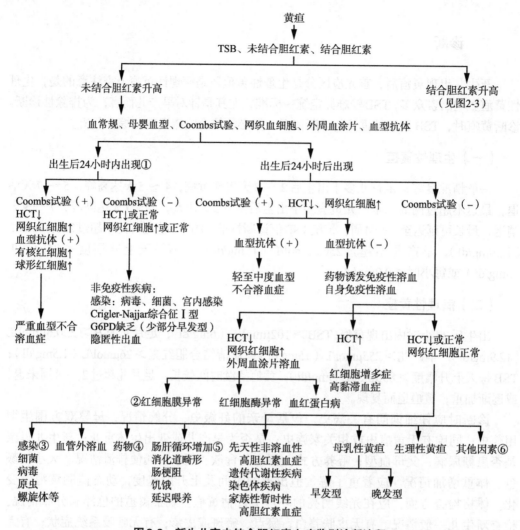

图2-2　新生儿高未结合胆红素血症鉴别诊断流程

①出生后24小时内出现的黄疸，需警惕血型不合溶血症，尤其是黄疸值高，进展快时，需考虑严重同族免疫性溶血病，Coombs试验阳性，HCT下降，网织红细胞增加，血型抗体阳性，外周血涂片可见有核红细胞增多，异常形态红细胞如球形红细胞增多，常见的有Rh、ABO血型不合溶血症等。当Coombs试验阴性时，需考虑感染尤其是先天性感染，先天性非溶血性高未结合胆红素血症早发型，如Crigler-Najjar综合征Ⅰ型，少部分早发型的G6PD缺乏症等。

②导致新生儿溶血的非免疫性因素包括红细胞膜、红细胞酶及血红蛋白的异常。红细胞膜异常有遗传性球形红细胞增多症、遗传性椭圆形红细胞增多症等。红细胞酶异常有G6PD缺乏症、丙酮酸激酶缺陷等。血红蛋白病有地中海贫血、镰状细胞贫血等。

③感染可通过诱发溶血使红细胞破坏加速，增加胆红素生成，又可抑制肝酶活性，影响胆红素代谢，从而加重黄疸。早期感染以病毒、梅毒螺旋体、原虫等造成的宫内感染多见，晚期以细菌感染造成的败血症多见。

④药物不仅可导致免疫性溶血，还可诱导红细胞膜缺陷而引起溶血。此外，还可改变红细胞膜通透性，影响肝酶活性，竞争蛋白Y、蛋白Z而影响胆红素与白蛋白联结，在胆红素代谢的各个过程均有不同影响而加重黄疸。

⑤导致胎粪延迟排出的因素通常会致肠肝循环增加，如先天性肠道闭锁、先天性幽门肥厚、巨结肠等消化道畸形，胎粪性肠梗阻，喂养不足等。

⑥垂体功能低下、甲状腺功能低下和唐氏综合征患儿常伴有血胆红素浓度升高或生理性黄疸延迟消退。早产儿常伴有低体温、低血糖、低蛋白血症等，影响胆红素代谢。糖尿病母亲的母乳中β-葡萄糖醛酸酶含量高于正常母乳，母乳喂养时更易发生黄疸。微量元素（如锌、镁等），维生素E缺乏时也可能影响胆红素生成或代谢过程而致黄疸。

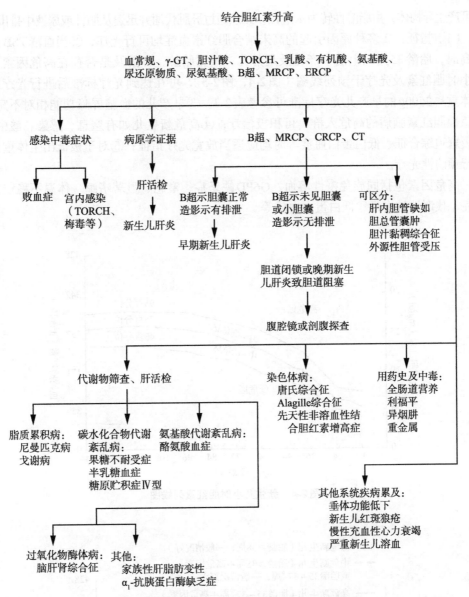

图2-3　新生儿高结合胆红素血症鉴别诊断流程

四、治疗原则

（一）生理性黄疸

生理性黄疸通常无需特殊治疗，绝大多数可自行消退。早期喂养，充足奶量，可刺激肠道蠕动及建立正常的肠道菌群，减少肠肝循环，而减轻黄疸。

（二）病理性黄疸

1.光照疗法　简称光疗，是最常用的安全而有效的方法，原理是未结合胆红素经光照后可产生异构体，由脂溶性转为水溶性，无须通过肝脏代谢并迅速从胆汁或尿液中排出。

（1）指征：①多种原因引起的高未结合胆红素血症均可行光疗；②当血清TSB水平升高时，胎龄35周以上的早产儿及足月儿，根据胎龄、日龄及是否存在高危因素，依据小时胆红素及光疗干预列线图（图2-4，图2-5），可在达到光疗标准后进行光疗；出生体重＜2500g的早产儿光疗标准可参考表2-3。③早产儿的血脑屏障功能相对不完善，是急性胆红素脑病的高危人群，可积极治疗；④高危新生儿如有窒息、感染、酸中毒、呼吸窘迫综合征、低白蛋白血症等时均应适当放宽光疗指征；⑤对于极低出生体重儿应进行预防性光疗。

高危因素包括同族免疫性溶血、G6PD缺乏症、窒息、显著嗜睡、体温不稳定、败血症、代谢性酸中毒、低白蛋白血症等。

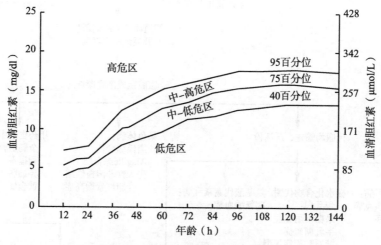

图2-4　新生儿小时胆红素列线图

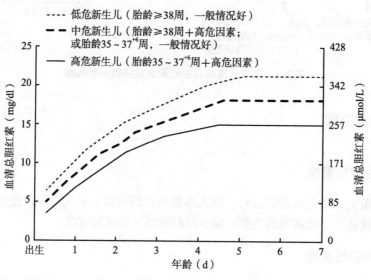

图2-5　胎龄≥35周的光疗参考曲线

表2-3 低出生体重儿光疗及换血参考标准（mg/dl）

出生体重（g）	<24h		24~<48h		48~<72h		72~<96h		96~<120h		≥120h	
	光疗	换血	光疗	换血	光疗	换血	光疗	换血	光疗	换血	光疗	换血
<1000	4	8	5	10	6	12	7	12	8	15	8	15
1000~1249	5	10	6	12	7	15	9	15	10	18	10	18
1250~1999	6	10	7	12	9	15	10	15	12	18	12	18
2000~2299	7	12	8	12	10	18	12	20	13	20	14	20
2300~2499	9	12	12	18	14	20	16	22	17	23	18	23

（2）光源选择：波长425~475nm的蓝光效果最佳，效果优于波长510~530nm的绿光及波长550~600nm的白光，太阳光疗效也较好。

（3）光疗照射时间和剂量：根据病情，可连续或间断光疗。前者为持续24小时照射，一般用于严重高胆红素血症；后者一般为光疗8~12小时后休息8~12小时，一般用于病情较轻患儿。对于胎龄>35周的新生儿，通常在TSB<13~14mg/dl（222~239μmol/L）时可停止光疗。

2.药物治疗

（1）白蛋白：可联结未结合胆红素，防止胆红素脑病，多用于早期新生儿，尤其是早产儿或重度黄疸患儿。1g白蛋白可联结未结合胆红素145μmol/L（8.5mg/dl）。用法：白蛋白1g/kg静脉滴注，注意心力衰竭者禁用。若存在酸中毒，应首先予以纠正。

（2）纠正代谢性酸中毒。

（3）肝酶诱导剂：可诱导肝酶活性，加速肝脏排泄胆红素。用法：苯巴比妥5~10mg/（kg·d），分2~3次服用，连服4~5日，或肌内注射10mg/kg，每日1次。

（4）静脉用丙种免疫球蛋白：机制为免疫封闭单核吞噬细胞系统巨噬细胞上的Fc受体，防止与致敏红细胞结合，阻止溶血，减少胆红素生成。用法：多采用一次大剂量疗法，0.5~1g/kg，于2~4小时内静脉持续输注，必要时可12小时后重复使用1剂。

（5）阻断肠肝循环：正常肠道菌群可将胆红素分解为尿胆素原随便排出，从而减少肠肝循环。有报道称乳酸菌、双歧杆菌等益生菌制剂既可改变肠道微生态环境而减少胆红素重吸收，还可促进胃排空，刺激肠蠕动，有利于肠道排出胆红素。益生菌可作为母乳型黄疸的辅助治疗，但其疗效尚存争议。

3.换血疗法 其作用是及时换出免疫抗体及已致敏红细胞，减轻溶血，降低血液中的胆红素水平，预防胆红素脑病，纠正贫血。

（1）指征：各种病因导致的高胆红素血症达到换血标准时均应换血，如大多数Rh溶血症和个别严重的ABO溶血症，由G6PD缺乏症或其他原因引起的严重高胆红素血症。如果满足下列条件之一，即应换血：①产前已基本明确诊断为新生儿溶血病，严重溶血，胎儿水肿，出生时脐带血胆红素>4.5mg/dl（76μmol/L），脐带血血红蛋白<110g/L，伴肝脾大及心力衰竭；②出生体重<2500g的早产儿换血标准可参照表2-3，出生时胎

龄35周或更长的晚期早产儿和足月儿可参照图2-6。在准备换血同时先进行4～6小时的强光疗，若光疗失败，TSB水平不下降甚至继续上升，或免疫性溶血患儿在光疗后TSB下降不满意，幅度小于2～3mg/dl（34～50μmol/L）时应立即换血；③出生后12小时内每小时胆红素上升>0.7mg/dl（12μmol/L）；④已有急性胆红素脑病的临床表现者，无论TSB是否达换血标准或在准备换血期间已明显下降，均应尽快换血；⑤早产儿及其母亲前一胎有死胎、全身水肿、严重贫血等病史者，早产儿有缺氧酸中毒或低蛋白血症者，均可根据病情适当放宽换血指征。

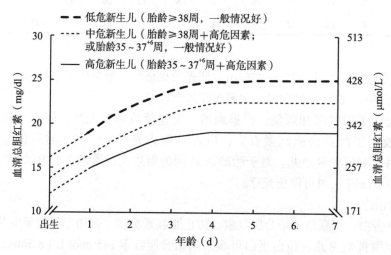

图2-6　胎龄35周以上早产儿及足月儿换血参考标准

（2）换血方法

1）血源：最好选用新鲜血源。血型选择：Rh血型不合溶血症应选用Rh血型系统同母亲、ABO血型系统同患儿的血液，紧急时也可选用O型血；对于ABO血型不合溶血症，如果母亲为O型，患儿为A型或B型的，首选O型红细胞和AB型血浆的混合后换血，紧急时也可选用O型血或与患儿同型血；对于患有严重贫血和心力衰竭的患儿，可以使用血浆量减半的浓缩血液。

2）换血量：换血总量通常为新生儿血容量的2倍（150～180ml/kg），大约可换出60%的胆红素及抗体，以及85%的致敏红细胞。国内文献多建议红细胞与血浆的比例为（2～3）：1。

3）途径：可经脐静脉或其他较粗静脉换血，也可用脐动静脉或外周动静脉同步换血。

4.其他治疗　控制感染，防止低血糖、体温过低，纠正缺氧、贫血、电解质紊乱、水肿和心力衰竭等。

五、临床病案

患儿，女性，出生16小时30分钟，其母$G_5P_2^{+3}$，胎龄38周，出生体重3150g，有一姐姐，6岁，体健。因发现皮肤黄染16小时余入院。无发热、气促、尖叫、抽搐、拒奶、陶土样大便及茶色小便等表现。体格检查：T 37.0℃，P 138次/分，R 46次/分，BP 67/40mmHg。急性病容，面色苍白，全身皮肤巩膜重度黄染，全身未见皮疹、皮下出血，心肺腹查体未见明显异常，竖颈可，四肢肌张力可，原始反射可引出。辅助检查：血常规示WBC 34.4×10^9/L，HGB 109g/L，网织红细胞百分比36.35%，PLT 212×10^9/L，CRP 6mg/L。血胆红素示TSB＞464.2μmol/L，DBil 34.8μmol/L。患儿ABO血型为A型，Rh血型为DCcEe，其母ABO血型为AB型，Rh血型为DCCee。患儿及母亲血浆中均检出抗E、抗c抗体。直接抗球蛋白试验阳性（＋＋＋＋）：ABO外系统游离抗体测定阳性，ABO外系统放散试验阳性。听觉诱发电位正常。脑功能检测可见帽状波，不排除干扰。入院后给予加强光疗，白蛋白输注，换血，丙种球蛋白输注，输血等治疗。经治疗后患儿胆红素较前明显下降。

（一）病案分析

1.病史特点 患儿为足月儿，系其母第5胎第2产，出生24小时内出现黄疸，黄疸值高，进展迅速，经加强光疗，白蛋白输注，换血，丙种球蛋白输注，输血等治疗后胆红素明显下降。

2.体格检查 阳性体征有急性病容，面色苍白，全身皮肤、巩膜重度黄染。

3.分析 该患儿以黄疸为主要表现，黄疸出现早，程度重，进展快，查体可见全身皮肤、巩膜重度黄染，TB＞464.2μmol/L，符合新生儿病理性黄疸诊断。患儿出生后24小时内出现黄疸，血红蛋白下降，网织红细胞比例明显升高，直接抗球蛋白试验阳性，ABO外系统游离抗体测定及放散实验均为阳性，患儿Rh血型为DCcEe，母亲Rh血型为DCCee，经加强光疗，白蛋白输注，换血，丙种球蛋白输注，输血等治疗后胆红素明显下降，考虑患儿出现黄疸的原因是新生儿Rh血型不合溶血病（抗E，抗c）。

（二）鉴别诊断要点

患儿以黄疸为主要表现，需结合日龄、胎龄、高危因素、围产因素、体格检查、辅助检查，以及父母情况等综合分析，以鉴别病因。

1.发病年龄 患儿于出生后24小时内出现的黄疸，首先需警惕血型不合溶血病，其次为感染等。患儿于出生后2～3天出现黄疸，可能是某些严重疾病的表现，如先天性非溶血性高胆红素血症Criger-Najjar综合征Ⅰ型。一般情况可，排除其他因素后可考虑为生理性黄疸。患儿于出生后3天～1周出现的黄疸，需考虑感染，或继发于头颅血肿、胎粪延迟排出、红细胞增多症等的黄疸。黄疸在出生1周后开始出现，可能为晚发性母乳性黄疸、感染、药物诱发的G6PD缺乏症等。持续至出生后1个月仍未消退的黄疸，未结合胆红素升高时需考虑母乳性黄疸、先天性甲状腺功能低下等；结合胆红素升高时需首先排除先天性胆道闭锁，其次考虑宫内病毒感染所致新生儿肝炎、静脉营养后继发的胆汁淤积等。

2.伴随症状及体格检查 疾病导致的新生儿病理性黄疸可出现相关临床表现，如溶血时可有皮肤苍白；新生儿高结合胆红素血症可有大便颜色变浅、小便深黄、肝脾大；血管外溶血时外观可见头颅血肿、皮下血肿等；感染时可有发热、皮疹、肝脾大等；肥厚性幽门狭窄、肠梗阻时可有腹胀或腹部包块等；唐氏综合征、先天性甲状腺功能低下、脑肝肾综合征可有特殊面容或颅面畸形等；遗传代谢疾病常伴有肝脾大、喂养困难、体重不增、呕吐等。

3.辅助检查　血常规、网织红细胞计数、血型（患儿及父母）、肝肾功能、电解质、胆汁酸、血培养、CRP、病原学检查、甲状腺功能检测、红细胞酶活性检查、红细胞形态检查、红细胞脆性试验、血红蛋白电泳、代谢中间物筛查、基因及染色体检查，肝胆B超、胆道造影等均可协助鉴别病因。

（陈洪菊　杨晓燕）

第六节　反应低下

新生儿反应低下（decreased responsiveness）是新生儿严重疾病的表现之一，包括一系列临床表现，如意识障碍、吸吮无力、拒奶、哭声弱、肌张力下降、肢体活动减少等。其临床症状缺乏特异性，病因复杂，临床上常被用于判定各种疾病的病情严重程度，应结合新生儿其他临床表现，综合分析后做出正确判断。

一、病因及发病机制

正常新生儿易被刺激（如轻微摇晃、亮光照射、触摸身体及弹足底等）唤醒而处于觉醒状态，表现出转头、睁眼、面部动作、哭闹及四肢自主徐动等。觉醒状态的持续时间与胎龄有关，胎龄越小的新生儿，其中枢神经系统发育的成熟程度越低，觉醒状态的持续时间越短。

新生儿反应低下最常见的原因有中枢神经系统疾病，如颅内出血、缺氧缺血性脑病、中枢神经系统感染等，败血症、甲状腺功能低下、低体温、低血糖、严重的电解质紊乱、代谢紊乱、休克、母妊娠期或分娩期间使用药物、染色体或基因异常等。

二、诊断

（一）反应低下的判定

在不同的觉醒状态下，新生儿的反应水平不同，因此，建议在安静或活动觉醒的状态下进行神经反应检查。当检查在深度睡眠状态下进行时，可能会误判为反应低下。在症状方面，新生儿期反应低下首先表现为奶量下降、哭闹减少及四肢活动减少，严重时不吃、不哭及不动；在体征方面，表现为四肢肌张力减低、生理反应减弱等。

（二）反应低下的评估内容

发现患儿存在反应低下时，先确定反应低下的严重程度，然后检查伴随症状，进行必要的辅助检查，以尽快确定原发病。具体包括以下几个方面。

1.意识障碍　可分为以下四种状态：①嗜睡，患儿很容易被唤醒，但不容易保持觉醒状态，弹足底3次，哭1～2声就再次入睡。②迟钝，可以用非痛性刺激唤醒，但患儿很迟才能醒来，且无法完全清醒，不能保持觉醒状态。弹足底5次，稍有弱哭声。③浅昏迷（昏睡），只有疼痛刺激才能唤醒患儿。弹足底10次仍不哭。④昏迷，疼痛刺激也不能唤醒患儿。

2.肌张力减低　评估肌张力时包括安静时的姿势和被动运动。当肌张力减低时，四肢的屈肌张力会减低，双上肢前臂弹回变得缓慢甚至消失，行围巾征检查时肘部会超过胸部中线；双下肢过度外展，腘窝角＞90°；行头竖立反应检查时，头部向后垂，不能与躯干保持在一直线上并维持数秒钟。新生儿肌张力减低通常伴有哭声减弱、纳差及活动减少等。

3.原始反射　包括拥抱反射、握持反射和吸吮反射，这些反射均减弱甚至消失。

4.体格检查　几乎各种疾病进展到严重程度时均有反应低下的表现，因此针对反应低下的新生儿进行体格检查时，应注意检查体温、心率、呼吸及血压等生命体征及各系统的相应伴随表现。特别是神经系统的体征，包括头围大小、前囟张力、肌张力、原始反射、瞳孔大小及对光反射灵敏度、有无惊厥等，必要时进行眼底检查，观察是否有眼底出血及视盘水肿。此外还有其他系统的伴随表现，包括呼吸系统，如呼吸困难、缺氧发绀；循环系统，如心率、心音强度、心脏杂音及末梢循环状态；其他，如肤色、皮疹或水肿、肝脾大小等。

三、鉴别诊断

（一）中枢神经系统疾病

任何原因导致的中枢神经系统疾病中最常见的临床表现之一就是反应低下。缺氧缺血性脑病、颅内出血和中枢神经系统感染是中枢神经系统疾病中的常见病因。

1.缺氧缺血性脑病　这是新生儿早期出现反应低下的最常见病因，多见于足月儿，有宫内窘迫和重度窒息史，出生后不久出现异常的神经系统表现，如意识障碍，可伴有惊厥和颅内压增高。脑电图检查常显示电活动延迟，缺乏变异、异常放电及背景活动异常等改变，头颅CT和B超检查常提示脑水肿改变。

2.颅内出血　根据病因可分为缺氧所致和产伤所致。临床表现根据出血类型和出血程度不同而异，严重时颅内压明显增高，可因中枢性呼吸衰竭而死亡。

3.中枢神经系统感染　新生儿时期的中枢神经系统感染以化脓性脑膜炎最常见。临床表现包括反应低下、面色差、体温不稳定及神经系统异常等，行脑脊液检查可确诊。

4.中枢神经系统发育异常　许多类型的中枢神经系统发育异常均可导致新生儿反应低下，须通过头部影像学检查（如CT或MRI等）以确诊。

（二）败血症

新生儿败血症的临床表现缺乏特异性，通常以反应低下、面色差、反复呼吸暂停及拒奶为首发表现，有时以黄疸为唯一表现。严重时体温不升，尤其在早产儿中，常伴有皮疹、腹胀和肝脾大等，外周血白细胞增多或减少，杆状核比例升高，血小板数量通常减少，显著升高的C反应蛋白有助于诊断，血培养阳性可确诊。

（三）低体温

一般机体在体温低于35℃时便开始反应迟钝，体温低于33℃时则呈半昏迷状态。如果出现低体温，伴反应低下、皮肤花斑、面色发灰、呼吸困难，甚至硬肿症等，通常提示存在其他严重的合并症，需积极寻找如感染等原发病因素。

（四）低血糖

新生儿尤其是小于胎龄儿及早产儿低血糖发作时，首发表现通常有反应低下、呼吸暂停或阵发性发绀，有时仅以反应低下为唯一症状。高危因素包括小于胎龄儿或早产儿、有新生儿窒息史者、出生后头几天内食物摄入不足的新生儿，以及新生儿母亲患有糖尿病等。

（五）甲状腺功能低下

当过期产新生儿出生后出现反应低下、少动、少哭、不笑、喂养困难、基础体温偏低，伴有便秘、腹胀、脐疝、皮肤粗糙、黄疸消退延迟等，应警惕甲状腺功能低下的可能性并行甲状腺功能检查以确诊。

（六）药物

母亲在分娩期间使用过降压药或麻醉药。

（七）遗传性代谢病

在新生儿期，患儿可有反应低下、喂养困难、肌张力下降等表现。多数患儿出生时基本正常，但在新生儿晚期逐渐表现出反应低下及神经系统异常体征，行代谢中间物筛查有助于诊断，行基因检测可确诊。

（八）染色体病和基因病

部分患儿出现面貌异常，需行染色体及基因检测以明确诊断。

（九）其他

当不同疾病导致新生儿出现严重病理情况，如脱水、酸中毒、心力衰竭、呼吸衰竭，甚至休克等时，均可出现反应低下，应全面了解患儿病史、症状及体征，综合分析以明确病因，指导治疗。

四、治疗原则

（一）病因治疗

病因治疗是治疗的核心策略，应积极寻找病因并及时治疗。在多数情况下，随着原发病的好转，患儿反应状态会逐渐好转。

（二）辅助治疗

新生儿反应低下进展到严重程度时，会表现出进食困难，甚至呼吸抑制等，应加强辅助治疗措施，如预防治疗感染、合理营养支持、加强护理、加强呼吸道管理、防止窒息等。

五、临床病案

患儿，女性，出生24分钟，因窒息复苏后反应差24分钟入院，其母G_1P_1，胎龄39^{+2}周，出生体重3600g，Apgar评分1分钟、5分钟及10分钟分别为5分、7分及7分，有宫内窘迫史。体格检查：气管插管下抱入病房，T 36.5℃，P 180次/分，R 70次/分，BP 65/31mmHg。足月儿貌，急性重病容，面色差、反应差，鼻翼无扇动，双肺呼吸音稍粗，竖颈差，四肢肌张力减低，原始反射减弱引出。辅助检查：头颅MRI示双侧脑室前后角及体部旁白质内点片状异常信号，提示小局灶性缺氧缺血灶可能性大。视频脑电图示异常新生儿期脑电图，脑波发育不成熟。入院后给予亚低温、限液、维生素K_1预防出血、保暖、维持内环境稳定及营养支持等治疗，治疗后患儿反应较前好转，竖颈可，四肢肌张力正常，原始反射正常引出。

（一）病案分析

1.病史特点　该患儿是母妊娠39^{+2}周足月儿，早期，新生儿以反应差为主要表现，有宫内窘迫史，出生时有窒息史，经复苏、亚低温、限液、维生素K_1预防出血、保暖、维持内环境稳定及营养支持等治疗后好转。

2.体格检查　阳性体征有面色差，竖颈差，四肢肌张力下降，原始反射减弱引出。

3.分析　该患儿有面色差、竖颈差、肌张力减低、原始反射减弱等表现，符合新生儿反应低下诊断。患儿有宫内窘迫史，出生时有窒息史，头颅MRI提示小局灶性缺氧缺血灶可能性大，脑电图提示异常新生儿期脑电图，脑波发育不成熟。经亚低温、限液、维生素K_1预防出血、保暖、维持内环境稳定及营养支持等治疗后反应状态好转。考虑患儿反应低下的原因为新生儿缺氧缺血性脑病。

（二）鉴别诊断要点

患儿主要症状为反应低下，需结合临床病史、体格检查及辅助检查综合分析，以鉴别病因。

1.发病年龄　早期新生儿反应低下最常见的中枢神经系统疾病病因是缺氧缺血性脑病，有宫内窘迫和重度窒息史，出生后不久出现神经系统异常表现。其他病因有颅内出血、药物、低体温、低血糖等。感染在早期及晚期均有可能导致新生儿反应低下。新生儿晚期出现的反应低下的病因可能有中枢神经系统发育异常，遗传性代谢病等。早产儿出现反应低下时应警惕低血糖、低体温等。过期产儿应警惕甲状腺功能低下等。

2.体格检查　反应低下时某些体征可协助鉴别，如颅内出血量大时可有面色苍白、血压下降；败血症时可能有黄疸、皮疹、腹胀、肝脾大，低体温时可能出现局部硬肿；染色体病及基因病时部分患儿可能有特殊面貌等表现。

3.辅助检查　血常规、CRP、PCT、脑电图、头颅CT、MRI、B超检查、脑脊液检查、血培养、血糖、甲状腺功能等检测，必要时行代谢中间物筛查、染色体及基因检测等以鉴别其他病因。

（陈洪菊　杨晓燕）

第七节　哭　闹

哭闹是新生儿表达生理或心理需求的一种方式，而哭声则是读懂他们的重要窗口。医生试图通过对哭声的分析来获取蛛丝马迹，如从声调、哭声性质、哭泣时间、伴随动作等方面来解读哭声背后的含义。上述在一定程度上能为临床医生提供诊疗思路，但却并不完全可靠。当新生儿出现持续性哭闹，在排除了饥饿、口渴、睡眠不足、体位不当、惊吓、外界因素引起的不适（尿粪刺激、冷热不当、包被过紧、蚊虫叮咬等）、养成爱抱和昼眠夜哭的不良习惯等原因后，我们只有做到细问病史、全面查体、完善必要检查才能更有效地找到症结所在。

一、哭闹的诊断

（一）哭声的性质

（1）哭声强度不大，持续时间不长，满足要求或去除非病理性因素后哭闹可终止的多为生理性哭闹。

（2）长时间剧烈哭闹且性质异常者多为病理性哭闹。

（3）突然发生的剧烈哭闹且挣扎不安应注意肠套叠、嵌顿疝、肠痉挛、泌尿系结石和外伤等。

（4）高调尖叫或发直的哭声提示颅内出血、胆红素脑病、脑膜炎、脑炎或其他原因导致的颅内压增高。

（5）哭声单调，不伴有情感提示脑发育障碍或巨细胞性贫血。

（6）哭声嘶哑提示喉头水肿、喉炎、白喉等。

（7）哭声细小提示先天性或严重疾病导致的衰弱无力。

（8）猫叫样哭声提示猫叫综合征，羊羔样哭声提示阿姆斯特丹型侏儒征（Cornelia de Lange综合征）。

（二）哭闹的时间

（1）进食前或午夜后哭闹可能是饥饿所致。

（2）进食或哺乳时哭闹应注意口腔炎或鼻塞，以及哺乳时新生儿上唇或孕母乳房堵塞鼻孔。先天性心脏病、肺部疾病、贫血患儿因缺氧不能用力吸乳也会出现哭闹。

（3）夜间哭闹除了注意衣被不当、昼眠夜哭等原因，活动性佝偻病、肠道寄生虫病也能引起哭闹。

（4）排便哭闹应注意尿道口炎、膀胱炎、结肠炎、消化系统或泌尿系统畸形等。

（5）刺激后哭声出现延迟多提示大脑病变。

（三）哭闹与体位的关系

（1）新生儿躯体出现炎症、外伤、骨关节病变或痛觉过敏者，常因体位改变或触及病变部位而哭闹。

（2）转头或屈颈哭闹提示脑膜刺激征、颅内压增高或者有颈部软组织损伤。

（3）放下哭闹抱起终止者多为不良习惯引起。

（四）哭闹与伴随症状

（1）哭闹伴发热、咳嗽、流涕者多有呼吸道感染。

（2）哭闹伴气促、心率增快、发绀者多提示心肺疾病。

（3）阵发性剧烈哭闹伴呕吐或便血者应警惕肠梗阻、肠套叠、坏死性小肠结肠炎等。

（4）哭闹伴多汗、枕秃、易惊者应注意佝偻病和营养不良等。

（5）哭闹伴面色苍黄、肝脾淋巴结肿大者应注意血液系统疾病。

（6）哭闹和高声尖叫伴频繁呕吐、前囟膨隆者提示颅脑疾病。

（7）哭闹伴眼部分泌物可见于鼻泪管堵塞、结膜炎，倒睫或眼部外伤的疼痛也可引起哭闹。

二、新生儿哭闹查体

医生首先检查前囟张力，然后检查五官及皮肤，接着检查心、肺、腹和泌尿生殖器，最后检查神经系统及骨骼。

三、哭闹的原因

哭闹的原因主要分为生理性和病理性。而病理性哭闹的常见原因主要从内科和外科两方面进行讲述。

1.鼻塞　新生儿若因感冒或过敏等原因出现鼻塞，会因张口呼吸不习惯而不安，再加上吃奶时需闭口无法呼吸，则出现哭闹不止。治疗时可用生理盐水滴鼻后清理鼻腔分泌物，抗组胺药或局部皮质激素的使用应严格遵循指征。

2.中耳炎　新生儿耳咽管相对短而粗，呈水平位，且呼吸道感染的机会较多，故易患中耳炎。患儿其他临床表现不明显，有时仅因疼痛出现反复哭闹，尤以夜间为甚，若未及时处理，常导致鼓膜穿孔脓液流出后才可确诊。对于反复哭闹的患儿，应检查鼓膜，诊断中耳炎后应及时治疗，避免听力损失。

3.口腔疾病　因病毒、细菌、真菌等所致的卡他性口腔炎、溃疡性口腔炎、疱疹性咽峡炎、舌炎和咽炎等均可因疼痛引起患儿哭闹，吸乳时疼痛加剧可出现拒乳。医生检查可见流涎，口腔疱疹、溃疡，黏膜表面有不易擦掉的白膜提示鹅口疮。诊断明确后根据相应疾病治疗原则进行治疗。

4.皮肤疾病　尿布疹、湿疹、水痘、虫咬性皮炎等皮肤病会因为瘙痒刺痛而导致患儿哭闹。尿布疹常发生在尿布覆盖区域（肛门周围、臀部、大腿内侧及外生殖器，严重的可蔓延至整个会阴、腹壁及大腿外侧）。初期皮肤先发红变粗糙，继而出现红点，连接成片形红斑。严重时会出现丘疹、水疱，如合并细菌感染则出现针尖大小脓疱，重者糜烂、渗液，甚至溃烂，也可继发念珠菌感染。预防以勤换尿布、保持干燥为主。治疗需保持局部皮肤清洁干燥，使用鞣酸软膏等护臀膏保护皮肤。有大片糜烂或表皮剥落时可用康复新、炉甘石洗剂湿敷患处。合并继发感染时，可同时应用莫匹罗星（百多邦）、红霉素或氟康唑、制霉菌素等抗生素类药物。湿疹多在出生后40天出现，少数在满月内出现。皮损好发生在头皮、面部、耳郭，表现为皮肤皲裂、增厚、渗液和结痂，尿布区一般不受累（因为这个区域摩擦少，湿度大，皮肤水分散失少，因而皮肤屏障功能好）。皮损最大的特点就是瘙痒，这会导致患儿睡眠不安及持续性哭闹。湿疹的治疗主要包括适度洗澡，足量使用保湿剂，必要时湿敷改善皮肤屏障功能，减少与过敏原的接触。中度以上湿疹，使用糖皮质激素外用乳膏治疗皮肤炎症，有感染时使用抗生素软膏抗感染。瘙痒严重的患儿，可使用抗组胺药缓解患儿过敏症状。必要时使用局部免疫调节药膏调节局部皮肤的免疫反应。

5.脐炎　当新生儿出现脐部感染时，会因局部炎症刺激出现哭闹。查体可见脐周皮肤红肿，有渗液或脓性分泌物，严重时则形成蜂窝织炎或脐周脓肿，甚至继发腹膜炎。治疗主要是保持脐部的干燥、暴露，局部使用75%乙醇溶液、碘伏、3%硼酸液其中之一拭去脓性分泌物，局部用抗生素烧灼肉芽组织为主，合并脐周软组织感染或败血症者，可静脉使用抗生素并行切开引流。局部有瘘口或不断有清亮液体、粪汁样分泌物从脐部流出，需要与脐尿管瘘或脐肠瘘相鉴别。

6.心律失常　由于生理性或病理性因素导致，新生儿心律失常主要依据体表12导联心电图诊断，另外需行心脏超声除外先天性心脏病。新生儿常见的心律失常主要有三大类型：心动过速、心动过缓、节律异常。心电图分析时需考虑频率（正常、增快、减慢）节律（规则或不规则，阵发性或渐进性）、QRS波形。临床诊断新生儿心律失常时，应进行心脏电生理和血流动力学评估。若患儿末梢循环不良和（或）低血压，应立即建立静脉输液途径，给予相应复苏急救处理。先纠正休克，再明确病因，必要时药物复律或电复律，以及安装起搏器等。因不同类型心律失常的诊断与治疗各有不同，具体内容请见相应章节。

7.消化系统疾病　便秘、肠胀气、肠绞痛、胃食管反流等消化系统疾病是新生儿哭闹最常见的病因。由于大便质地硬而无法顺利通过肠道引起的哭闹十分常见，一般通便后症状缓解。可以尝试使用软化大便的药物，但除非哭闹与便秘紧密相关，否则治疗可能无效。对于大便质地正常的患儿不应给予大便软化剂。肠绞痛是肠壁平滑肌阵发性强烈收缩所致的腹痛，可能与更换或添加食物、饮食过量、摄入糖类过多、肠内积气、感染、过敏等因素相关。昼夜均可突然发生，表现为不规则性、阵发性反复哭闹，剧痛者手足伸蹬、翻滚、出汗、面色苍白、拒压腹部，但腹肌张力不高，每次持续数分钟至数十分钟。疼痛停止后，患儿一般情况好，无明显病容，全腹肌张力正常，无固定压痛和包块，也无发热、呕吐、腹泻等表现。如果是因为乳糖不耐受，应适当减少母乳喂养的次数，代之以无乳糖的配方乳可取得良好效果，之后可根据月龄提早添加辅食。如果存在牛奶蛋白过敏，治疗推荐纯母乳喂养，延迟添加辅食的时间。不能母乳喂养的患儿可选择深度水解或部分水解配方奶粉。越来越多的证据显示，新生儿肠道菌群较易出现各种问题，出现肠绞痛的患儿也的确会出现一些造成刺激性症状的肠道菌群的改变。健康的肠道菌群主要通过母乳喂养建立，合理使用益生菌或许能帮助缓解部分患儿由于肠绞痛引起的哭闹。胃食管反流新生儿常有不能解释的哭闹，反流物刺激后可伴有烦躁和体位的变化（如躬背），喂养困难、睡眠不安等。呕吐严重者常有精神差、体重不增、呼吸暂停、反流物吸入呼吸道产生窒息、反复发作的肺炎等食管外表现。可行食管pH监测、胃食管造影、食管内镜及组织活检辅助诊断。治疗主要有体位疗法、少量多餐喂养、减少哭闹、延长睡眠等，呕吐严重的患儿可用鼻胃管经幽门滴饲。另外可使用促胃动力药如多潘立酮（吗丁林），抑制胃酸分泌药物及质子泵抑制药。但近期发布的相关指南建议，除非有明显指向胃食管反流的证据，否则应避免使用H_2受体拮抗药和质子泵抑制药。绝大多数患儿经内科治疗症状可改善。部分经内科治疗无效，反复呕吐，反复出现呼吸暂停，低氧血症等严重症状者需考虑手术治疗。

8.肾盂肾炎　新生儿尿路感染较常见，以男婴为多见，临床症状不典型，常表现为肾盂肾炎，主要有哭闹、纳差、体重不增、黄疸、发热等。尿常规及尿培养检查结果可明确诊断。因新生儿肾盂肾炎多伴有先天性肾脏发育异常，所以需要对患儿进行泌尿系统影像学检查（肾脏B超、逆行性膀胱输尿管造影）以明确是否合并其他异常。治疗主要是抗感染，首选氨苄西林钠-舒巴坦钠与第三代头孢类抗生素联合治疗，3天后临床症状消失或尿常规检查恢复正常，可换成敏感抗生素口服抗感染治疗10～14天。

9.神经系统疾病　颅内出血及颅内感染常因高颅压或脑膜刺激引起患儿剧烈哭闹。轻度颅内出血常表现为激惹、肌张力增高；较重的出血表现为神经系统抑制和反复抽搐；严重出血迅速出现脑干压迫危及生命。临床诊断主要依据病史、临床表现、头颅B超或CT检查。轻度颅内出血以内科保守治疗为主，治疗措施包括止血药物、补充凝血因子、维持颅内压和脑血流稳定、维持酸碱平衡、纠正电解质紊乱。对于病情迅速进展的大量出血应及时进行手术挽救生命。新生儿血脑屏障不完善，当出现败血症或脓毒血症时，细菌、病毒、真菌或其他病原体均可引起颅内的感染。临床上主要表现为发热、呕吐、哭闹、反应差、激惹、抽搐，甚至意识障碍，查体可见囟门张力增加，肌张力异常、脑膜刺激征、原始反射异常等。患儿需行脑脊液、脑电图、头颅CT或MRI等检查以明确诊断。治疗上主要是根据感染原给予对应的治疗，以及降颅压、止惊、退热、维持水电解质平衡，激素及免疫支持，预防近期及远期并发症，以及后期的康复训练等。

10.睾丸扭转　是由于睾丸和精索本身结构异常或活动度大而引起的，精索内血液循环障碍，睾丸缺血坏死。睾丸扭转常发生于青少年，其次是新生儿。本病急性起病，表现为阴囊内睾丸剧烈疼痛。初期为阴囊隐痛，随后发展为持续性疼痛，因新生儿缺乏主诉，诊断只能依靠局部体检和影像学检查。查体早期无阴囊红肿，随着病情发展可见阴囊红肿、触痛；睾丸在阴囊内的位置偏高，呈横位，托起阴囊或睾丸时，疼痛加重

（Prehn征），提睾反射减弱或消失。另外精索因扭转而缺血，使睾丸、附睾肿大，界线不清，难以辨认（Roche征）。临床怀疑睾丸扭转者，彩超为首选检查方法，但彩超在不全性扭转早期可出现假阴性，因此，如临床高度怀疑睾丸扭转，需及时复查彩超，另外可行核素扫描或手术探查确诊。其治疗主要是争取在6小时内完成手术复位，如睾丸已坏死，切除坏死睾丸，对侧睾丸预防性固定。

11.肠套叠　是因为肠管的一部分及其邻近的肠系膜进入邻近扩大的肠腔内引起的梗阻症状，2岁以下儿童多见。典型的临床表现为阵发性腹痛、腹内肿块、呕吐、血便及全身情况改变。腹痛突发并呈现阵发性，患儿出现阵发性剧烈哭闹，发作间期正常或安静入睡。患儿发生肠麻痹、肠坏死后，腹痛可失去阵发性发作的特点。对于晚期就诊的患儿要仔细询问阵发性哭闹的病史。此外，约有不足10%的患儿可出现无痛型肠套叠，就诊时已精神萎靡和嗜睡。新生儿呕吐起初为不消化的食物如乳汁、乳块或食物残渣，接着可能有草绿色的胆汁，呕吐后可有全身扭动、屏气的表现，严重时甚至呕吐粪臭样胃内容物。数小时后出现便血，多为少量果酱样便或血性黏液便，少数为黑红色血水或大量鲜血便，小肠型肠套叠血便出现较晚。查体肛管直肠指诊指套可见染血，可扪及右上腹季肋下腊肠样包块。发病初期，因套叠部较浅，表现为肠系膜脂肪环绕的靶样分层肿块，行腹部CT检查可出现特征性的层状结构。腹部B超检查套叠处横断面可见同心圆征，纵断面可见套筒征。空气灌肠也可明确诊断，在X线下，如有杯口阴影，并能清楚看到套叠头则可协助诊断。治疗措施主要是空气灌肠复位，成功率较高，适用于48小时内，无腹胀脱水、电解质紊乱、生命体征良好的患儿。空气灌肠失败或存在禁忌证的患儿采取手术治疗。

12.嵌顿疝　新生儿腹股沟疝可分为直疝和斜疝，斜疝最为常见，而斜疝易发生嵌顿。患儿常表现为由家长发现的随哭闹而出现并增大的腹股沟包块，患儿安静、放松时包块不可自行消失，引起哭闹，明显不适，甚至出现呕吐。腹部X线片提示腹股沟包块内肠管气影可以明确诊断。如果出现肠梗阻腹部X线片可显示伴有液平面的扩张的肠袢。超声检查可辅助诊断。新生儿嵌顿疝因不能明确发病准确时间，加上容易出现睾丸坏死，一般主张紧急手术治疗。术前做好充分准备，胃肠减压，纠正水、电解质紊乱，并应用抗生素。

13.骨折或关节脱位　产伤所致骨折常见部位为锁骨、肱骨、股骨和颅骨。锁骨、肱骨、股骨骨折可经X线明确诊断，均可行保守治疗，预后良好。颅骨骨折可通过X线和头颅CT明确诊断。小的骨折且不合并颅内损伤者保守治疗，对于凹陷性骨折（＞1cm）合并有颅内改变者常需手术干预。由产伤引起的脱位较少，多见于出生后家长照顾不当，新生儿期缺少骨化结构，故X线片诊断受到限制。其他手段如B超、MRI、关节成像都可以帮助辅助诊断。关节脱位的治疗为手法复位。

四、临床病案

患儿，男性，出生23天，因咳嗽、咳痰、气喘伴哭闹半个月入院。患儿母亲 $G_2P_1^{+1}$，胎龄 40^{+3} 周，经剖宫产娩出，出生体重2560g，出生时无窒息，羊水清。出生后 Apgar评分1分钟、5分钟、7分钟均为10分。患儿无发热，无抽搐和意识障碍，混合喂养，喂奶后出现哭闹不止。于外院就诊诊断为新生儿肺炎，给予抗生素治疗后无好转，现为进一步治疗收入我院。

查体：T 36.7，P 135次/分，R 40次/分，体重2960g。面部广泛湿疹，咽部充血，两肺呼吸音粗糙，可闻及广泛痰鸣音及粗湿啰音。

辅助检查：血常规示WBC $10.5×10^9$/L，中性粒细胞绝对值$2.5×10^9$/L，中性粒细胞比例24.2%，淋巴细胞绝对值$6.4×10^9$/L，淋巴细胞比例60.5%，嗜酸性粒细胞绝对值$0.8×10^9$/L，嗜酸性粒细胞比例7.9%，Hb 159g/L，PLT $240×10^9$/L，CRP正常。胸部X线片示肺纹理增粗。

（一）病案分析

1.病史特点　该患儿是足月新生儿，孕产史无特殊，出生后第9天开始出现咳嗽、咳痰及气喘，患儿出生后混合喂养，喂奶后哭闹不止。外院考虑"新生儿肺炎"，给予抗感染治疗后症状无好转。

2.体格检查　面部广泛湿疹，咽部充血，两肺呼吸音粗糙，可闻及广泛痰鸣音及粗湿啰音。其余未见阳性体征。

3.分析　该患儿出生后混合喂养，哭闹不止发生在喂奶后，并伴随咳嗽、咳痰及气促等肺部炎症表现，但患儿无发热、呼吸困难等表现，查体：面部广泛湿疹，咽部充血，两肺呼吸音粗糙，可闻及广泛痰鸣音及粗湿啰音。外院抗感染治疗无效，查血常规显示WBC及CRP正常，但是嗜酸性粒细胞比例升高，且胸部X线片未见明显肺炎征象，故考虑患儿哭闹不止因过敏引起。

（二）鉴别诊断要点

患儿主要症状为哭闹不止，伴随咳嗽、咳痰及气促的肺部炎症表现。查体咽部充血，两肺呼吸音粗糙，可闻及广泛痰鸣音及粗湿啰音。确实首先需要考虑"新生儿肺炎"，但外院予抗感染治疗无效，胸部X线片未见明显肺炎征象，加上患儿哭闹不止多在喂奶后发生，结合患儿出生后即混合喂养，以及面部广泛湿疹，血常规示嗜酸性粒细胞比例升高，过敏性原因不能排除。

（高　倩　杨晓燕）

第八节　皮　疹

皮肤是人体最大的器官，新生儿的皮肤总面积约为$0.21m^2$。皮肤覆盖于人体表面，对维持体内环境稳定十分重要，具有屏障、吸收、感觉、分泌和排泄、体温调节、物质代谢、免疫等多种功能。

一、皮疹的形态学分类

皮疹是皮肤病重要的临床表现，皮疹可分为原发性和继发性两大类，但是两者又不能截然分开，下面对两大类皮疹进行介绍。

（一）原发性皮疹

1. 斑点（直径＜0.5cm）和斑片（直径＞0.5cm）——局限性且不高于皮面的皮损。
2. 丘疹（直径＜0.5cm）和斑块（直径＞0.5cm）——局限性且高于皮面的皮损。
3. 水疱（直径＜0.5cm）和大疱（直径＞0.5cm）——充满液体且高出皮面的皮损。
4. 脓疱——局限性、高于皮面且充满脓液的疱疹。
5. 结节（直径＞0.5cm）——实质性、深在的、高或不高于皮面。
6. 肿瘤——大的结节。
7. 风团——暂时性隆起性皮损。
8. 囊肿——含有液体的结节。
9. 毛细血管扩张——真皮层的血管扩张。
10. 瘀点（直径＜2mm）和瘀斑（直径＞2mm）——毛细血管破裂后红细胞外渗形成的皮损。

（二）继发性皮疹

1. 萎缩——表皮厚度变薄或真皮和皮下结缔组织减少。
2. 糜烂——表皮的破损。
3. 溃疡——深达真皮层或更深位置的皮肤缺损。
4. 鳞屑——干燥或油腻的角质细胞层状堆积形成。
5. 痂——由皮疹中的浆液、脓液、血液与脱落组织、药物等混合干涸后凝结而成。
6. 裂隙——线状的皮肤裂口。
7. 瘢痕——真皮或深部纤维结缔组织增生。

二、病因

皮疹是各种疾病常见的临床表现，本节主要将引起新生儿皮疹的常见病按照感染性和非感染性两大类进行分析。

（一）感染性皮疹

1. 新生儿脓疱疮　是发生于新生儿的大疱性脓疱疮，起病急，传染性强。皮损为广泛分布的多发性大脓疱，尼氏征阳性，疱周有红晕，破溃后形成红色糜烂面。可伴有全身中毒症状，易并发败血症、肺炎、脑膜炎而危及生命。其中因凝固酶阳性、噬菌体Ⅱ组71型金黄色葡萄球菌所产生的表皮剥脱毒素可导致葡萄球菌性烫伤样综合征，细菌培养多为金黄色葡萄球菌感染有助于诊断。治疗以外用药物为主，皮疹泛发或病情严重者可辅以系统药物治疗。外用药物以杀菌、消炎、干燥为原则，系统药物治疗可采用抗生素，可选择金黄色葡萄球菌敏感的头孢类抗生素，必要时根据药物敏感试验选择用药。同时应注意水、电解质平衡，必要时可输注血浆或人免疫球蛋白。

2. 水痘　皮疹最初为瘙痒剧烈的红色斑疹，数小时发展为丘疹，再数小时发展成充满透明液体的水疱疹，24～48小时疱内液体变浑浊，可出现脐凹现象，逐渐干瘪结痂，也可破溃。典型的皮疹呈向心性分布，主要位于躯干，其次头面部，四肢相对较少，手掌及足底更少。新的皮疹可分批出现，高峰期可见斑疹、丘疹、疱疹、结痂同时存在，愈后不留色素沉着。治疗主要采用阿昔洛韦抗病毒治疗，外用药以干燥、消炎为主，并做好镇静止痒，以防出现皮肤破损导致局部感染。

3.单纯疱疹病毒感染　70%的患儿由 HSV-2 导致，多经产道感染。当新生儿感染单纯疱疹病毒后可出现局部感染，约50%的患儿有皮肤、黏膜损害，常在出生后6～9天出现，暴露的皮肤表面出现簇状水泡样皮疹或紫癜和出血点；眼部损害有角膜结膜炎、脉络膜视网膜炎等；口腔、舌、咽部黏膜出现反复的疱疹样病变。取咽、眼分泌物和疱疹液等标本做病毒分离可以帮助诊断。确诊单纯疱疹病毒感染后需要使用阿昔洛韦抗病毒治疗。

4.新生儿梅毒　会出现皮肤黏膜损害，出生后即出现，也可出生2～3周后出现，呈多形性，其分布比形态更有特征性，多见于口周，臀部、四肢肢端，掌部可呈大疱或大片脱屑，称梅毒性天疱疮，口周呈反射性裂纹，具有特征性。怀疑梅毒的患儿，需完善非特异性实验、脑脊液检查，必要时行特异性实验，另外可抽血做血培养、TORCH、CRP、PCT 等以鉴别诊断。治疗主要是应用青霉素类药物进行抗感染治疗，还须严格隔离患儿。

5.念珠菌感染

（1）口腔念珠菌病：以急性假膜性念珠菌病（又称鹅口疮）最常见，新生儿多经孕母产道感染，一般起病急、进展快，在颊黏膜、上腭、咽、齿龈、舌等黏膜部位出现凝乳状白色斑片，紧密附着于黏膜表面，不易剥除，用力剥离假膜后露出潮红糜烂面。

（2）念珠菌性间擦疹：好发于患儿的腹股沟、会阴、腋窝、乳房下等皱褶部位，皮疹为局部潮红、浸渍、糜烂，界线清晰，边缘附着鳞屑，外周常有散在炎性丘疹、丘疱疹及脓疱，因瘙痒或疼痛而哭闹不止。治疗上要去除诱发因素、保持皮肤清洁干燥、积极治疗基础疾病，必要时给予支持治疗。抗真菌药物可选用制霉菌素、氟康唑、伊曲康唑等。

（二）非感染性皮疹

1.皮下坏疽　根据病变区域临床表现，皮下坏疽可以分为4种类型：坏疽型为典型的皮下坏疽表现，约占发病的65%，病变区边缘红肿，炎性浸润明显，中央区为软化漂浮区，局部皮肤由于血运减少，逐渐发黑坏死。早期切开有稀薄混浊渗液，晚期呈黄褐色脓液及多量坏死组织。脓肿型占15%，感染得到局限，病变界线清晰，皮肤发红发亮，张力较高，中心波动感明显，切开后有黄色脓液及坏死组织。坏疽或脓肿型可以多点或放射状切开引流。切开蜂窝织炎型占发病的15%，在皮下坏疽早期出现，即感染发生后的1～2天内出现，皮肤及皮下组织广泛充血及炎性浸润，颜色均匀，边界不清，病变中心无液化。局部应用抗生素药膏、鱼石脂或如意金黄外敷。坏死型较为罕见，约占5%，早期呈猩红状，很快变紫红色，皮肤、皮下组织呈广泛坏死，基本无渗出。局部硬，坏死组织呈黑色焦痂。炎症控制后可切痂植皮。合并全身感染或败血症者需静脉应用抗生素和营养支持。

2.蒙古斑　一些新生儿在背部、臀部，常可见蓝绿色斑，此为特殊色素细胞沉着所致，俗称青记或胎生青痣。多数在2～3岁消退，个别7～8岁时自然消退。

3. Hayleguin色变　正常新生儿改变体位时可出现体位上下的肤色变化，交界明显，如新生儿右侧卧位时，左侧上层肤色呈少血的苍白色，右侧下层皮肤则呈多血的鲜红色，反之亦然。这是由于新生儿暂时性血管舒缩失调，受重力影响所致，这种情况一般在3周之内可逐渐消失。

4.新生儿粟粒疹　俗称痱子，新生儿常见，尤其高温闷热时，角质层水平的角蛋白阻塞汗腺导管，出现汗液潴留或外渗至周围组织，形成丘疹、水疱或脓疱，常在出生后第1周出现，分布在面部、头部及易摩擦的部位。临床常见四种类型：晶形粟粒疹（白痱）多分布在前额、胸背部及手臂屈曲的皮肤皱褶处，呈针头大小的透明水疱，周围无红晕，易破，无炎症。一般无自觉症状，1～2天内吸收，留有细小脱屑。红色粟粒疹（红痱）是汗液渗入真皮引起局部炎性反应，产生成群红色丘疹和脓疱。好发于腋窝、肘窝、额、躯干等处。皮损成批出现，表现为密集排列的针头大小丘疹、丘疱疹，周围绕以红晕，伴有灼热和刺痒感，皮疹消退后有轻度脱屑。脓疱性粟粒疹（脓痱）也是由局部炎症所致，多由红色粟粒疹发展而来，好发于皮肤褶皱处及头颈部。皮损为密集的丘疹，顶端有针头大小潜在脓疱，细菌培养为阴性。深部粟粒疹（深痱）好发于颈部、躯干等部位，皮损为密集的与汗孔一致的非炎性丘疱疹，出汗时皮损增大。一般无痒感，常可见到皮脂腺堆积形成针头样黄白色粟粒疹，脱皮后自然消退。以上皮疹大部分不需要特殊处理，降低环境温度、减少出汗后皮损会迅速消失。如果是脓痱，可外用抗生素涂抹，如红霉素软膏。

5.新生儿粟丘疹　是因为毛囊皮脂腺中角质物和皮脂堆积所致的白色丘疹，没有红晕基底，40%～50%的婴儿有粟丘疹，常发生于鼻部和面部，新生儿粟丘疹常在数周内消失，不需特殊治疗。

6.皮脂腺痣　是由皮脂腺构成的一种错构瘤，出生就有。皮脂腺痣表现为黄色或者橙色的、轻度隆起的、椭圆形或者线装区域。病变多发生于头皮，其上没有毛发，也可以发生在头颈部，少数发生在躯干和四肢。在青春期时，皮脂腺发育显著，皮脂腺痣会扩大，呈疣状，此时推荐手术切除。本病可继发导致良性肿瘤和基底细胞癌，比例为15%～20%，但其导致基底细胞癌的比例非常低。

7.幼年黄色肉芽肿　是一种真皮树突状细胞表型组织细胞的良性增生性疾病。该病一般发生在儿童期，多于2岁内发病。发病早期结节多为红色隆起，随着结节成熟，转变为淡黄色，隆起稍减小的结节。一般表现为孤立性的、淡红色或淡黄色的皮肤结节，大小为0.5～2cm，多见于头部、颈部及上躯干，少数全身多发。如果是多发的结节，或者结节已经累及内脏或者眼睛，损害则较大，严重者有失明和死亡的可能性。多数情况下，该病为良性病变，如皮肤、皮下、软组织的幼年黄色肉芽肿，发病1～5年内自发消失，无须治疗。有症状的内脏部位的幼年黄色肉芽肿，眼睛部位的幼年黄色肉芽肿，需要治疗，多采用手术或放化疗，预后好，多无复发。治疗后多无瘢痕，可能有色素沉着或皮肤松弛。

8.新生儿毒性红斑　临床非常常见，可发生于31%～72%的足月儿。多数发生在洗澡之后，部分新生儿受光线、空气、肥皂、毛巾、温度等刺激都会出现红斑，临床特征为多发红斑和丘疹，丘疹直径1～3mm，红斑基底上迅速出现无菌性脓疱，多者可融合成片。皮损分布于躯干和四肢近端，掌趾部不受累。此病可能出生时即出现，但常发生于出生后24～48小时，皮损常在2～3小时后自然消失，但也有此起彼伏，约1周左右自愈，无需特殊治疗。

9.褶烂　又称摩擦红斑、间擦疹，是一种皮肤褶皱部位由于温热、出汗、潮湿引起的角质层浸渍，活动时使皮肤相互摩擦刺激而发病。本病多发生于湿热季节，多见于肥胖患儿的褶皱部位（如颈、腋下、乳房下、腹股沟、臀沟等处）。皮疹初起为局限性鲜红或暗红斑，表面潮湿，境界清晰，分布与相互摩擦的皮肤褶皱一致，如不及时处理，皮损表面可出现浸渍、糜烂、渗出，严重者出现水疱、溃疡，常继发细菌或念珠菌感染。治疗需保持褶皱部位的清洁干燥，早期的红斑可用炉甘石洗剂，同时避免使用肥皂热水擦洗和使用软膏，避免摩擦刺激，出现糜烂可用糊剂，若渗液较多，可用3%硼酸溶液湿敷，若继发感染可外用抗感染药物。

10.新生儿痤疮　目前国际上常称为新生儿头部脓疱病（neonatal cephalic pustulosis），临床很常见，约见于20%的新生儿，多见于男孩，无家族史，平均发病时间为出生后3～4周，有部分新生儿在出生后即出现，持续3～4个月。临床表现为炎症性丘疹或脓疱，无粉刺样皮损。皮损常累及面部，以面颊部为主，有时可见于头皮，须与红痱相鉴别。治疗上对于轻度的病例，可选择每日清洁，避免外用油类和乳液，通常无需其他额外的治疗，因为此病常在4个月内逐渐消退，消退后不遗留瘢痕。如果皮疹严重或有迫切治疗需要，可考虑外用2%酮康唑乳膏（每日2次）或1%氢化可的松乳膏（每日1次），这可能有助于皮损的清除。新生儿痤疮患儿在青春期患痤疮的风险不会增高。

11.脂溢性皮炎　好发于头、面、胸及背部等处。初起为毛囊性丘疹，渐扩大融合成暗红或黄红色斑，被覆油腻鳞屑或痂，可出现渗出、结痂和糜烂，并呈湿疹样表现。该病可反复发作，呈慢性经过。治疗应避免各种机械性刺激，少用热水、碱性大的肥皂洗浴。外用药物的原则是去脂、消炎、杀菌、止痒。补充维生素B_6、维生素B_2或锌剂。合并真菌感染可使用伊曲康唑，合并细菌感染可使用红霉素，必要时可考虑使用激素治疗。

12.新生儿暂时性脓疱性黑变病（transient neonatal pustular melanosis）　或称为新生儿一过性脓疱性黑变病，临床较少见。此病主要发生于足月产黑色人种的男婴，发病率约为5%，其他种族也可出现。多在出生时即出现，表现为下巴、颈部、上胸部、骶部、腹部、大腿、掌趾的2～5mm大小水疱或脓疱，周围没有红色基底，大约5天破裂，之后干燥结痂，留有围巾状鳞屑和色素沉着，色素沉着会持续3周～3个月。预后良好，无需治疗。

13.血管畸形

（1）橙红色斑：是良性毛细血管畸形，新生儿发病率60%～70%，发生在颈部的被称为"鹳吻纹"，在前额被称为"天使之吻"。通常在一年内自然消退，但颈部和骶骨的可以永久存在。在哭闹或屏气使劲时会加深，此类皮疹不需要进一步评估，不会恶化，除了影响美观对身体没有影响。

（2）葡萄酒色斑：也称为鲜红斑痣，其发病率为0.2%～0.3%，患儿皮损在儿童期保持不变，但青春期和成年后会加深并增厚，甚至变成黑色，其病因可能是支配血管的交感神经缺失。葡萄酒色斑不合并皮肤外并发症的一般没有严重问题，如果合并皮肤外并发症，则需警惕。多种综合征和葡萄酒色斑有关，下面描述两个常见的综合征。①Sturge-Weber综合征：葡萄酒色斑如果累及三叉神经第一分支，患儿可能会出现同侧脑膜、大脑皮质、眼部血管畸形。该综合征可能导致出生后几年内出现癫痫、智力低下、偏瘫、青光眼等疾病。对于该类患儿须仔细查体，前额和眶周受累的患儿要进行神经系统及眼睛的随访。②Klippel-Trenaunay-Weber综合征：也称为静脉曲张性骨肥大血管痣，即多个葡萄酒色斑伴有肢体或节段性躯干肥大，患儿可能伴有深部静脉系统的畸形。由于部分肢体肥大，可能导致高心排量心力衰竭，该综合征除了与毛细血管畸形有关外，与静脉畸形也有关系。

（3）先天性毛细血管扩张性大理石样皮肤：此病属于毛细血管扩张症，该病女孩多见。其表现为局限性、网状的红斑，多见于四肢，在寒冷时更加明显，但复温后不会消失，这是与一般的寒冷导致的大理石样皮肤的不同之处。诊断明确后需注意是否有其他伴随症状，因为该病可导致肌肉、骨骼畸形和主动脉缩窄及静脉狭窄等问题，随着血管网的改变，受累肢体会出现萎缩，因此需要早期发现早期治疗。

14.血管瘤　其原因是内皮细胞的异常增生，是一种良性肿瘤，多数会自行消退，没有并发症。多数血管瘤在出生时不表现，出生后2～4周逐渐表现出来。足月儿血管瘤的发病率为10%，早产儿更多见，女性是男性的2～3倍。血管瘤现在以位置命名，分为下述几型。浅表型：鲜红色丘疹性；深在型：蓝色结节状；混合型：以上两者混合，多数属于该型。因为血管瘤会不断变化长大，所以早期很难预测血管瘤的类型。从出生后4～8周开始，一直到6～9个月，血管瘤会迅速增大。在停止生长后，血管瘤会逐渐消退，开始消退时瘤体会有苍白的表现。大约10%的患儿在出生后1岁时消退，如果到10岁时仍不消退，则很难自行消退了。小的血管瘤消退后一般不留痕迹，大的血管瘤消退后可遗留瘢痕、血管扩张、皮肤松弛等。一些特殊部位的血管瘤需要引起重视，眼睛周围的血管瘤可导致视力受损，深部呼吸道的血管瘤可影响呼吸，尿布区血管瘤可因为尿液浸润导致感染、溃疡，巨大的血管瘤可导致高排性心力衰竭或DIC，腰骶部的血管瘤可能合并其他综合征需要立即就诊。治疗目前首选普萘洛尔口服，无效可能需要激素、激光治疗。

15.卡梅综合征（Kassabach-Memtt phenomenon）　是新生儿血管瘤的严重并发症，指血管性肿瘤合并血小板明显减少（PLT＜60×10^9/L）及凝血功能障碍，这类血管瘤的瘤体较大，紫红色，质地硬，局部有瘀斑、出血点，甚至有DIC表现。皮损多发于肩部、躯干、大腿和后腹膜等部位，如并发于重要脏器周围可致严重并发症。治疗上，如患儿出现DIC，应及时治疗，输注新鲜冰冻血浆、冷沉淀、血小板等改善凝血功能，纠正DIC状态。后期治疗时，对体积小，解剖位置清楚，不涉及重要脏器的肿块，可进行手术切除。随着介入技术的成熟，有报道应用明胶海绵、聚乙醇及金属弹簧等作为栓塞物介入治疗血管走向明确的血管瘤。另外，可口服普萘洛尔，也有使用长春新碱、环磷酰胺、西罗莫司等联合化疗、糖皮质激素冲击疗法等治疗方法的。

16.血小板减少症　部分轻症患儿无临床症状体征，主要症状为出血，常见皮肤瘀点、瘀斑、紫癜，重者出生后数小时内迅速出现广泛性瘀斑，以受压和穿刺部位最为多见，可同时有便血、呕血、脐残端出血，头颅血肿及颅内出血。需完善外周血常规、凝血功能、TORCH、PCT、CRP、母亲血小板抗原抗体、自身免疫抗体，必要时行骨髓穿刺进行骨髓涂片和骨髓活检以明确诊断。另外，可完善心电图、胸部X线片、肝胆胰B超、生化、头颅CT或MRI等以了解全身重要脏器的功能及病变情况并指导治疗。治疗应尽可能寻找病因、去除致病因素，防治感染、出血及相关并发症。如血小板大于30×10^9/L，出血不严重，可不做特殊治疗仅严密观察及病因治疗，如血小板小于30×10^9/L，为预防出血可考虑输注血小板，静脉注射人免疫球蛋白，肾上腺皮质激素应在输血小板和人免疫球蛋白无效，并排除细菌或病毒感染的情况下才考虑使用，必要时也可以换血治疗。

17.蓝莓松饼样损害　在胚胎正常发育过程中许多器官存在髓外造血，包括皮肤，这一活动可持续至妊娠5个月。新生儿蓝莓松饼样损害说明胎儿期的髓外造血过程持续至出生后。其临床表现为压之不褪色的蓝红色斑疹或坚实性圆顶丘疹，常泛发，但好发于躯干和头颈部。这些斑疹和丘疹通常在出生后很快开始消退，在3～6个月后消失。除了感染和血液反应性原因，这一描述性术语还适用于某些肿瘤和血管性疾病的皮肤损害。在TORCH感染中，巨细胞病毒最常见，先天性巨细胞感染的发生率为0.3%～2.2%，其中不到5%的患儿出现皮损。风疹病毒和巨细胞病毒感染均可导致真皮造血，患儿常为早产儿或胎龄较小，常伴有耳聋、脉络膜视网膜炎、精神运动发育迟滞、肝脾大、结合胆红素升高、抗CMV-IgM抗体滴度升高和血小板减少。新生儿溶血症和遗传性球形红细胞增多症也可发生蓝莓松饼样损害，不同程度的全身水肿、Coombs阳性和非结合型胆红素升高可与先天性感染和恶性肿瘤相鉴别。神经母细胞瘤是常见的恶性肿瘤，除了蓝莓松饼样损害外，还可能存在眼部体征，如"网球拍眼"或虹膜异色症。组织学、免疫组化结果及尿中儿茶酚胺类排泄增多可予确诊。急性髓细胞白血病是婴儿中第二位常见的恶性肿瘤，白血病细胞浸润皮肤通常与系统性白血病伴发或提前数周至数月出现，提示预后不良。苍白、嗜睡、白细胞增多、肝脾大、发热和中枢神经系统受累可以协助先天性白血病的诊断。除上述疾病，许多先天性血管疾病的皮损也可呈现蓝莓松饼样外观，如多灶性淋巴管内皮肉瘤、蓝色橡皮大疱样痣综合征和多发性血管球瘤等。新生儿蓝莓松饼样损害常提示潜在危及生命的疾病，常有严重后遗症。

18.朗格汉斯细胞组织细胞增生症　该病是由于朗格汉斯细胞异常增殖导致的恶性肿瘤。朗格汉斯细胞是皮肤的抗原提呈细胞，从骨髓分化而来。超过一半的朗格汉斯细胞组织细胞增生症患儿有皮肤受累，典型的皮损为直径2～10mm的黄褐色丘疹或结节，可有假水疱，中央常有溃疡。其另一特点为脂溢性皮炎样皮疹伴多发性瘀点。皮疹好发于脂溢性区域（肩胛区、面部）、肢端及掌跖部。多数朗格汉斯细胞组织细胞增生症的患儿仅累及皮肤，且皮肤的损害多数在全身表现（如发热、肝脾大、淋巴结病、贫血）之前出现，然而，在该病出现进展性表现前要确诊该病是相当困难的。肢端的水疱和大疱需要与大疱性脓疱病、疥疮和梅毒相鉴别，脂溢性区域的皮疹可与褶烂、脂溢性皮炎、银屑病和特应性皮炎的皮损相似。所有朗格汉斯细胞组织细胞增生症的患儿都应该进行全身评估，如血液系统、肺、肝肾和骨骼系统的相关检查，还需做好密切的随访监测，因为皮外损害在诊断明确后的数月到数年仍可复发。局部糖皮质激素和保湿剂可用于皮肤损害，但效果并不显著。合并皮外损害的患儿应长期至血液科及肿瘤科随访。

19.新生儿红斑狼疮　是由于母亲体内的自身抗体（主要为Ro/SSA抗体和La/SSB抗体）通过胎盘进入胎儿，在胎儿体内引起自身免疫反应所致。临床主要表现为皮肤环形红斑和先天性心脏传导阻滞。环形红斑由小红斑或小丘疹逐渐扩大，中央消退，外周为轻度隆起浸润的环形或弧形水肿性红斑，红斑平滑或有少许鳞屑，环形红斑可融合成多环形或不规则形，除面部外，也可见于躯干或四肢，暴露于阳光下可导致皮疹加重或复发。皮疹有自限性，一般在出生后4～6个月内自行消退，心脏病变常持续存在。皮疹可不治疗或服用小剂量糖皮质激素，心脏传导阻滞给予对症治疗。

20.药疹　出疹前有抗生素、非甾体抗炎药等化学药物服用史，皮疹一般在药物治疗开始后7～14天发生，也可以在停药后数天发生。初起于躯干和上肢，逐趋融合，皮疹呈多形性、麻疹样或荨麻疹样，常伴瘙痒，黏膜通常不受累。外周血嗜酸性粒细胞可增多，病毒感染可增加药疹发生的风险。

21.红皮病　又称为剥脱性皮炎，是一种以全身90%以上皮肤潮红、脱屑为特征的炎症性疾病。红皮病不是一个独立的疾病，而是多种疾病的临床表型。皮疹初为泛发的细小密集斑片、斑丘疹，成猩红热样或麻疹样，迅速增多、融合成全身弥漫性潮红、水肿，以面部、肢端显著，并伴有大量脱屑，成大片或细糠状，掌跖可呈手套或袜套样脱屑，手、足、四肢关节面出现皲裂，甚者出现脱发、甲脱落，口腔、外阴及褶皱部位可糜烂和渗出。经1～2个月后皮肤逐渐恢复正常，遗留色素沉着。该病应重视病因治疗，有明确诱因者应尽早去除，外用药物应无刺激性，常用植物油、氧化锌油减轻症状，局部渗出者可用3%硼酸液湿敷。另外需要及时补充营养，维持水、电解质平衡，注意保暖，维持正常体温，瘙痒明显的可口服抗组胺药物，合并感染时可给予抗感染治疗，病情严重者可输注人免疫球蛋白。

22.湿疹　多在出生后40天出现，少数在满月内出现。皮损好发于头皮、面部、耳郭，表现为皮肤皲裂、增厚、渗液和结痂，尿布区一般不受累（因为这个区域摩擦少、湿度大、皮肤水分散失少，因而皮肤屏障功能好）。皮损最大的特点就是瘙痒，这会导致患儿睡眠不安及持续性哭闹。湿疹的治疗主要包括适度洗澡，足量使用保湿剂，必要时湿敷改善皮肤屏障功能，减少与过敏原的接触。中度以上湿疹，使用糖皮质激素外用乳膏治疗皮肤炎症，有感染时使用抗生素软膏抗感染。瘙痒严重的患儿，可使用抗组胺药缓解患儿过敏症状。必要时使用局部免疫调节药膏调节局部皮肤的免疫反应。

23.婴儿湿疹　俗称"奶癣"，好发于患儿的面颊部、额部、眉间和头部，严重时躯干四肢也可累及。初发皮疹为对称性分布的红斑，后其上逐渐出现丘疹、丘疱疹、水疱，常因搔抓、摩擦导致水疱破损，形成渗出性糜烂面，水疱干涸后可形成黄色痂。若继发感染可出现脓疱和脓痂，可伴局部淋巴结肿大和发热等。部分患儿皮疹表面干燥，表现为小丘疹上覆盖少量灰白色糠秕状脱屑，也可表现为脂溢性，或小斑丘疹上附着淡黄色脂性黏液，后者可形成痂，瘙痒不明显。与婴儿期特应性皮炎的鉴别要点在于本病无一定发病部位，且家族中常无过敏性疾病史。一般处理类似于特应性皮炎，母乳喂养可以防止牛奶喂养引起的异性蛋白过敏所致的湿疹，面积小的皮疹可外用糖皮质激素软膏，脂溢性湿疹的痂可外用植物油软化后去除。

24.遗传性大疱性表皮松解症　根据水疱的发生部位可分为三类：①单纯型大疱性

表皮松解症，大多为染色体显性遗传，是最轻的。水疱发生在表皮基底细胞层，相对表浅，见于肢端及四肢关节伸侧，愈后一般不留瘢痕，黏膜及指甲损害少，常在2岁内发现摩擦部位易出疱，尼氏征阴性。②交界型大疱性表皮松解症，常染色体隐性遗传，出生后即有广泛的水疱、大疱、糜烂和结痂，愈后出现萎缩性瘢痕，可致并指（趾）畸形，可有甲营养不良或无甲，预后差，大多患者在2岁内死亡。③营养不良型大疱性表皮松解症，为常染色体显性遗传或常染色体隐性遗传，病情多较重，常在出生时即出现水疱，且位置较深，愈后留明显瘢痕，可发生在体表的任何部位，常以肢端最为严重，肢端反复发生的水疱及瘢痕可使指（趾）间的皮肤粘连、指骨萎缩形成爪形手，也可累及黏膜，口咽黏膜的反复破溃、结痂可致患儿张口及呼吸困难，预后不佳，常染色体显性遗传的患儿皮肤肿瘤的发生率高。无特效治疗方法，仅能对症及支持治疗。应注意保护皮肤，防止摩擦和压迫，用非黏附性敷料、无菌纱布湿敷或广谱抗生素软膏外用防治感染，重症患儿应加强支持疗法。

25.先天性外胚层发育不全　又称为Siemencs综合征。患儿多表现为不明原因的发热，在活动过、感染、高温环境中表现明显不适。乳牙和恒牙均可缺如，或者仅有少数，也可伴有泪腺、唾液腺、胃肠或呼吸道的黏液腺减少或缺如，患儿可表现为无泪。头发及体毛稀少、干燥、脱落或缺如，因皮肤发育异常，患儿多出现一些特殊外貌，皮肤薄，色泽较灰白，干燥而薄，可出现皮肤广泛脱屑。典型面容为前额突出，颞部发育不良，鼻梁下陷呈马鞍鼻，口唇厚，下巴前突，眼周皮肤皱纹伴色素沉着，低耳位。牙胚发育不良，牙齿少，牙釉质发育不良。还可有角膜混浊、白内障、乳腺发育不全、传导性耳聋等，但较少见，部分患儿出现胃肠道和呼吸道疾病，约1/3的患儿在2岁内死于高热或呼吸道感染。本病预后较好，对症即可，但应避免高热，因高热可出现呼吸困难、窒息、抽搐等导致死亡。

26.虫咬性皮炎　可由螨虫、蚊、蠓、臭虫、跳蚤、蜂等昆虫叮咬或毒汁刺激引起。共同特点是皮疹处可见针尖大小咬痕，新生儿因瘙痒而哭闹不止，瘙痒的严重程度与昆虫的种类、数量和患者敏感性相关。不同昆虫叮咬后形成的皮疹形态不再赘述，可查阅相关章节。各种虫咬性皮炎症状轻微者局部外用糖皮质激素霜，内服抗组胺药物，皮疹泛发、过敏反应严重的可短期口服糖皮质激素，继发细菌感染者可使用抗生素。

三、临床病案

患儿，男性，出生23小时40分，因发现左上臂皮疹近1天入院。患儿，其母G_1P_1，胎龄38^{+2}周，顺产娩出，出生体重3200g，出生时无窒息，羊水清。出生后Apgar评分1分钟、5分钟、10分钟分别为9分、9分、10分。出生后2小时开奶，配方奶喂养。患儿出生后即发现左上臂皮疹，家属为求进一步诊治入院。

患儿起病以来，睡眠好，吃奶好，大小便正常。家属否认遗传代谢性疾病家族史，患儿出生后接种乙肝疫苗第一针及卡介苗。

查体：T 36.5，P 130次/分，R 36次/分，出生体重3200g，神志清，精神好，皮肤红润，左上臂可见约4cm×5cm紫红色皮疹，质硬，局部有瘀斑、出血点，全身浅表淋巴结未扪及肿大，气管居中，呼吸平稳，双肺呼吸音粗，未闻及明显干湿性啰音，心音有力，律齐，未闻及明显病理性杂音，腹软，未触及明显包块，肝右肋下1cm，质软，脾肋下未及，肠鸣音可。

辅助检查：血常规示 WBC 12.9×10^9/L，RBC 5.63×10^{12}/L，Hb 160g/L，PLT 110×10^9/L。

（一）病案分析

1.病史特点 患儿为出生后近1天足月儿，孕产史无特殊，以出生后即发现左上臂皮疹住院。

2.查体 左上臂可见约4cm×5cm紫红色皮疹，质硬，局部有瘀斑、出血点。其余未见阳性体征。

3.分析 该患儿主要以左上臂皮疹为主要临床表现，该皮疹出生后即出现，无发热、苍白、黄疸、气促等伴随症状，查体：左上臂可见约4×5cm紫红色皮疹，质硬，局部有瘀斑、出血点。血常规未见明显异常。根据皮疹的特点，考虑为蓝莓松饼样损害。

（二）鉴别诊断要点

蓝莓松饼样损害为出血性紫色皮疹，外观形似蓝莓松饼，组织病理显示真皮造血。胚胎正常发育过程中存在许多髓外造血器官，新生儿蓝莓松饼样损害说明胎儿期的髓外造血过程持续至出生后。这一损害常见于TORCH感染（CMV、风疹病毒感染最常见）、新生儿溶血病、遗传球细胞增多症、神经母细胞瘤、急性髓细胞白血病、朗格汉斯细胞组织细胞增生症、先天性血管瘤等疾病均可能出现蓝莓松饼样损害，在发现患儿有这一临床表现时，需仔细寻找病因，因为这样的皮损提示存在潜在危及生命的疾病，并常伴有严重后遗症。

（高　倩　杨晓燕）

第九节　头部包块

新生儿头部包块主要是由于产伤造成，以产瘤、头颅血肿、帽状腱膜下血肿最常见。造成原因可能是分娩时局部组织受压，新生儿凝血机制的不完善，以及助产技术如产钳、胎头吸引器的使用有关。部分病例无明显诱因，原因不明。

一、病因及发病机制

（一）头皮结构

头皮第一层是皮肤层，含有丰富的血管和淋巴管；第二层是皮下疏松组织层，与皮肤和下面的帽状腱膜层均相连，富含血管和神经；第三层是帽状腱膜层，向前连于额肌，向后连于枕肌；第四层是帽状腱膜下间隙，位于帽状腱膜与骨膜之间，范围较广，前至眶上缘，后达上项线，移动性大。第五层为颅骨外膜，在颅缝处连接紧密。

（二）头部包块

1.产瘤（caput succedaneum） 也称为头皮水肿或先锋头，是最常见的头部包块。主要是因为分娩时头皮循环受压，导致皮肤挫伤，血管渗透性的改变及淋巴回流的受阻引起的头皮水肿。

2.头颅血肿（cephalohematoma） 是由于骨膜下血管破裂导致血液积留并局限在骨膜下造成。头盆不称、胎位不正、胎头吸引术、产钳助产、缩宫素催产、胎膜早破是造成头颅血肿的高危因素，但剖宫产及未使用助产技术的阴道分娩中也有可能发生。血肿顶部及枕部多见，在出生后数小时至数天逐渐增大，血肿不能跨越骨缝，呈局限性包块，边界清晰，有波动感，这主要是由于颅缝处骨缝与骨粘连紧密的缘故。

3.帽状腱膜下血肿（subgaleal hematoma） 多由于分娩中的机械因素导致骨膜与帽状腱膜之间的血管破裂出血。由于帽状腱膜下为疏松组织，无骨缝的限制，出血量可能较大，而且不容易止血，出血范围可达前额和颈项部，可能发生休克、失血性贫血、高胆红素血症等情况。

二、诊断及鉴别诊断

1.产瘤 主要通过头部视诊及触诊。产瘤一般常见于头显露部、顶枕部。边界不清，跨越骨缝，可见头部皮肤红肿，压之凹陷，波动感不明显，2～3天消退。

2.头颅血肿 呈局限性包块，边界清晰，有波动感。头颅血肿一般不需要治疗，数周后缓慢吸收。少许血肿钙化，在数月内呈机化成骨性包块。血肿大者，可导致贫血、低血压、黄疸加重并持续不退。头颅血肿可能合并产瘤，在出生后数小时内可能波动感不明显，当头皮水肿减轻或者消失后，波动感才明显。

3.帽状腱膜下血肿 有波动感，界线不清，出血量大时，可达前额及颈项部，面部皮肤发绀。

三、治疗原则

1.产瘤 一般不需要特殊治疗，可自行消退。

2.头颅血肿 只有在继发感染或头颅血肿进行性增大等极少数情况下才需要穿刺抽吸，一般头颅血肿不需要特殊处理。

3.帽状腱膜下血肿 治疗上轻症不需要特殊处理，对症处理为主，如有明显失血，需积极抗休克，补充血容量，对症支持治疗。

四、临床病案

患儿，男性，其母$G_3P_2^{+1}$，胎龄40周，经产钳助产娩出。其母有妊娠期糖尿病，患儿出生体重4050g。体格检查：头顶部可扪及一个4cm×5cm包块，部分有波动感，跨越骨缝，头部皮肤发红。面色红润，心肺腹查体未见明显异常。出生后第3天，头顶部包块较前减小，2cm×3cm，波动感明显，未跨越骨缝。皮肤黄染较明显，经皮胆红素为14.2mg/dl，予蓝光光疗退黄。满月查体头顶部包块消失。

1.病史特点　该新生儿为巨大儿，产钳助产娩出。出生后头顶部可扪及包块，出生后第3天头顶部包块减小，波动感明显，未跨越骨缝。满月后包块消失。

2.体格检查　出生后头顶部可扪及一包块，头部皮肤发红，出生后第3天，头顶部包块较前减小波动感明显，未跨越骨缝。

3.分析　该新生儿为巨大儿，有产钳助产娩出史，包块考虑是产瘤合并头颅血肿，出生后第3天包块减小，波动感明显，且新生儿黄疸较重，因此诊断明确。

（黄　兰　杨晓燕）

第十节　肝　脾　大

新生儿期正常的肝脏位置是在右锁骨中线肋缘下2cm以内，如触诊肋下超过2cm，则为肝大（hepatomegaly）。肝大可为新生儿期全身疾病的一种临床表现，常伴有脾大。少数由于胸廓畸形、肺部疾病（如肺气肿）、右侧气胸、胸腔积液所致的膈肌和肝脏下移，应注意检查肝上界和测量肝脏实际大小。肝长度是指肝脏在右锁骨中线的高度。正常肝脏长度在出生后1周平均4.5～5cm，但是有个体差异，有些正常新生儿可达到8cm。肝大分度：轻度，肝在肋下3cm以内；中度，肝在肋下3cm至脐；重度，肝大超过脐部；极重度，肝入盆并多超过中线。约1/4的新生儿在左肋可触及脾的下缘，质地软。

一、病因及发病机制

（一）感染

新生儿期感染可造成肝大。病毒、细菌或寄生虫等的感染主要是引起炎症反应而导致肝大。常见的是细菌感染导致败血症，肝炎病毒或者TORCH病毒的感染，少见的包括弓形虫、梅毒螺旋体感染引起的肝大。

（二）血液系统疾病

新生儿期髓外造血功能强大，贫血时髓外造血增强。引起肝脾大。新生儿常见的溶血性疾病包括母婴血型不合引起的同组免疫性溶血（如Rh溶血病、ABO血型不合溶血病），酶缺乏（如G6PD缺乏症）、红细胞形态异常（如遗传球形细胞增多症）等导致红细胞破坏过多，引起贫血，髓外造血增强，因此出现肝脾大。其他少见的引起新生儿肝脾大的恶性血液系统疾病包括先天性白血病、嗜血细胞综合征等。

（三）心脏病

肝脏血液循环丰富，肝静脉与下腔静脉相连，各种原因引起的充血性心力衰竭，导致肝脏充血性大。新生儿期心力衰竭的原因主要是由于各种先天性心脏疾病如左心发育不良、大型室间隔缺损、大动脉转位等先天畸形，以及缺氧引起的严重心肌损害、心肌炎等。

（四）胆汁淤积

胆汁是由肝细胞分泌的，经胆管排泄至肠道排出。当胆管排泄障碍，可导致胆汁潴留引起肝大。新生儿期常见胆管排泄障碍主要是一些先天发育畸形如先天性胆道闭锁、胆总管囊肿，其他因素包括长期的肠道外高营养引起胆汁排泄障碍。

（五）遗传代谢性疾病

遗传代谢性疾病是由于基因突变导致蛋白酶功能降低引起，涉及糖、氨基酸、脂肪等代谢。多种遗传代谢疾病如糖原贮积病、类脂质沉积症、高脂血症、肝豆状核变性、黏多糖病、希特林病等引起肝大，但患儿常有反应差、喂养困难、体重不升、特殊面容、呼吸困难，多合并运动智力落后，出现惊厥、肌张力异常等表现。

（六）肝脏的占位性病变

肝脏的占位性病变在新生儿期导致肝脾大的原因比较少见，主要是肝母细胞瘤、肝血管内皮瘤、神经母细胞瘤等。

（七）其他原因

糖尿病母亲的婴儿、长期静脉营养的新生儿因糖原积蓄也会出现肝大。

二、诊断及鉴别诊断

新生儿肝脾大多为全身性疾病，病因众多，诊断困难，需尽可能仔细地采集病史，结合查体、辅助检查等，但仍有部分患儿病因无法确定。

（一）病史

1.个人史　母亲血型、母亲妊娠期合并症、母亲围生期有无发热史、母亲孕产次数、患儿出生体重、Apgar评分、出生情况等。

2.家族史　同胞兄弟姐妹健康状况，有无肝脾大家族史、黄疸家族史、先天性疾病史。

3.伴随症状　新生儿肝脾大多为全身疾病的一种表现，因此伴随症状在诊断和鉴别诊断中具有重要意义。

（1）感染中毒症状：如发热、体温不升、反应差、嗜睡，多考虑感染性疾病，如败血症。

（2）黄疸：新生儿黄疸是肝脾大重要的伴随症状。肝脾大、黄疸、贫血时应考虑溶血性疾病，如新生儿血型不合溶血病、G6PD缺乏症及遗传性球形红细胞增多症等。新生儿肝炎、先天性代谢性疾病、胆道闭锁、胆总管囊肿等则多是肝大合并黄疸较明显，而贫血不明显。

（3）神经系统异常或者发育迟缓：新生儿严重黄疸，且有神经系统异常应考虑胆红素脑病；合并抽搐、肌张力异常、发育迟缓、低血糖等应考虑遗传代谢性疾病，如半乳糖血症、糖原贮积症、戈谢病等。

（二）体格检查

肝脏的检查：①触诊，肝右肋下边缘位置及肝脏的质地。肝脏边缘较钝，质地较硬，提示可能存在髓外造血或淤血；肝脏若触及结节，应考虑糖原贮积症。②叩诊，在右锁骨中线上叩诊肝脏的上边界和下边界。

（三）辅助检查

1. 血常规　败血症常出现白细胞总数升高，以中性粒细胞为主，可出现核左移。血红蛋白降低、网织红细胞比例增加提示溶血性疾病。镜检若见球形红细胞，且染色深，应考虑遗传性球形红细胞增多症。

2. 尿常规　病毒性肝炎及溶血性黄疸时，由于排泄至肠道胆红素增加，导致尿胆原增加；而胆道闭锁或者胆总管囊肿时，由于胆汁酸排泄障碍，运输至肠道分解的胆红素减少，因此尿胆原减少。

3. 肝功能检查　①肝脏酶学测定：肝细胞受损时丙氨酸转氨酶、天冬氨酸转氨酶明显升高。胆道阻塞时，碱性磷酸酶、γ-谷氨酰转肽酶、5'-核苷酸酶通常也有数十倍的升高。②胆红素测定：血清胆红素可分为结合胆红素和未结合胆红素。新生儿结合胆红素正常低于34μmol/L，高于34μmol/L提示结合胆红素升高，但胆红素以结合胆红素升高为主，需考虑肝炎或胆道阻塞疾病，而未结合胆红素升高多提示溶血性疾病。

4. 特殊检测　新生儿溶血病的确诊需做改良抗人球蛋白直接试验（改良Coombs试验）、抗体释放试验及游离抗体测定。Rh溶血病改良Coombs试验阳性率高，而ABO溶血病抗体释放试验阳性率高。肝炎病毒抗原抗体系统检测、TORCH病毒抗体检测有助于新生儿肝炎诊断。血培养有助于新生儿败血症诊断。当考虑糖代谢异常时，需密切监测血糖，并完善糖耐量试验。当考虑遗传代谢疾病时，应行血、尿代谢串联质谱检测及相关基因检测。考虑血液系统恶性疾病时，应行骨髓穿刺检测。

5. 超声检查　B超检查为无创检查，且易行，是进行新生儿肝脾大病因诊断及鉴别诊断的首选。腹部B超可测定肝脾大小、位置、形态及与邻近器官的关系。通过连续测定，可监测肝脏的变化。B超对于肝脏肿瘤、脓肿、淤血等具有很高的鉴别价值。B超还可以清晰显示胆道系统，对于胆道疾病的诊断具有重要作用。通过多普勒超声可检测肝脏及门脉系统血流情况。B超较触诊能更准确地判定脾脏大小，可对脾脏肿瘤、脾脏包膜下血肿等脾大原因进行鉴别。心脏彩超可显示心房和心室大小、心肌收缩功能及有无明显结构异常等，有助于判定肝大原因是否是心力衰竭所致。

6. CT与MRI　在诊断局限性病灶，如肝脏肿瘤、囊肿、脓肿，以及区别梗阻性胆汁淤积和非梗阻性胆汁淤积方面较B超更有优势。

7. 放射性核素检查　临床应用较少，在新生儿肝炎和胆道闭锁的鉴别诊断中有重要意义。胶体锝-99注入静脉后，被肝细胞所摄取，正常为3～5分钟肝脏可见清晰显像，大约10分钟肝胆管、胆总管、十二指肠及其余小肠会相继显影，胆囊一般在注药后

15～30分钟开始显影。若注药后肝脏显影良好,但肠道放射性出现延迟,通常超过24小时,肠道仍未见放射性出现,则需高度怀疑胆道闭锁。若肝脏显影不好,但肠道可见放射性出现,则考虑新生儿肝炎可能性大。放射性核素的检查对于肝脏占位性病变,如肝脏肿瘤、脓肿等具有鉴别意义。当肝脏有占位性病变,则可见放射性同位素缺损区,而且还提示病变的形态大小和位置。

8.经皮肝活体组织穿刺 肝穿刺活检最小可以在出生后1周进行,但其为有创操作,操作要求高,因此在新生儿中应用并不多,对于确定肝脏肿瘤性质及遗传代谢性疾病具有意义。

(四)新生儿肝大诊断流程

新生儿肝大诊断流程见图2-7。

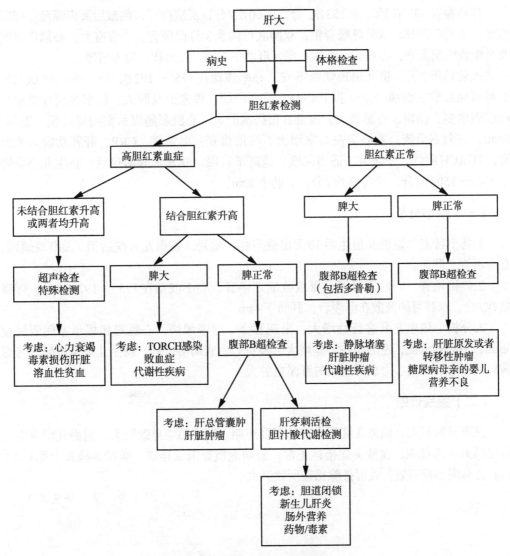

图2-7 新生儿肝大诊断流程

三、治疗

1.病因治疗　针对病因给予治疗，包括抗生素抗感染、纠正心力衰竭、纠正贫血、治疗溶血、特殊饮食治疗等。

2.一般处理　对症支持治疗，维持内环境的稳定。

3.保肝治疗。

四、临床案例

患儿，男性，20天，因声嘶10天，呛奶2天入院。其母 $G_4P_2^{+2}$，胎龄 39^{+1} 周，出生体重3540g，Apgar评分1分钟、5分钟及10分钟均为10分。

体格检查：T 36.7℃，P 153次/分，R 60次/分，反应尚可，刺激后哭声嘶哑。呼吸稍促，未见三凹征，双肺呼吸音粗，双肺底可闻及少许湿啰音。心音有力，心前区可闻及Ⅲ级收缩期杂音，心律齐。腹软不胀，肝肋下2cm、质地软、边界清晰。

入院后第3天，患儿出现烦躁不安，心率波动在175～192次/分，呼吸65次/分，双肺可闻及散在湿啰音。肝肋下4cm，质地稍硬。脾未扪及肿大。胸部X线片提示双肺纹理增多、模糊，心影增大。腹部B超提示肝大，心脏彩超提示室间隔缺损（膜部）6mm，左向右分流，左心房左心室增大。辅助检查：血常规、CRP、肝肾功能未见异常，TORCH阴性。予吸氧、适当限液、地高辛口服、呋塞米等治疗后，新生儿心率降至130～150次/分，呼吸54次/分，肝肋下2cm。

（一）病案分析

1.病史特点　该患儿出生后10天出现声嘶、呛奶。该患儿入院后第3天出现烦躁，心率增快，肝大。

2.体格检查　心前区可闻及Ⅲ级收缩期杂音，心率波动在175～192次/分，呼吸65次/分，双肺可闻及散在湿啰音，肝肋下4cm。

3.分析　该患儿肝进行性增大，出现心率、呼吸增快，心脏彩超提示室间隔缺损6mm，左向右分流，左心房左心室增大，经抗心力衰竭治疗后，新生儿病情好转。考虑该病例中的肝大是心力衰竭造成的肝淤血肿大。

（二）鉴别诊断

感染导致肝大。该患儿病程中有呛奶及声嘶，警惕感染导致肝大，但患儿病程中无明显感染中毒征象，血液炎症指标正常，肝功能检查未见异常，病毒学检查未见异常，抗心力衰竭治疗有效，故可排除感染所致肝大。

（黄　兰　杨晓燕）

参 考 文 献

鲍珊，杨晓燕，唐军，等，2014. 新生儿黄疸研究现状的共词分析. 中国当代儿科杂志，16（8）：820-823.

陈琼，万兴丽，黄希，等，2016. 早产儿黄金小时体温管理研究进展. 护理学报，23（24）：11-16.

杜立中，2001. 新生儿青紫的鉴别诊断. 中国实用儿科杂志，16（3）：129-130.

林颖，范燕芳，郭月芳，2013. 3种体温计体温测定的临床应用比较. 海峡预防医学杂志，19（3）：86-87.

邵肖梅，叶鸿瑁，丘小汕，2019. 实用新生儿学. 5版. 北京：人民卫生出版社.

中华医学会儿科学分会新生儿学组，《中华儿科杂志》编辑委员会，2014. 新生儿高胆红素血症诊断和治疗专家共识. 中华儿科杂志，52（10）：745-748.

American Academy of Pediatrics Subcommittee on Hyperbilirubinemia, 2004. Management of hyperbilirnbinemia in the newborn infant 35 or more weeks of gestation. Pediatrics, 114（1）：297-316.

Ferrari D C, Nesic O, Perez-polo J R, 2010. Perspectives on neonatal hypoxia/ischemia-induced edema formation. Neurochem Res, 35（12）：1957-1965.

Halscott T L, Reddy U M, Landy H J, et al, 2015. Maternal and neonatal outcomes by attempted mode of operative delivery from a low station in the second stage of labor. Obstet Gynecol, 126（6）：1265-1272.

Peri A, Pirozzi N, Parenti G, et al, 2010. Hyponatremia and the syndrome of inappropriate secretion of ant-diuretic hormone（SIADH）. J Endocrinol Invest, 33（9）：671-682.

Rennie J M, Roberton N R C, 2012. Rennie & Roberton's Textbook of Neonatology. 5th ed. Edinburgh: Churchill Livingstone.

第三章

呼吸系统疾病症状鉴别诊断

第一节　呼吸困难

呼吸困难（dyspnea）包括主观呼吸费力的感受及客观存在的呼吸窘迫（respiratory distress）。在新生儿，这两个概念常可以互相替代。呼吸困难是新生儿常见的症状之一，也是新生儿的危重症，可由多种原因引起。临床上可观察到呼吸频率、节律及深浅等的改变，表现为鼻翼扇动、呼吸急促、点头样呼吸、呻吟及三凹征阳性等，血气分析可提示存在不同程度的低氧血症伴或不伴酸中毒（可为呼吸性酸中毒、代谢性酸中毒或混合性酸中毒）。

一、病因及发病机制

呼吸困难最常见的病因是呼吸系统本身的疾病所致，但也可能是其他疾病的全身表现之一。

（一）呼吸系统疾病所致的呼吸困难

任何原因所致的肺通气功能和（或）换气功能障碍均可能引起呼吸困难。虽然临床上可根据患儿出现问题的部位分为上呼吸道疾病及下呼吸道疾病，或是依照患儿呼吸困难发生的机制分为阻塞性肺疾病或限制性肺疾病，但多数时候引起患儿呼吸困难的疾病可能会同时引起上呼吸道及下呼吸道的病变，也可能同时导致肺通气功能及换气功能的障碍。如胎粪吸入综合征的患儿可能同时出现上呼吸道及下呼吸道的梗阻，也可能引起气胸使患儿出现肺膨胀受限导致呼吸困难，并发肺间质改变的患儿还可能因为肺换气功能障碍出现呼吸困难。故在判定患儿呼吸困难的原因及可能的发病机制时，应联系患儿的实际临床表现进行合理推断。

呼吸系统疾病引起新生儿发生呼吸困难的常见病因包括下述几种。

1.上呼吸道疾病　任何原因所致的上呼吸道梗阻均可造成呼吸道阻力的增加、通气障碍，引起患儿呼吸困难。临床表现为吸气性呼吸困难，可见鼻翼扇动、点头样呼吸，辅助呼吸肌参与呼吸时可出现胸骨上窝、剑突下窝及肋间隙在吸气时会出现凹陷（即"三凹征"）。但因新生儿肋间肌薄，呼吸运动主要靠膈肌的升降，在严重疾病或膈肌麻痹时可能并不会出现三凹征，而是出现呼吸暂停。

上呼吸道疾病所致的呼吸困难可见于：①上呼吸道畸形，如鼻后孔闭锁、气管狭窄、喉软骨发育不良、喉蹼、喉气管软化、皮-罗（Pierre-Robin）综合征（典型表现为小下颌及舌根后坠，可伴有腭裂）等；②上呼吸道异常内容物，如胎粪吸入、呕吐物反流误吸等；③上呼吸道外局部压迫：如畸胎瘤、血管瘤等；④其他：包括喉痉挛等。

2.肺部（下呼吸道）疾病　为新生儿呼吸困难最常见的原因。除吸气性三凹征外，新生儿在呼吸困难时还可出现一种特有的临床表现，即呼气时呻吟，此时通过呼气时声门的不完全开放可使肺内气体潴留，避免肺泡萎陷。可引起呼吸困难的肺部疾病包括下述几种。

（1）下呼吸道梗阻所致的通气障碍：表现为明显的呼气性呼吸困难。依照其病因又可分为：①下呼吸道结构畸形，如支气管狭窄等；②下呼吸道异常内容物，如胎粪吸入或大量羊水吸入、气管食管瘘致使消化液经瘘口不断涌入气道等；③下呼吸道外局部压迫，如血管环综合征（即主动脉或胸内其他动脉畸形压迫气管及食管所致）。

（2）肺实质病变所致：可表现为通气功能障碍和（或）换气障碍，可见于：①先天性肺部发育异常，如肺囊肿、先天性肺发育不全等；②其他肺部疾病，如新生儿湿肺、各种原因所致的肺炎、新生儿呼吸窘迫综合征（neonatal respiratory distress syndrome, NRDS）、肺出血、肺不张和肺水肿等。

3.其他原因所致的肺膨胀受限　①胸廓及相关结构畸形，如脊柱畸形、漏斗胸；②膈肌异常，如膈疝、膈膨升等；③胸腔内异常内容物，如乳糜胸、纵隔积气、胸腔积液等。

（二）其他系统疾病所致的呼吸困难

1.中枢神经系统疾病所致的呼吸困难　中枢神经系统本身的疾病可引起呼吸中枢功能受到抑制，临床上可出现呼吸困难，可见于新生儿缺氧缺血性脑病、颅内出血和颅内感染等。非中枢神经系统原发疾病如重症感染、缺氧、高碳酸血症等也可能引起呼吸中枢抑制，进而造成患儿呼吸困难。此外，母亲围生期用药及新生儿期用药如苯巴比妥和吗啡等均可直接影响呼吸中枢，引起呼吸困难。

2.心源性呼吸困难　心功能不全甚至心力衰竭时，此时肺循环淤血、肺顺应性降低，可引起肺换气功能障碍，出现呼吸困难表现。可见于新生儿持续性肺动脉高压、紫绀型先天性心脏病、各类型休克等。

二、诊断

引起新生儿呼吸困难的原因很多，在进行诊断时应仔细地询问病史（包括母亲妊娠期病史及围生期情况），细致地体格检查，结合相关实验室检查结果明确引起新生儿呼吸困难的原发疾病。

（一）病史采集

1.母亲妊娠期及围生期情况　母亲妊娠期合并症及用药、胎盘、羊水及脐带情况；患儿的分娩方式、有无围生期窒息及复苏、有无宫内窘迫、胎龄、出生体重。若母亲妊娠期彩超提示先天性膈疝、羊水Ⅲ度污染提示患儿可能发生胎粪吸入综合征（meconium aspiration syndrome，MAS），剖宫产的患儿可能会出现新生儿湿肺等。

2.新生儿情况　呼吸困难起病的时间、临床经过及伴随症状。出生后早期出现的呼吸困难、呈进行性加重提示新生儿呼吸窘迫综合征的可能；呼吸机辅助通气的新生儿突发呼吸困难应警惕有无气胸的发生；出生后即出现严重发绀及呼吸困难且不能通过吸氧纠正的应考虑紫绀型先天性心脏病可能。

（二）体格检查

1.胸部体格检查

（1）视诊

1）呼吸频率、节律及深度：新生儿的呼吸较成人相对表浅且频率快（约40～60次/分），吃奶后或哭闹时可出现明显增快，若在安静时呼吸频率持续＞60次/分则认为呼吸增快。呼吸频率的增快可由呼吸系统疾病引起，也可见于非呼吸系统疾病所致；但呼吸频率的减慢（＜30次/分）或呼吸节律异常通常是中枢神经系统因素所致，常提示病情危重。早产儿呼吸中枢发育不成熟，可出现呼吸节律不规整，但不应伴有其他呼吸困难的表现，如呻吟、吸气性三凹征等。此外还应观察患儿有无吸气性三凹征、鼻翼扇动、点头样呼吸等。

2）其他：新生儿气管软骨和其他周围支撑组织发育不成熟，气道容易受压梗阻，出现呼吸困难，故在临床上发现新生儿有呼吸困难表现时应首先注意新生儿所处的体位。将新生儿处于鼻吸气位（即轻度仰伸位）时若呼吸困难缓解，则为体位不当所致。同时应观察有无胸廓及脊柱外观畸形，以及胸廓是否饱满。单侧胸廓饱满提示可能存在气胸。新生儿正确的体位摆放见图3-1。

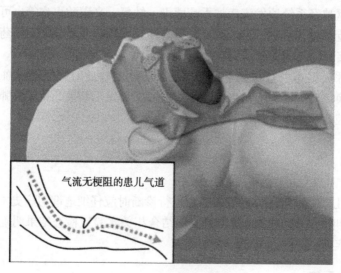

气流无梗阻的患儿气道

图3-1　正确的体位摆放

引自：John kattwinkel，MD，FAAP，2012.新生儿复苏教程.第6版，叶鸿瑁，虞人杰.北京：人民卫生出版社

（2）触诊：因新生儿不能配合查体，故成人及年长儿的胸部触诊如语颤等在新生儿应用受限，但仍需要进行胸廓触诊，如扪及皮下捻发感提示存在皮下气肿，则患儿可能存在气胸或纵隔积气。触诊发现肝大可以提示存在体循环淤血。

（3）叩诊：在新生儿应用价值受限，但叩诊可协助发现胸腔积液或气胸，以及提示心浊音界的大小。

（4）听诊：是诊断新生儿呼吸系统疾病的重要诊断依据。听诊时除注意呼吸音强弱、啰音的性质及分布外，还应注意对比双侧是否对称。此外，心脏听诊需注意心音强弱、杂音性质及部位等，作为心源性呼吸困难的重要诊断提示线索。

2.其他体格检查　除重点进行胸部体格检查外，还应对新生儿进行全面的评估，如意识程度、前囟张力、原始反射等可用以判定有无中枢神经系统疾病；末梢循环情况、有无凹陷性水肿、有无肝脾大、发绀，以及是否可通过吸氧缓解，可用于提示心源性呼吸困难。故在评估新生儿呼吸困难时，应进行全面的体格检查。

（三）辅助检查

应根据患儿临床情况合理选择适宜的辅助检查。常用的辅助检查包括下述几项。

1.胸部影像学检查　新生儿呼吸困难大多由呼吸系统疾病引起，故胸部影像学检查在新生儿呼吸困难的评估中占据着重要地位。临床上多选择胸部X线片，可提示大多数常见的新生儿呼吸系统疾病如新生儿肺炎、新生儿呼吸窘迫综合征、新生儿湿肺、气胸等。通过胸部X线片也能发现心影大小及形状，作为心脏疾病的辅助判断手段。对于不能通过胸部X线片明确诊断的疾病，可采用胸部计算机断层扫描（computer tomography，CT）进一步检查。CT可提示更多X线片不能提示的信息，如计算机体层摄影血管造影（computer tomography angiography，CTA）可有助于了解胸部大血管发育情况，是诊断血管环综合征的重要手段之一。近年来，新生儿肺部超声也越来越多地应用于临床，但其应用价值及准确性还有待进一步论证。

2.新生儿纤维支气管镜检查　纤维支气管镜可直接观察气管内黏膜病变，并进行肺泡盥洗液的细胞学检查及病原学检查，也可进行组织病理学检查。同时通过纤维支气管镜可观察有无气道发育畸形，如气道内狭窄、声带运动异常、异常赘生物、局部囊肿等，可作为胸部影像学检查的重要补充手段。此外，在进行纤维支气管镜检查时，还可进行气道清理，并对部分气道狭窄、气道内赘生物等进行治疗，对呼吸困难也有治疗作用。

3.实验室检查　在所有实验室检查中，血气分析是呼吸困难最重要的检测项目，特别是动态检测血气分析对鉴别诊断、治疗指导及预后评估有着重要意义。除外，还可酌情选择进行血常规、C反应蛋白、降钙素原、肝功能、肾功能、痰液涂片及培养、血培养、脑脊液检查等。

4.其他特殊检查　心脏超声可提示心脏大血管结构及血流情况，测定心脏功能，有助于甄别紫绀型先天性心脏病、心力衰竭等引起的心源性呼吸困难。神经系统影像学检查有利于发现颅内病变如颅内出血和脑损伤等，可用于协助明确中枢性呼吸困难。

三、常见疾病及鉴别诊断

新生儿呼吸困难可由多种因素引起，其中由非呼吸系统疾病引起者常继发于原发疾病，仔细询问病史及进行体格检查可协助明确病因。本部分常见疾病及鉴别诊断主要针对呼吸系统相关疾病所致的呼吸困难。依照起病时间可分为下述几类。

（一）出生后早期起病的呼吸困难

1.新生儿呼吸窘迫综合征　主要病因为肺发育不成熟、肺表面活性物质缺乏。其多见于早产儿，胎龄越小，发生的可能性越大；也可出现于糖尿病母亲所生的足月儿。主要表现为出生后4～6小时内出现的进行性加重的呼吸困难，伴发绀。胸部X线片可见肺透光度下降，呈现细颗粒影，如毛玻璃样；重症者呈现"白肺"表现，并见支气管充气征。

2.新生儿湿肺　也称为新生儿暂时性呼吸增快，多见于剖宫产的足月儿。因肺内液体吸收延迟，致使新生儿在出生后不久即出现呼吸困难的表现。典型的胸部X线片可见叶间积液征。本病为自限性疾病，随着肺液自肺循环及淋巴管的清除，呼吸困难常于24小时内缓解，偶见严重患儿，需辅助通气支持。

3.新生儿胎粪吸入综合征　多数患儿有宫内窘迫史，分娩时可见羊水Ⅲ度粪染。新生儿出生后很快出现呼吸困难、伴发绀，胸部X线片可出现局限性肺气肿、肺不张及斑片状阴影，严重者可能出现气漏综合征，胸部X线片表现为气胸和（或）纵隔积气。严重的肺部疾病可造成肺血管阻力的持续增高，致使新生儿持续性肺动脉高压（persistent pulmonary hypertension of newborn，PPHN）的发生。此外，新生儿胎粪吸入综合征的患儿常合并围生期窒息，或因出生后严重的呼吸困难造成严重低氧血症，故可因缺氧造成多器官功能损伤，出现相应的鳞状表现。

4.食管闭锁及气管食管瘘　食管闭锁患儿不能吞咽自己产生的唾液，可表现为出生后早期大量的分泌物自口鼻腔涌出。在此基础上发生分泌物的吸入和（或）反流的胃液经气管食管瘘进入呼吸道，可引起吸入性肺炎及继发的感染性肺炎，出现呼吸困难的表现。

（二）可能于出生后早期出现的呼吸困难

1.先天性后鼻孔闭锁　后鼻孔闭锁以骨质隔膜多见。单侧后鼻孔闭锁或不完全性后鼻孔闭锁（如不完整的软组织隔膜）的患儿可无明显症状。双侧后鼻孔完全闭锁的新生儿在出生后即可出现吸气性呼吸困难，并伴发绀。这类患儿在张口时呼吸困难及发绀可缓解。患儿因不能持续吃奶，可出现营养不良。予以置入口咽通气道后患儿症状可缓解，但根治有赖于手术治疗。

2. 皮-罗（Pierre-Robin）综合征　本病特征表现为小下颌及舌根后坠，多数患儿伴有腭裂畸形，其余合并的畸形包括心血管发育畸形、外耳位置下移等。患儿临床症状轻重不等，重症者在出生后早期即因舌根后坠致使上呼吸道梗阻，出现明显呼吸困难，以仰卧位时最为明显，俯卧时呼吸困难可明显缓解。

3.先天性喉喘鸣　本病为症状性诊断，多见于喉软骨发育不良。患儿吸气时会厌软骨卷曲折叠，两侧杓会厌皱襞相互靠拢，喉入口变窄，出现吸气性呼吸困难及喉喘鸣。症状多见于数周后，特别是感冒或腹泻后；也有严重者可于出生后早期即出现症状。其他引起喉喘鸣的疾病还包括先天性喉蹼、喉部囊肿、声门下狭窄等，可通过纤维支气管镜检查以明确诊断。

4.先天性膈疝（congenital diaphragmatic hernia，CDH）　是由于胎儿期膈肌发育异常，腹腔脏器通过膈肌缺损处疝入胸腔，依据膈肌缺损的部位可分为胸腹裂孔疝、胸骨旁疝及食管裂孔疝。新生儿期出现严重症状者多为胸腹裂孔疝，其临床症状的严重程度与疝入胸腔的腹腔脏器容量大小、脏器功能障碍程度密切相关。此外，由于胎儿胸腔被疝入的腹腔脏器所占据，胎肺发育会受到不同程度的影响。肺发育不良者预后较差。胎儿超声可产前诊断先天性膈疝。

（三）可能出现于新生儿期任何时候的呼吸困难

1.新生儿肺炎　包括吸入性肺炎及感染性肺炎，后者又分为宫内感染性肺炎及出生后感染性肺炎。重症者可有呼吸困难表现，并伴发绀。感染性肺炎还可能出现发热或体温不升、反应差、拒奶等感染中毒症状。医生可根据患儿病史协助判断肺炎原因。胸部X线片改变与引起肺炎的原因有关，如病毒性肺炎多表现为肺间质条索影及浸润影。

2.新生儿肺出血　可能继发于重症感染、酸中毒、窒息、寒冷损伤、凝血功能障碍的基础上。患儿常表现为突发的呼吸困难或原有的呼吸困难加重，伴严重发绀，胸部听诊可闻及双肺明显湿啰音。口鼻腔可涌出鲜血或血性泡沫状液体，或在吸痰或气道盥洗时发现自气道内吸出血性液体可明确诊断。肺出血的胸部X线片表现为非特异性改变，可能出现双肺斑片影、透光度下降、毛玻璃样改变，甚至"白肺"。

3.气漏综合征　以气胸及纵隔积气多见，严重者可出现皮下气肿、心包积气等。临床表现为突然出现的呼吸困难或原有的呼吸困难突发加重，特别是正在接受辅助通气治疗的患儿。患儿也可见自发性气胸。单侧气胸者可见该侧胸廓饱满，听诊示呼吸音较对侧减弱。纵隔受到明显推移或心包积气导致心脏压塞者可出现循环衰竭表现。胸部X线片可明确诊断。

四、治疗原则

（一）控制原发疾病

应明确引起呼吸困难的根本原因，针对原发疾病进行治疗。例如，针对细菌性肺炎，应选择有效的抗生素控制感染；针对NRDS，应气管内注入外源性PS并辅以辅助通气支持；针对气胸，应进行胸腔穿刺引流；针对心源性呼吸衰竭，应改善心功能或手术纠正心血管发育畸形；针对中枢性呼吸衰竭，应治疗引起呼吸中枢抑制的基础疾病。

（二）呼吸困难的支持治疗

1.保持呼吸道通畅　将患儿置于轻度仰伸位以利于呼吸道的通畅，但对于特殊疾病所致者应给予特殊体位护理，如皮－罗综合征患儿应采用俯卧位才能缓解呼吸困难。同时，应充分清理呼吸道分泌物。适当湿化气道以利于分泌物排出，对于分泌物多且黏稠者可考虑加用雾化治疗。

2.氧气疗法　包括常规氧疗、各类无创辅助通气及有创辅助通气（包括常频机械通气及高频机械通气）。呼吸困难的新生儿多伴有低氧血症和（或）高碳酸血症，应根据患儿的原发病、临床表现及血气分析结果选择适宜的呼吸支持方式。

（三）密切监护，维持内环境稳定

密切监护患儿的生命体征，包括体温、心率、呼吸及血压等。同时应积极维持内环境稳定，包括水平衡、电解质平衡、酸碱平衡、血糖稳定等。

五、临床病案

患儿，女性，出生12天，因气促1天，呼吸困难伴发绀1天入院。入院前1天，患儿出现气促，伴口吐白沫、吐奶及呛咳，奶量轻微下降，不伴发绀、反应差、发热及抽搐等。于当地医院就诊，行胸部X线片提示新生儿肺炎，予以头孢噻肟抗感染治疗。入院前1小时，患儿突然呼吸困难，伴发绀、反应差，脉搏血氧饱和度75%，予以鼻导管吸氧后发绀不缓解，在气囊－面罩正压通气下急转我科。病后患儿反应详见现病史描述，奶量轻微下降（具体家属不能提供），体重未监测，大小便如常。

个人史：患儿系其母$G_3P_2^{+1}$，因试产失败经剖宫产娩出，胎龄39^{+6}周，出生体重3920g，Apgar评分1分钟、5分钟及10分钟均为10分。其母否认胎膜早破、羊水污染及脐带异常，否认宫内窘迫及出生后抢救史。出生后半小时开奶，为纯母乳喂养，约3小时喂养一次，喂养量不详；近期病后奶量轻微下降（具体家属不能提供）。出生后24小时内解大小便。已接种乙肝疫苗，出生后曾注射维生素K_1一次。

入院查体：体温36.7℃，心率180次/分，呼吸62次/分，血压74/36mmHg。足月儿貌，反应差，刺激后哭声低。面罩－气囊正压通气下仍可见口唇发绀，脉搏血氧饱和度约为80%。前囟平软、张力正常。呼吸困难明显，可见吸气性三凹征，双侧呼吸音对称，双肺呼吸音粗，可闻及较多中细湿啰音。心律齐、心音有力，心前区未闻及明显杂音。腹软，肠鸣音未见异常，肝脾肋下均未触及肿大。四肢肌张力降低，原始反射尚能引出。

实验室检查：血常规示WBC $28.5×10^9$/L，N 85%，Hb 110g/L，PLT $10^9×10^9$/L，CRP 56mg/L；血气分析示pH 7.15，PaO_2 35mmHg（气囊－面罩正压通气下），$PaCO_2$ 60～80mmHg，HCO_3^- 16mmol/L。床旁胸部X线片示双肺团片样改变，提示肺出血可能。

入院后见患儿口鼻腔内红色泡沫样痰液，考虑肺出血，予以清理呼吸道后行气管插管术，自气管导管内吸入约3ml新鲜血液。遂予以呼吸机辅助通气，头孢哌酮他唑巴坦抗感染、碳酸氢钠输注纠正代谢性酸中毒，合理喂养及支持治疗。患儿经治疗3天后气道内未见新鲜出血，复查血气正常，予以逐渐降低呼吸机参数并撤离呼吸机，呼吸困难缓解。

（一）病案分析

1.病史特点 患儿为晚期新生儿，以气促为主要表现，行胸部X线片示新生儿肺炎可能，病前无反流误吸史，故考虑为感染性肺炎。在此基础上患儿突然出现呼吸困难，伴随发绀，口鼻腔内见红色泡沫样痰液，故考虑新生儿肺出血所致的呼吸困难。

2.体格检查 查体可见吸气性三凹征，提示呼吸困难的存在；听诊示双肺湿啰音，结合患儿气道内吸引出新鲜血液，诊断新生儿肺出血明确。

3.实验室检查 外周血白细胞计数升高，并以中性粒细胞为主，同时有CRP升高，提示细菌感染可能。患儿于气囊－面罩正压通气下仍有低氧血症及高碳酸血症，考虑存在Ⅱ型呼吸衰竭。

（二）鉴别诊断要点

患儿为晚期新生儿，在感染性肺炎的基础上忽然出现呼吸困难，应注意鉴别其他原因所致的呼吸困难。

1.气漏综合征 新生儿期出现突发的呼吸困难，应警惕气漏综合征，但患儿双肺呼吸音对称且未发现明显呼吸音减低，胸部X线片也未发现气胸改变，不支持气漏综合征。

2.心源性呼吸困难 重症感染时可出现心肌损伤，严重者可出现心功能不全的表现，引起心源性呼吸困难。但本例患儿除呼吸困难外，并无心功能不全的其他表现，不支持心源性呼吸困难。

（舒先孝　杨晓燕）

第二节　呼吸暂停

新生儿呼吸暂停（apnea of prematurity，AOP）是指新生儿呼吸停止时间大于15～20s，或者较短的暂停伴有心率下降（HR＜100次/分），以及脉搏血氧饱和度降低。在临床实践中，许多早产儿的呼吸暂停经常小于20s，这是因为极短时间的气流停止就可能导致早产儿的心动过缓和发绀。在呼吸作功和气流流动的基础上，呼吸暂停可分成梗阻性呼吸暂停（通常为气道原因所导致的气流流动停止）和中心性呼吸暂停（呼吸中枢的作功停止），以及混合型呼吸暂停，早产儿的大部分呼吸暂停发作原因两种皆而有之。呼吸暂停是新生儿，尤其是早产儿最常见的并发症之一，几乎所有胎龄≤28周的超早产儿都被诊断患有呼吸暂停，发生率随着胎龄的增加而减少。呼吸暂停可能导致患儿呼吸衰竭、缺氧性脑损伤、颅内出血、多器官功能损害，严重者将遗留神经系统后遗症，甚至危及生命。

一、病因及发病机制

根据病因，AOP可分为原发性呼吸暂停和继发性呼吸暂停，根据发作时的形式不同可分为中心性、梗阻性或混合性呼吸暂停。呼吸暂停的发病机制尚没有完全确定，多认为是由于生理上不成熟而非一种病理状态。对缺氧、高碳酸血症的不成熟呼吸反应和肺牵张反射过度抑制可能在AOP的发生和发展中起重要作用，而一些疾病、药物可能诱发或加重AOP的发生。

（一）根据病因分类

1.原发性呼吸暂停 多发生于早产儿和低出生体重儿，早产儿呼吸暂停一般是呼吸节律不稳定的表现，反映了呼吸控制系统的不成熟，解剖学上表现为突触连接减少，树枝状树枝化减少，髓鞘化不良。随着患儿的成熟度增加，呼吸暂停发作停止，这应该被认为是发育障碍而不是疾病状态。

早产儿呼吸暂停发生率与胎龄和出生体重成反比，约有7%的胎龄34～35周的新生儿发生呼吸暂停，约有15%的胎龄32～33周新生儿发生呼吸暂停，而30～31周胎龄患儿中约54%的新生儿发生呼吸暂停，几乎所有胎龄小于29周或体重小于1000g的新生儿都表现出AOP。通常在纠正胎龄37周时停止；也可能持续到纠正胎龄足月后，尤其在超早早产儿中。在矫正胎龄43周时，大概所有早产儿呼吸暂停发作停止。

人体控制呼吸的中枢是分布于脑桥和延髓背面网状结构的神经元群，并接受来自化学感受器和牵张感受器刺激的调节。早产儿因为呼吸反射调节不成熟，从而产生与成人或足月儿不一样的通气反应。

早产儿出生后对缺氧的反应首先导致呼吸速率和潮气量的最初短暂增加，持续1～2分钟，随后可能持续数周的晚期的自发呼吸持续下降。这种自发性呼吸的迟发性下降称为低氧呼吸抑制，它可能与早产儿出生后呼吸调节延迟有关。其次，刺激外周化学感受器导致过度通气后的呼吸不足继发呼吸暂停。二氧化碳的呼吸阈值的相对接近，以及感受器对过度通气的反应激活，均可能导致呼吸暂停。

对于高二氧化碳的反应，成人和足月儿通过增加潮气量和呼吸频率来增加通气，而增加呼吸频率这种反应未在早产儿身上发现，有研究表明，相同的二氧化碳水平下，对于有呼吸暂停的早产儿，其分钟通气量小于与其呼吸力学相同的无呼吸暂停的早产儿，这说明了有AOP的早产儿的呼吸反射调节损害更大。

早产儿的时间中，有80%处于睡眠状态，而大部分的时间属于快速动眼睡眠。观察发现，快速动眼睡眠期的呼吸运动较安静睡眠时呼吸不规则，潮气量降低，氧分压下降，更易导致AOP的发生，而从此睡眠期间唤醒后的早产儿易发生气道关闭，从而引发AOP的发生。因此，唤醒发生AOP的早产儿可能会更加重呼吸暂停症状。

另外，迷走神经刺激和喉黏膜反射在早产儿AOP中也起着重要作用。同时，已发现多种抑制性神经递质的活性异常增强也增加了呼吸暂停的发生率。并且，最近研究表明，遗传趋向性在早产儿呼吸暂停中也起着重要作用。

2.继发性呼吸暂停 由于其他疾病状态或其他原因导致的呼吸暂停，常见病因包括下述几种。

（1）感染性疾病：呼吸暂停通常是感染性疾病的早期症状之一，如脓毒症、肺炎、坏死性小肠结肠炎（NEC）、腹膜炎等。

（2）代谢紊乱：与呼吸暂停相关的常见代谢紊乱包含低钠血症、高钠血症、低血糖、低钙血症、高镁血症、高氨血症和酸碱平衡紊乱。

（3）呼吸系统：气道梗阻（包括上呼吸道梗阻如后鼻道闭锁，以及下呼吸道梗阻如气管异物、狭窄、分泌物阻塞）和肺部疾病（气胸、肺水肿、肺不张和肺炎）可损害氧合，以及呼吸肌肉障碍如膈肌麻痹，都增加了AOP发作的频率和严重程度。

（4）心血管系统：低血压、动脉导管未闭、严重先天性心脏病、心力衰竭、血容量不足会损害组织供氧，导致呼吸暂停和心动过缓。

（5）中枢神经系统：缺氧缺血性脑病，低通气综合征；产前的宫内窘迫和产时的窒息；脑室内出血、脊髓损伤；颅内感染；高胆红素血症所致的脑损伤；癫痫发作。

（6）血液系统：贫血、红细胞增多。

（7）消化系统：坏死性小肠结肠炎相关性腹胀、阻塞或呼吸困难、吞咽异常是呼吸暂停的原因之一。

（8）体温调节紊乱：体温低或体温高可引起呼吸暂停；吹向面部的冷气也会导致呼吸暂停的发生。

（9）药物副作用：患儿麻醉镇静药的过量使用；胎儿母亲使用麻醉药、硫酸镁、吗啡和其他呼吸抑制药物。

（10）外周迷走神经反射：继发于插入胃管、进食、吸吮、吸痰、颈部过度弯曲及伸展。

（11）各种有创操作及检查，剧烈疼痛刺激。

（二）根据发作时的形式不同分类

1.中央性呼吸暂停　是由于呼吸中枢神经系统不能向呼吸肌传递信号，导致膈肌活动不足所引起的呼吸驱动缺乏和肺泡通气停止（发病机制见表3-1），中心性呼吸暂停占所有呼吸暂停病例的10%～25%。

表3-1　中央性呼吸暂停的发病机制

病因	发病机制
呼吸中枢不成熟	突触连接的减少
	脑干传导时间的延长
	抑制性和促进性神经递质（腺苷）失衡
对CO_2通气反应的改变	中枢化学感受器活性不成熟
	触发呼吸调节机制产生较小的潮气量变化
	膈肌疲劳
缺氧	两相反应：最初呼吸频率增加，然后呼吸速率下降
	大脑的自我调节不成熟，导致中枢化学感受器感受到错误的氧合增加，从而导致通气下降
睡眠模式不成熟	处于活跃性睡眠时呼吸不规则和潮气量增加
	当早产儿呼吸暂停停止时，睡眠模式成熟

2.阻塞性呼吸暂停　是由上呼吸道阻塞引起的肺泡通气暂停，有吸气努力却没有气

流的流动（发病机制见表3-2），阻塞性呼吸暂停占10%～25%。

表3-2　阻塞性呼吸暂停的发病机制

病因	机制
咽水平阻塞	维持咽部通畅能力下降
	抑制咽部塌陷倾向的能力下降
	颈部屈曲和不适当的体位
	膈肌和上气道肌运动不协调
喉梗阻	相比于气道，喉的管径更小，更容易梗阻
	喉化学感受器的长期刺激
	刺激性受体的功能不成熟
反流诱发	继发于胃酸反流的迷走神经诱发反应
	刺激喉部和鼻咽部的机械和化学感受器
	吸入性肺炎继发的氧合障碍

3.混合性呼吸暂停　中央性呼吸暂停发生在阻塞性事件之前和（或）阻塞性事件之后。混合AOP是早产儿最常见的形式，占所有发作的40%～80%。

二、诊断

新生儿呼吸停止时间大于20秒或更长时间，或不足20秒，但伴有心动过缓（HR＜100次/分）或出现发绀、血氧饱和度下降或肌张力低下，即可诊断为AOP。一般原发性呼吸暂停常发生在早产儿出生后3～5天，并随着早产儿的成熟逐渐好转，症状通常在矫正胎龄至36～40周时停止，如出生1周内无呼吸暂停发作则以后发生原发性呼吸暂停的机会较少，需考虑其发生的病因。发生于1周后的早产儿呼吸暂停和足月儿呼吸暂停以继发性呼吸暂停多见，诊断时应详细询问病史，注意体格检查，并进行实验室检查及其他辅助检查如心电图、胸部头颅影像学、脑电图等，寻找可能导致呼吸暂停的病因。

三、鉴别诊断

（一）周期性呼吸

新生儿呼吸中枢发育不成熟，呼吸周期中可有短暂的呼吸停顿，通常小于等于15秒，此时患儿的肤色、心率、血氧饱和度和肌张力都无明显变化，称为周期性呼吸（periodic breathing，PB），通常在出生后第2周出现，并在出生后数周达到高峰，然后减少，但可能持续6个月或更长时间。虽然PB在以往一直被认为是良性的，不需要治疗，但最近的一项研究表明，在PB的呼吸暂停期间，少数早产儿的脑氧合下降，说明对PB的过程和后果还需要进行进一步研究。

（二）脑性呼吸暂停

呼吸暂停可能为新生儿惊厥的一种表现形式，称为脑性呼吸暂停，一般见于中枢神经系统疾病，如颅内出血、脑膜炎及缺氧缺血性脑病等，常同时伴有其他惊厥、肢体强直等神经系统表现，脑电图检查可明确诊断。

四、治疗原则

（一）病因治疗

治疗原发病，对继发性呼吸暂停，明确病因者，应对相应疾病积极治疗，如抗感染、纠正代谢紊乱、治疗肺部疾病或其他系统疾病等。

（二）护理

减少咽部吸引而刺激迷走神经；不要使颈部过度屈曲或伸展；避免环境温度波动太大；避免面部的气流刺激和三角区的寒冷刺激。

（三）对症治疗

1.当患儿处于呼吸暂停发作，出现心率和血氧饱和度下降时，首先摆正体位，清理呼吸道，并刺激足底或背部，必要时根据指征选择常压吸氧、球囊正压通气、气管插管或胸外心脏按压等抢救措施。

2.药物治疗

甲基黄嘌呤类药物：是近几十年来治疗呼吸暂停的主要药物，甲基黄嘌呤类药物是非选择性腺苷受体拮抗剂，对呼吸有多种作用，此药物可以增加外周化学感受器对二氧化碳的敏感性来刺激呼吸中枢，增加分钟通气量，减少周期性呼吸；与腺苷受体相结合，减少呼吸抑制导致的缺氧；增加神经肌肉传导性，改善呼吸肌功能，增加肌肉动力。该类药物主要包含枸橼酸咖啡因及氨茶碱。

（1）枸橼酸咖啡因（caffeine citrate）：是治疗AOP的首选药物。对于有呼吸暂停风险的婴儿，进行枸橼酸咖啡因治疗的最佳时机尚不清楚。但是对于胎龄28周不需要呼吸机支持的新生儿，可以等待呼吸暂停发生时再使用药物治疗，在撤离正压通气治疗后5～7天未见明显的症状发生或矫正胎龄至33～34周时可停用枸橼酸咖啡因治疗。药物负荷剂量20mg/kg，静脉滴注或口服，维持剂量5～10mg/（kg·d），有效治疗血药浓度为5～25μg/ml。不良反应包括恶心、呕吐、胃肠刺激、兴奋、心动过速及利尿。过量反应包括心律失常、强直-痉挛惊厥。血药浓度＞50μg/ml可发生严重药物中毒反应。大量文献表明，使用枸橼酸咖啡因治疗可以减少支气管肺发育不良的发生概率，减少机械通气时间。

（2）氨茶碱：茶碱在肝脏内经过代谢作用转化为咖啡因，发挥兴奋呼吸的作用。药物负荷剂量5～6mg/kg，维持剂量2～4mg/（kg·d），分为2～4次使用。有效治疗血药浓度为7～12mg/dl。不同个体间药代动力学存在较大差异，且治疗血药浓度与中毒血药浓度相近，临床用药时应进行药物浓度监测。不良反应包括激惹、兴奋、高血糖、腹胀等。

（3）多沙普仑：甲基次黄嘌呤类药物治疗效果不好的患儿可使用多沙普仑治疗。小剂量时主要是外周作用，可以刺激颈动脉窦化学感受器，以此来激发呼吸中枢，大剂量时直接兴奋呼吸中枢，能增加呼吸频率和分钟通气量。其特点是作用快，维持时间短。目前对多沙普仑的应用仍存在争议，基于研究和证据水平的数量有限，在疗效和早产儿多沙普仑的安全性没有得出确切的结论，不推荐常规使用。用法：负荷剂量2.5～3mg/kg，15～20分钟内静脉注射完毕后以0.25～2.5mg/（kg·h）持续静脉滴注治疗。有效血药浓度至少达到1.5mg/L。不良反应包括激惹、胃肠道反应、睡眠紊乱等，输注速度大于1.5mg/（kg·h）或血药浓度高于5mg/L时可致血压升高。

（4）纳洛酮：是阿片类受体拮抗药，具有抗β-内啡肽对呼吸循环及中枢系统的抑制作用。用法：第一次剂量0.1mg/kg静脉推注，1小时后，维持剂量为0.5μg/（kg·min）持续滴注。

3.机械通气

1）经鼻持续气道正压通气（nasal continuous positive airway pressure，nCPAP）对药物治疗效果不好，频繁发作的呼吸暂停，可予nCPAP辅助通气。经鼻持续气道正压通气在4～6cmH$_2$O的压力下，通常与甲基黄嘌呤类药物联合治疗，可有效降低早产儿呼吸暂停的频率和严重程度。CPAP可维持呼气末正压，增加功能残气量，改善肺顺应性，兴奋肺泡牵张感受器，减少呼吸道塌陷、减少气道阻力来保持气道通畅，减少呼吸暂停发作。高流量鼻导管或经鼻间歇正压通气可作为nCPAP的可接受替代方案，最近有研究表明，经鼻间歇正压通气在反复呼吸暂停患儿身上疗效优于nCPAP，但仍需大样本研究。

2）气管插管呼吸机辅助通气：对药物治疗和nCPAP辅助通气效果不好，仍有反复呼吸暂停的新生儿应行气管插管，使用呼吸机辅助通气。

（四）其他治疗

1.感觉刺激　有研究发现，感觉刺激如触觉、嗅觉刺激对AOP治疗有效。作为使用频次最高的干预措施，触觉刺激可能对脑干产生非特异性的兴奋性来激发呼吸动作。以往研究表明，触觉刺激能减少1/3的AOP发作，但如今认为触觉刺激常会唤醒患儿，反而会使患儿呼吸状态发生改变，导致症状加重。近年来，人们一直强调嗅觉刺激在AOP中的作用。令人愉悦的气味可以增加呼吸运动，这在快速动眼睡眠时期作用更明显。法国研究小组对香草素进行的的一项研究发现，香草素可以刺激嗅觉神经，可用于治疗对枸橼酸咖啡因和多普沙仑无反应的难治性AOP。然而，这项研究仅持续了24小时，香草素对AOP的长期影响有待进一步研究。

2.吸入CO$_2$　AOP的发病机制之一是早产儿CO$_2$生理基线低于发生呼吸暂停阈值。因此，将CO$_2$升高1～2 mmHg的阈值以上可能会减轻或终止呼吸暂停发生。最近，一项随机对照试验比较了茶碱和吸入CO$_2$治疗AOP，结果提示，早产儿吸入较低浓度的CO$_2$与茶碱有相同的疗效，但也有研究表明，茶碱在减少呼吸暂停的次数和严重程度上优于吸入CO$_2$，其具体有效性及长期应用性仍需进一步评估。

3.口胃饲管代替鼻胃饲管　气道阻力增加也是AOP的发病机制之一。据报道，鼻胃饲管可使上呼吸道阻力增加50%，因此，用口胃饲管代替鼻胃饲管可能有利于早产儿减少呼吸暂停的发生。但最近的一项随机对照试验发现，置胃管对于AOP时心动过缓和血氧饱和度下降无明显影响，因此，需要进一步研究才能证实在对有呼吸暂停的早产儿采用口胃饲管代替鼻胃饲管是否有意义。

4.红细胞输注　可以减少呼吸暂停的机制是输血后血液含氧量增加，使组织含氧量增加，可增加呼吸驱动，减少早产儿呼吸暂停的可能性。有研究表明，贫血可能增加早产儿呼吸暂停的可能，输血可能导致短期内呼吸暂停的减少。然而，没有数据表明输血能长期减少患儿呼吸暂停。

五、临床病案

患儿，女性，其母 G_1P_1，胎龄 31^{+1} 周，Apgar 评分1分钟、5分钟及10分钟分别为9分、10分及10分，出生后经初步复苏后皮肤转红润收入新生儿科，母亲否认胎儿宫内窘迫史、出生后抢救史，其母产前使用4剂地塞米松促胎肺成熟。入院体格检查：体重1780g，呼吸63次/分，心率125次/分，心、肺、腹查体未见明显异常。入院后第2天，患儿出现呼吸间断停止，每次约20秒，呼吸停止时患儿面色发绀，心率下降至75次/分左右，SpO_2 下降至80%，经抚触刺激后能恢复呼吸，心率、SpO_2 升至正常，但不久再次发生心率和 SpO_2 下降。给予患儿枸橼酸咖啡因治疗后，患儿呼吸停止频率明显减少，未再出现发绀，心率及 SpO_2 下降。

（一）病案分析

1.病史特点　该患儿为胎龄 31^{+1} 周极早产儿和低出生体重儿，出生时无窒息抢救史。出生后第2天出现间断呼吸暂停，一般状况良好，经枸橼酸咖啡因治疗后症状缓解。

2.体格检查　未见明显阳性体征。

3.分析　该患儿呼吸停止20秒并伴有心动过缓（心率<100次/分）、发绀、SpO_2 下降表现，符合呼吸暂停诊断。患儿为出生后第2天发病，除呼吸暂停外，一般情况好，查体无明显阳性体征，枸橼酸咖啡因治疗效果好，初步考虑为原发性呼吸暂停。

（二）鉴别诊断要点

患儿主要症状为呼吸暂停，考虑病因时需区别原发性呼吸暂停和继发性呼吸暂停。

早产儿原发性呼吸暂停通常发生在胎龄<32周的极早产和极低出生体重儿。在纠正胎龄至43周时，几乎所有早产儿呼吸暂停发作停止。原发性呼吸暂停与早产儿呼吸中枢发育不成熟有关，一般于出生后3～7天发病，出生1周后发病通常以继发性呼吸暂停为主要病因。

1.体格检查　原发性呼吸暂停患儿无明显其他阳性体征，继发性呼吸暂停患儿可出现与诱发呼吸暂停有关疾病的临床征象。例如，感染所致呼吸暂停，患儿可表现为面色、反应差等征象；颅内出血所致呼吸暂停查体时可扪及患儿前囟膨隆；坏死性小肠结肠炎症所致呼吸暂停可有腹胀和便血等表现。

2.辅助检查 血常规、生化、头颅B超、心脏彩超检查，必要时行血培养检查，排除继发性呼吸暂停的可能。

（黄 益 张 莉）

第三节 喉 喘 鸣

新生儿喉喘鸣（laryngeal stridor）是指出生即刻或者出生后数周内出现的喉部高音调的喘鸣声，是由于气流通过狭窄的气道（喉、气管或支气管）产生震荡而发出的病理性呼吸音。喉喘鸣可因异物吸入、炎症等引起急性发作，又可由于气道先天性或者获得性的梗阻引起慢性发作。吸气相、呼气相及双相均可闻及喘鸣音。喉喘鸣为无特异性的症状，而非诊断，其病因学广泛复杂，可单独出现，也可伴发其他症状如呼吸浅快、鼻翼扇动、三凹征等。喉喘鸣是儿科重要也是常见的体检发现，对于存在喉喘鸣的患儿，排除需要紧急处理的气道梗阻后，应仔细寻找潜在的慢性病因，据此制订相应的管理措施。

一、病因及发病机制

解剖学上，大气道可分为胸外段和胸内段。胸外段又可分为声门上段和喉段。声门上段的气道还包含了鼻腔和鼻咽腔，但这两个部位的梗阻通常不会引起喘鸣，因此不做讨论。新生儿的气道相对狭窄，而声门上段的气道壁仅由软组织与肌肉组成，缺乏软骨支持，胸内段支撑气道的软骨柔软，弹性纤维和肌肉发育不完善，使得气道相较于其他年龄组儿童更容易发生扭曲及塌陷。

喉喘鸣提示气道存在部分梗阻，其出现的时相主要由梗阻的部位所决定。吸气时，气道内压力下降至低于大气压，引起气道的塌陷；呼气时，增加的胸膜内压高于胸腔内梗阻部位的气道压，因此胸腔外气道的梗阻通常引起吸气相的喘鸣，胸腔内气道的梗阻引起呼气相的喘鸣。声门上段的梗阻（包括口咽腔和下咽部）多发生吸气相喘鸣，如小下颌、巨舌等；喉段病变导致气流在吸气和呼气均受到影响，引起双相喘鸣，如喉麻痹、声门炎症、喉部异常结构等；胸内段的病变多引起呼气相喘鸣，如血管环、气管内炎症、气管软化等。

喉喘鸣的病因包括多种先天性疾病或获得性疾病，按照发病缓急又可分为急性、亚急性和慢性。对于新生儿来说，喉喘鸣的病因多是先天性或慢性的，临床上若出现喉喘鸣的症状，常见于以下几种疾病。

（一）喉软骨软化症

喉软骨软化症（Laryngomalacia）为引起新生儿喉喘鸣最常见的先天性的病因，占新生儿喉喘鸣病因的70%。喉软骨软化症确切的发病机制尚不明确，妊娠期营养缺乏、胎儿缺乏维生素D、脐带绕颈、胃食管反流、喉部炎症、喉部神经支配与功能异常等都可能引起喉软化。该病在新生儿期出现症状，少数患儿出生后即可闻及喉喘鸣，多数在出生后4～5周内出现喉喘鸣；该病在出生后4～8个月时达到巅峰，但通常在出生后12～18个月时可以自愈，并且不伴呼吸困难、喂养困难、生长发育异常等。仅有个别严重的病例（约占20%）可致呼吸暂停、发绀、生长发育迟缓，需要外科干预；严重喉喘鸣的患儿中，80%还继发有气道损伤，最常见的为声门下狭窄和气管软化。多数患喉喘鸣的患儿同时还伴发有胃食管反流病（gastro-esophageal reflux disease，GERD）。

（二）声带麻痹

声带麻痹（vocal fold paralysis，VFP）为新生儿喉喘鸣的第二大慢性病因，分为单侧损伤和双侧损伤，先天性与获得性。先天性VFP的病因包括特发性病因、中枢神经系统发育异常、复杂心脏病、纵隔病变等。获得性VFP的病因包括感染、产伤、气管插管、心脏手术、甲状腺手术、某些化疗药物的使用等。引起单侧声带损伤的病因包括产伤、手术创伤、纵隔肿块、气管插管、吸痰等。产钳的使用，主动脉弓附近的心脏手术对大血管的牵拉都会损伤喉返神经，引起单侧声带麻痹。单侧声带病变的患儿会出现发音困难、哭声低弱、误吸、慢性咳嗽，而呼吸系统相关的症状表现比较轻。双侧声带麻痹的患儿呼吸困难的症状更重，包括喉喘鸣、缺氧、阵发发绀、进行性的气道梗阻，还伴随喂养困难，其病因通常来自于中枢神经性疾病，包括脑积水、Arnold-Chiari畸形、脑出血等。

（三）声门下狭窄

声门下狭窄（subglottic stenosis，SGS）为新生儿喉喘鸣的第三大病因。声门为新生儿气道中最狭窄的部位，平均管径为4～5mm，对于部分早产儿甚至仅3.5mm。SGS的病因分为先天性和获得性。先天性声门下狭窄的病因多为特发性或家族遗传，其自然病程通常会持续到出生后14～18个月。获得性声门下狭窄的病因多由于气管插管时对声门的损伤及对气管管壁的压迫，引起纤维瘢痕的增生，从而使气道管径变窄。因此，为了降低近声门下狭窄的发生，近年来提倡减少不必要的气管插管及使用更小管径的气管导管。

（四）喉、气管发育异常

喉、气管发育异常包括喉蹼、喉裂、环状软骨畸形、气管软化、支气管环、支气管软化等。喉蹼是胚胎再发育过程中存在的异常的喉闭锁，根据蹼的厚度和声门下的伸展程度，喉蹼可分为三种类型，从声门蹼（Ⅲ型）到完全的喉闭锁（Ⅰ型）。一些患儿仅有轻微的失语、声嘶和哭声减弱，而有的患儿则出现喘鸣和严重的气道梗阻。气管软化由气管软骨的结构异常、气管软骨的退行性病变引起，以呼气相更明显，更多发生于早产儿，并伴有GERD、发育迟缓、气管食管瘘及心脏方面的异常。

（五）先天性大血管异常

由于主动脉弓发育不良或大血管位置不当所引起，可从外部压迫气管和食管，导致患儿于出生不久后出现喘鸣，进食时加重，并且一些异常血管环所导致的压迫症状（如双主动脉弓形成的血管环）随着患儿生长而加重，导致喂养困难，喂养时头部过伸等。

其他一些由迷路的大血管和动脉韧带或动脉导管形成的血管环多为开放性的，并可随着患儿的生长而相应增大，因此很少出现症状。

（六）先天性喉囊肿或肿瘤

声门下血管瘤为胚胎期血管形成过程中出现的一种先天性发育不良，其具有血管畸形和肿瘤的双重特点，为新生儿期甚至儿童期最常见的气道肿瘤，多出现于声门下靠左侧位置，其发病率女童多于男童，表现为声嘶或失音的双相性喉喘鸣。此外还有新生儿甲状舌管囊肿，为甲状软骨在退化过程中残存的分泌物聚集发生囊肿而阻塞喉部所致。

（七）其他原因

气管插管为获得性喉喘鸣最常见的原因，气管插管的持续时间、气管管径的大小、重复插管次数和机械通气的时间都与气道狭窄的程度有关。此外，罹患 Arnold-Chiari 畸形、唐氏综合征、Pierre-Robin 综合征的患儿常合并气道症状，出现喉喘鸣。

二、诊断与鉴别诊断

喉喘鸣并非诊断，而是一个症状的描述，探寻喉喘鸣的原发病因是诊断的重点。

（一）病史采集

询问病史时应具体而全面，包括喉喘鸣出现的时间、紧急程度、持续时间、加重及缓解因素、伴随症状等，胎儿期及围生期的情况也需要询问，包括是否早产、难产，是否有产伤；对于新生儿来说，喉软化症多发生在出生后数周内，进食或仰卧位时加重，侧卧或俯卧位时减轻；有难产史、产伤、近期颈部手术史、心脏手术史的患儿若出现哭声弱，应该想到声带麻痹可能。入住 ICU 或者有气管插管史的患儿应考虑声带麻痹及声门下狭窄。突发的喘鸣需要考虑异物吸入可能。患儿的喂养及生长情况也是重点需要询问的方面，因为严重的气道梗阻会导致呼吸作功的增加从而消耗掉过多的热量，导致生长发育不良，如双侧声带麻痹患儿通常呼吸系统症状更重，进一步导致生长发育迟缓。病史特点及可能病因总结见表3-3。

表3-3　婴幼儿喉喘鸣病史特点及可能的病因

病史特点	可能病因
起病时间	
出生后出现	先天性疾病：喉软骨软化、喉蹼、血管环
出生后数周	喉、气管发育异常
1～4岁	喉炎、会厌炎、气道异物
危急程度	
急性起病	气道异物、细菌性气管炎、全身性过敏反应

续表

病史特点	可能病因
慢性病程	喉软骨软化症、喉囊肿、气管狭窄
诱发因素	
仰卧位	喉软骨症、气管软化
夜间	喉炎、喉痉挛
进食	气管食管瘘、喉软骨症、气管软化、血管环
呛咳	气道异物、气管食管瘘
伴随症状	
犬吠样咳嗽	喉炎
流涎	咽喉脓肿、会厌炎
哭声低弱	声带麻痹、神经肌肉功能障碍
声嘶	喉炎、声带麻痹
吞咽困难	会厌炎、气道肿块
既往史	
气管插管	声带麻痹、声门下狭窄
产伤、围生期窒息	声带麻痹

（二）体格检查

应对头、颈、胸进行全面查体，并着重行咽、喉、气管、支气管的专科检查，酌情行喉镜检查，可能可以得到阳性结果。

喘鸣音需要与其他常见的异常呼吸音如鼾音、哮鸣音进行鉴别。鼾音由鼻咽部的梗阻引起，为一种低沉的、非乐声的呼吸音。鼾音的病因包括有鼻塞、腺体样扁桃体肥大、鼻后孔闭塞、先天性梨状孔狭窄、咽软化、小下颌和巨舌，多为鼻部和口咽部的病变引起。哮鸣音来源于胸内的细支气管，呼气时明显而吸气时消失，是一种连续的、高调的、带音乐性的呼吸音，可能的病因包括哮喘、过敏反应、感染和异物吸入。喘鸣最佳闻及的部位是颈前区。

喉喘鸣的发生时相可以作为鉴别其病因的一个要点。单纯吸气相的喉喘鸣多由声门上（胸腔外）阻塞引起；双相喉喘鸣提示病情危重或在声门与声门下之间区域存在阻塞，如喉软骨软化症一般只在吸气相发生，若脱垂组织较多堵塞严重可造成双相的喘鸣音；单纯呼气相喉喘鸣更多地来自气管或支气管的病变。此外，还可以根据喉喘鸣发生的急缓程度进行鉴别诊断：获得性喘鸣通常是急性起病，并且在任何年龄段均可发生；而先天性喉喘鸣通常是慢性表现，在出生时或出生后数周内表现出来，因此，询问症状的发生时间和持续时间有助于进行鉴别诊断。喉喘鸣体征见表3-4。

表3-4　喉喘鸣常见体征及可能原因

体征	可能原因
喉喘鸣时相	
吸气相喉喘鸣	声门上梗阻
呼气相喉喘鸣	气管、支气管梗阻
双相喉喘鸣	病变严重、声门或声门下附近的病变
胸部体征	
吸气相延长	喉梗阻
呼气相延长	气管梗阻
双侧呼吸音不对称	支气管异物
体位	
仰卧位缓解	喉软化症
颈部过度伸拉	外源性压迫、血管环
其他体征	
皮肤血管瘤	气道血管瘤
周围性神经病变	声带麻痹

（三）辅助检查

辅助检查包括气道可视化检查、影像学检查及肺功能测定。使用纤维喉镜、支气管镜及直接喉镜是对喉喘鸣病因进行诊断和鉴别诊断最重要的方法。通过内镜下直视，可以对气道塌陷的程度、声门结构、气管和支气管的情况进行动态观察。例如，喉软骨软化症的征象包括杓状黏膜脱垂、短杓状会厌带及Omega形状的会厌；通过纤维喉镜，还可以进一步观察喉喘鸣发生时相和声门上的软化组织活动的关系：若喉喘鸣的发生时间与声门上软化组织吸入一致，则可证实为喉软骨软化症，若不一致，则喉喘鸣的病因可能来源于远端的气管和支气管异常；其他一些慢性喉喘鸣的病因，如声带麻痹、先天性声门下狭窄、声门下血管瘤，都可以经由内镜下直视进行诊断和鉴别诊断。

颈部前后位及胸部侧位X线摄片有助于发现咽后脓肿、胸腔内病变（肿大的淋巴结、肿块、血管环，不透光的异物等）。食管造影可以证实吞咽功能障碍，胃食管反流和由血管环或韧带所致的压迫；增强CT扫描有助于发现喉部肿瘤，MRI有助于评估气道狭窄或阻塞的长度与程度。

三、治疗原则

在对喉喘鸣进行处理时，最好按照急性还是慢性来进行区分。首先需要排除需紧急处理的喉喘鸣的情况，因此需要评估喘鸣的严重程度，以及是否需要进行紧急的气道管理。对病情平稳，无明显呼吸困难的喉喘鸣患儿，再进一步积极寻找病因。

（一）急性喉喘鸣

治疗原则：解除梗阻，保持气道通畅。评估患儿的一般情况，如是否存在烦躁不安、呼吸困难、发绀等。对气道梗阻严重，短时间内无法解除梗阻的患儿，应该积极予以气管插管术，如有必要的话，可以进行无创或有创呼吸机辅助通气，其他的支持治疗包括保暖、气道湿化、吸痰等。

（二）慢性喉喘鸣

排除了需要紧急干预的喉喘鸣，慢性喉喘鸣的治疗原则是治疗其原发病因。值得注意的是，大部分的先天性喉喘鸣都可随着年龄的增长而自愈，在自愈过程中可能需要内科支持治疗，少部分引起先天性喉喘鸣的病因需要手术干预。例如，声门下血管瘤在2岁后有自行消退的趋势；气管软化严重的患儿可采用持续气道正压通气或双水平气道正压通气家庭治疗，密切随访；喉软骨软化症通常在18个月时自行好转，部分存在喂养困难和生长发育不良的患儿需行抗酸治疗，极少部分病例可考虑行声门上成形术。80%发生声带麻痹的患儿可在6个月时自愈，双侧声带麻痹伴明显呼吸困难患儿可行手术治疗。

四、临床病案

患儿，女性，以早产后气促39分钟入院，其母$G_4P_3^{+1}$，胎龄34^{+6}周，出生体重2170g，羊水清，Apgar评分出生后1分钟、5分钟、10分钟为8、9、10分。母亲否认胎膜早破、脐带异常等。出生后患儿即出现气促、鼻翼扇动，予吸氧后转入。体格检查：呼吸63次/分，心率146次/分，呼吸浅快，呼吸音粗糙，未闻及明显啰音，三凹征明显，余查体无特殊。入科后鼻导管吸氧下血氧饱和度不能维持，波动于85%左右，呼吸状况进一步恶化，三凹征加重，可闻及双相喉喘鸣。立即予以气管插管术，气管插管后患儿气道梗阻状态好转，带管吸空气状态下血氧饱和度波动于90%～94%，考虑存在气道先天发育异常，予床旁纤维支气管镜检查，镜下发现，咽腔组织软，呼气时咽腔接近闭合，咽腔较多黏液；会厌充血水肿明显；左侧支气管管腔内少许黄白色黏稠分泌物；右中间支气管似为环形软骨畸形，外径2.8mm支气管镜不能进入。镜下诊断：①肺部感染；②咽腔软化；③气管性支气管；④支气管狭窄。入科后予抗感染，呼吸机辅助通气等对症支持治疗后拔除患儿气管导管，改为经鼻持续气道正压通气，患儿气促较入院时明显缓解，偶可见吸气性三凹征，偶可闻及呼气相喉喘鸣。

（一）病案分析

1.病史特点　该患儿为34^{+6}周早产儿和低出生体重儿，出生时无窒息抢救史，无难产史，出生后即有呼吸困难表现，给予气管插管后患儿气道梗阻状态好转。

2.体格检查　可见呼吸浅快，吸气性三凹征，听诊可闻及双相喉喘鸣，予以气管插管建立气道后呼吸困难症状解除，初步考虑存在呼吸道先天性发育异常，行纤维支气管镜检查。

3.辅助检查　纤维支气管镜检查镜下主要发现咽腔组织软，呼气时咽腔接近闭合，咽腔较多黏液；右中间支气管似为环形软骨畸形，外径2.8mm支气管镜不能进入。镜下诊断为咽腔软化、气管性支气管和支气管狭窄。

（二）鉴别诊断要点

患儿主要症状为出生后即出现气促，予以气管插管后气促症状缓解，主要的体征为呼吸浅快、三凹征阳性伴随双相喉喘鸣，鉴别诊断要点首先需判断患儿喉喘鸣是否为需要进行紧急气道管理的情况，平稳后考虑病因时需要鉴别是先天性喉喘鸣还是获得性喉喘鸣，以及气道梗阻的部位

1.病史特点　排除了感冒、难产、窒息、近期手术、近期气管插管后，喉喘鸣的病因应集中在气道发育异常上。

2.体格检查　根据病变发生的解剖部位不同，所产生的喉喘鸣的时相也不同，单纯吸气相的喉喘鸣多由声门上（胸腔外）阻塞引起；双相喉喘鸣提示病情危重或在声门与声门下之间区域存在阻塞。该名患儿存在双相喉喘鸣，说明其梗阻部位可能为声门附近；结合其伴随症状有呼吸浅快，三凹征阳性，说明其梗阻程度较重。

3.辅助检查　纤维支气管镜下直视是确诊喉喘鸣病因的适宜方法。镜下主要发现咽腔组织软，呼气时咽腔接近闭合，右中间支气管似为环形软骨畸形，因此证实患儿气道的确存在先天性发育异常。

（陆玫竹　张　莉）

第四节　胸腔积液

胸腔积液（pleural effusion）是指某些原因引起的胸膜腔内病理性液体异常渗出积聚为特征所致的一种常见临床症候。胸膜腔是指覆于胸壁的壁胸膜和肺表面的脏胸膜之间的潜在腔隙，正常人胸膜腔内有5～15ml液体，在呼吸运动时起润滑作用，胸膜腔内每天有500～1000ml的液体形成与吸收，胸膜腔内的液体量取决于脏胸膜产生液体与壁胸膜淋巴管吸收液体间的平衡。任何原因导致的胸膜腔内液体产生增多或吸收减少，即可产生胸腔积液，目前人们对新生儿中胸膜腔液体产生和重吸收的动力学机制尚不十分清楚。

新生儿胸腔积液的发生较为罕见，目前在新生儿重症监护病房（neonatal intensive care unit，NICU）中其发病率无明确统计数据，有文献统计其发生率0.06%～2.2%。胸腔积液导致的临床表现因积液量不同而存在差异，轻者可无症状表现，重者则导致呼吸衰竭，危及生命。新生儿胸腔积液临床表现为呼吸窘迫，气促和发绀为常见。新生儿胸腔积液发生可能是多种疾病导致，可将这些疾病简单分为先天性胸腔积液即胎儿性胸腔积液，约占总患病数的1/3，以及获得性胸腔积液，约占总患病数的2/3。

一、病因及发病机制

新生儿胸腔积液分类多样，可以按照原因分类、病因分类、获得性疾病分类。本节

按照先天性及获得性原因进行分类并总结发病机制。

（一）先天性

先天性胸腔积液原因众多，包括先天性心脏病（congenital heart disease，CHD）、感染和先天性乳糜胸。可导致胎儿水肿，严重的可能伴有染色体异常。国外研究发现，先天性胸腔积液患儿疾病分类表现为胎儿水肿、先天性乳糜胸、染色体综合征、双胎输血综合征、淋巴管扩张，其他包括先天性心脏病、感染、畸胎瘤和胎粪性腹膜炎等。

1.胎儿水肿　血管与间质之间净液体运动出现异常，胎儿的毛细血管通透性更大，组织间隔的顺应性更强，淋巴回流易受损，间质液生成远超过淋巴回流，升高中心静脉压（central venous pressure，CVP），并使毛细血管渗漏增加，出现胎儿体液异常积聚，可分为免疫介导性胎儿水肿，发生率约占该类疾病的10%；非免疫介导性胎儿水肿，发生率约占该类疾病的90%。出生时就有水肿表现，特点为出现双侧胸腔积液，且胸腔积液量大，可导致出生后立即发生呼吸窘迫症状，该疾病在活产婴儿中死亡率甚至高达50%，可能存在显著的神经系统异常结局。引起胎儿水肿的常见原因包括：①先天性心脏病；②心率异常；③双胎输血综合征；④非心脏性先天性畸形；⑤染色体异常；⑥先天性病毒感染；⑦先天性贫血；⑧先天性乳糜胸。

2.先天性乳糜胸（congenital chylothorax）　是新生儿胸腔积液的常见原因，是指乳糜性积液存在于胸膜腔中，也可分为先天性和获得性两种。其发生率约为1/24 000，死亡率为30%～50%，多数病例可在产前诊断，并可给予宫内干预，如胸膜腔穿刺术和胸腔-羊膜腔分流术等均可改善其生存率。先天性乳糜胸最可能是由于淋巴系统发育阻塞或异常，或与染色体异常有关，先天性肺淋巴管扩张和全身性淋巴管瘤病与先天性乳糜胸的遗传性因素可能相关。

3.先天性心脏病（congenital heart disease，CHD）　结构性心脏病和心律失常都可能引起胸腔积液或胎儿水肿，甚至导致心力衰竭。其发病机制可能与胸腔积液有关血管发生病变，如双侧上腔静脉发育不全、球形细胞静脉畸形和胎盘绒毛膜血管瘤等有关。

4.非心脏性先天性畸形　主要气管包括肺部畸形，如肺隔离症、肺淋巴管扩张及肺淋巴管发育异常。发病机制可能与基础疾病相关，非心脏畸形存在时，可能上腔和（或）下腔静脉受阻，毛细血管通透性加大，淋巴回流更容易受损，导致CVP升高，所见积液可能是漏出液，也可能是乳糜液。

5.感染　所致胸腔积液原因众多，如病毒感染（疱疹、结合）、细菌感染（B组链球菌、大肠埃希菌）、膈下炎症等均可引起。其主要机制是感染后导致胸膜腔毛细血管通透性降低，回流增加造成的异常积液。

6.其他原因　贫血、尿路梗阻、肿瘤。

（二）获得性

获得性胸腔积液与先天性胸腔积液相似原因众多，但其更为常见。其主要是由于基础疾病或外科情况所致的积液异常聚集，如低蛋白血症、肾脏疾病、上腔静脉综合征、胸部手术或胸腔引流管置管并发症，以及新生儿常见中心静脉置管渗漏等。

1.创伤性乳糜胸　是新生儿常见的胸腔积液原因之一，主要机制是胸导管损伤造成乳糜胸。胸导管损伤原因常见于先天性心脏病术后、先天性膈疝修补术后等。

2.导管相关病因　由于新生儿特殊的生长及营养需求状态，尤其是早产儿需要外周中心静脉置管，但胸腔积液是中心静脉置管常见并发症。其发病机制可能为高渗静脉液体渗入，静脉高压导致胸膜腔积液，并引起一系列临床症状。

3.血胸　新生儿血胸是一种特殊的胸腔积液类型，可能与出血性疾病、DIC或血管异常有关，还有可能是相关胸部术后的并发症。

4.其他病因　部分胸腔积液原因亦为获得性，如感染脓毒症、低蛋白血症及新生儿肺水肿等。

二、诊断

新生儿胸腔积液的诊断一般是根据影像学依据诊断，包括超声检查或胸部X线检查。无论是先天性还是获得性都可以通过影像学检查诊断。

如上所述，先天性胎儿胸腔积液通常以胎儿水肿为表现。诊断时应努力确定胸腔积液的病因，特别是伴有胎儿水肿，根据超声检查结果可确认或排除其他发育异常等病因。

出生后胸腔积液通过胸部X线片进行诊断。对于危重病新生儿，胸部X线片表现为患侧特征性白肺，同时排除肺不张、气胸、呼吸暂停等异常病因情况。必要时可拍摄立位片、侧位片，显示胸腔积液具体变化。超声可协助诊断，确认积液量及准确定位。对于胸腔积液病因的进一步诊断及评估可能影响治疗决策，所以应对有症状的或者中大量的胸腔积液患儿进一步行穿刺或者放置引流管，在改善症状的同时明确病因。

对胸腔积液进行检查以进一步分类积液的潜在病因和类型。

新生儿漏出性胸腔积液通常是CHD或肺部畸形引起静脉高压或堵塞所致。这种情况下产生的积液蛋白质和细胞成分含量较低，因为其是由流体静压升高迫使液体穿过完整的血管壁而产生的。晶体液从中心静脉置管中外渗也可形成漏出液。

新生儿渗出液的特点是蛋白质和LDH含量较高，渗出性胸腔积液是炎症性疾病（如感染或恶性肿瘤）、胃肠外营养液外渗，以及导致乳糜性积液的淋巴管损伤或阻塞导致的。

乳糜液是新生儿胸腔积液的常见原因，其特点是喂养后积液中的蛋白质和脂类含量升高。未进食状态下，积液表现为黄色或轻微浑浊，喂养后乳糜出现在积液中迅速变为乳白色。乳糜液细胞分类计数中以淋巴细胞为主。PICC置管常见的一类并发症需要及时关注及处置。

新生儿胸腔积液的诊断较为简单，通过产前或出生后影像学（超声或X线）检查明确。鉴别难点是明确胸腔积液的病因，特别是有胎儿水肿及大量胸腔积液时伴有严重并发症者，应尽早通过检查结果明确或排除鉴别诊断。

三、鉴别诊断

新生儿胸腔积液的鉴别诊断要点是与可引起相同症状如呼吸窘迫、发绀、气促临床表现的疾病相鉴别。通常以胸部X线片或超声作为辅助检查协助诊断与鉴别诊断。

1.先天性膈疝　产前B超可发现羊水过多、胎儿纵隔偏移、腹腔内缺少胃泡等征象。新生儿出生后即可出现呼吸困难，肺部听诊患侧呼吸减弱或消失，可闻及肠鸣音。胸部X线检查显示胸腔内有胃泡或肠曲影，肺组织受压，心脏和纵隔移位。

2.新生儿短暂性呼吸增快　常见于足月剖宫产儿，临床以呼吸急促为主要表现，胸部X线检查显示肺泡积液征；肺叶间胸膜（多在右肺上、中叶间）和胸腔积液，量少；肺间质呈网状条纹影。

3.新生儿肺炎　主要由细菌或病毒感染所导致。细菌性肺炎胸部X线检查可见肺气肿，斑片影或肺不张等，病毒性肺炎主要表现为肺间质索条影。

4.新生儿持续肺高压　由多种原因所导致的新生儿出生后肺循环压力和阻力正常下降障碍，动脉导管和（或）卵圆孔水平右向左分流持续存在所致的一种新生儿持续缺氧和发绀状态。超声心动图检查发现卵圆孔和（或）动脉导管右向左分流，定量估测肺动脉压力增高即可明确诊断。

5.新生儿呼吸窘迫综合征　由肺表面活性物质缺乏所致。胸部X线检查主要表现为肺野透光度降低，呈毛玻璃样，可见均匀散在细小颗粒和网状阴影，严重者整个肺野呈白肺，可见支气管充气影。

四、治疗原则

（一）病因治疗

积极寻找原因，治疗原发疾病，消除积液导致的呼吸窘迫及呼吸暂停，治疗感染、纠正水、电解质及内环境紊乱等。

（二）对症治疗

1.急性期管理

（1）有症状和（或）伴有大量积液：产前筛查如果诊断明确，可在妊娠中期进行胎儿胸膜腔穿刺以预防肺发育不良，也可在新生儿分娩前进行该操作以促顺利分娩，进行合适的、积极的、并且正确的新生儿复苏。伴有胎儿水肿者，可在胎儿部分娩出后给予气管插管进行子宫外产时治疗（ex utero intrapartum treatment，EXIT），以便在钳闭脐带前引流胸腔积液，这样有利于维持胎儿胎盘循环。产后出现的胸腔积液治疗急救也可采取胸膜腔穿刺术进行抽液体减压，或外科医师安置闭式引流解除压迫缓解临床表现。

（2）胸腔穿刺引流术：对于呼吸功能受损严重的新生儿，在气管插管和正压通气后仍不能获得良好肺通气者，必要时通过穿刺引流方式缓解胸腔积液。患儿取仰卧位，在无菌条件下采用18～20G的血管内导管，于腋中线第5或6肋骨上缘肋间隙垂直进针向后刺入胸膜腔行胸腔积液引流术。撤出穿刺针连接三通管，便于积液抽吸及引流，监测记录引流量。双侧胸腔积液者，可选择首先右侧引流，因为右侧肺容积比左侧大，或者可进行双侧引流术。引流的液体量取决于积液量、婴儿体型及通气情况，建议首次引流量不宜过多过快，以免造成低血容量风险。急性情况缓解后，可以拔出导管，积极监测生命体征、电解质、蛋白水平变化，并及时处理，预防积液的再次发生及循环灌注不足等意外。

（3）水肿患儿可能存在心脏压塞的心包积液，以及腹水可能，积极完善检查协助治疗，患儿复苏时可能需要心包穿刺术和（或）腹腔穿刺术。

（4）无症状或少量胸腔积液：通常不会引起呼吸或循环损伤，可予观察保守处理，不直接干预。监测追踪积液量和（或）积液消退情况，以及心肺功能，如呼吸频率、心率、脉搏血氧饱和度及酸碱状态。如果发生呼吸窘迫或者氧合障碍，可行诊断性穿刺治疗，必要时需穿刺抽液或闭式引流干预。

2.慢性胸腔积液的管理　慢性胸腔积液的治疗主要取决于潜在病因及积液消退速度。对于水肿或非乳糜原因引起的慢性积液，随基础疾病治疗得以缓解，一般可以在相对短的时间内进行多次穿刺抽吸。

（1）胸腔闭式引流同急性期处理。

（2）胸膜固定术：是一种消除胸膜腔间隙以防止胸腔积液复发的操作。积液引流后，将可诱导炎症和纤维化的化学刺激物注入胸膜腔（即化学性胸膜固定术）。该方法用药包括多种物质（滑石、聚维酮碘、四环素、化脓性链球菌等），特别是化疗药物具有潜在毒性，禁用于新生儿和婴儿。

（3）手术治疗：所有内科治疗后无效的慢性胸腔积液，可能都需要手术干预。主要包括机械性胸膜固定术、胸腹腔分流术及胸导管结扎术。

3.乳糜胸的治疗　乳糜性积液患儿进行胸腔积液引流存在困难，因为引流液中存在液体、电解质、蛋白及细胞成分，目前主要治疗方式采用机械通气支持治疗、胸导管引流及营养支持措施，必要时可以给予药物（生长抑素和奥曲肽）等综合管理。

（1）积极监测蛋白、凝血功能及凝血因子情况，蛋白维持在2～2.5g/dl以上。

（2）饮食治疗：关键点是饮食管理减少胸导管淋巴液，可使用含高浓度中链甘油三酯（MCT）和低浓度长链脂肪酸的配方奶粉减少乳糜流，缓解乳糜积液。同时肠内喂养会刺激胸导管淋巴液产生，所以停止经口禁食（nil per os，NPO）使用全肠外营养（TPN）能减少乳糜液。MCT治疗无效时，NPO/TPN方案可减少乳糜液，需注意TPN引起胆汁淤积和中心静脉置管感染等严重并发症。

（3）药物治疗：生长抑素是一种重要的调节激素，还可减少肠道血流，从而减少乳糜的生成速度，生长抑素的半衰期很短。奥曲肽是一种合成类的生长抑素类似物，半衰期长，已有报道称其对饮食管理疗效不佳的慢性乳糜胸有益。总之，现有数据仍不确定奥曲肽用于饮食管理疗效不佳的慢性乳糜胸是否有益。此外，奥曲肽存在显著的不良结局，并且美国FDA尚未批准其用于治疗乳糜胸。因此，奥曲肽应该仅用于难治性病例，并且应该在与患儿父母或法定监护人对相关风险和获益的不确定性进行全面讨论后再开始应用。

4.其他干预措施

（1）机械通气：胸腔积液导致肺通气和换气功能障碍，出现低氧血症及Ⅱ型呼吸衰竭，需要给予相应的机械通气支持治疗，保证机体良好的氧和循环状态，同时保证呼气末气道正压维持肺泡复张的功能残气量。根据临床情况选择经鼻持续气道正压通气

（nCPAP）；无创间歇正压辅助通气（NIPPV）；气管插管常频辅助通气（CMV）；高频辅助通气（HFOV）。

（2）一氧化氮：部分患儿在发生胸腔积液时，易导致新生儿发生肺动脉高压及顽固性低氧血症，可采取一氧化氮吸入治疗肺动脉高压，改善低氧状态，利于基础疾病治疗。

（3）糖皮质激素：可降低炎症反应，减轻感染性胸腔积液的中毒症状，缩短积液吸收时间，减少胸膜增厚粘连，但糖皮质激素具有免疫抑制功能，可导致结核播散，对于新生儿长期作用的研究不明确，应谨慎使用。

（4）介入性心导管术：对于特殊血管异常导致的胸腔积液，如左无名静脉闭塞或狭窄等情况，可行介入性导管术配合治疗，可能取得良好的疗效。

五、临床病案

患儿，男性，其母G_2P_2，胎龄38^{+2}周，Apgar评分1分钟7分。体格检查：呼吸57次/分，心率126次/分，体重4950g，心音有力，无明显杂音，双肺呼吸音粗糙，可闻及散在啰音，腹部查体腹围44cm，腹壁静脉曲张。产前超生诊断胎儿水肿，胸腔积液，心脏右移，羊水量多。出生后患儿面色发绀，心率56次/分，自主呼吸弱约20次/分，立即予以气管插管、胸外心脏按压、球囊加压给氧（氧浓度100%）等抢救，1分钟后心率升至110次/分，肤色转红润，自主呼吸不规则，肌张力稍差，心率146次/分，四肢活动转入新生儿病房。

（一）病案分析

1.病史特点　该患儿为胎龄38周足月儿，出生时有窒息抢救史。产前超生检查提示胎儿水肿，胸腔积液，羊水量多。

2.体格检查　双肺呼吸音粗糙，可闻及啰音，心音有力，心浊音界向右移位，腹围44cm，肝脾无明显长大。

3.分析　该患儿出生有发绀、三凹征、呼吸衰竭表现，超声提示大量胸腔积液，症状符合胸腔积液诊断。患儿出生后经窒息复苏后一般情况可，产前超声提示胎儿水肿伴有胸腔积液，初步考虑胎儿水肿伴胸腔积液。

（二）鉴别诊断要点

患儿出生后给予气管插管复苏抢救，考虑病因时需区别新生儿呼吸窘迫综合征、先天性肺发育异常及膈疝可能。

1.发病年龄时间　足月顺产娩出，出生后出现低氧发绀，呼吸衰竭表现，新生儿呼吸窘迫综合征多见于剖宫产新生儿及早产儿，出现进行性呼吸困难表现。该患儿出生后即出现呼吸衰竭表现，辅助检查未提示膈疝及肺发育异常表现，故可鉴别。

2.体格检查　大量胸腔积液患儿可导致肺通气和换气功能障碍，出现发绀表现，膈疝及先天肺发育异常者，听诊患侧呼吸音相对降低或消失。

3.辅助检查　血常规、生化、心脏彩超、胸腹部彩超检查，胸腔穿刺液生化及培养检查，以排除心脏、血管、感染、发育及乳糜胸等疾病。

（陈 超 张 莉）

参 考 文 献

陈大鹏，母得志，2019. 儿童呼吸治疗学. 2版. 北京：科学出版社.

Bhatt J，Prager J D，2018. Neonatal stridor: diagnosis and management. Clin Perinatol，45（4）：817-831.

Clark C M，Kugler K，Carr M M，2018. Common causes of congenital stridor in infants. JAAPA，31（11）：36-40.

Eichenwald E C，2016. Apnea of prematurity. Pediatrics，137（1）：1-7.

Parkes W J，Propst E J，2016. Advances in the diagnosis，management，and treatment of neonates with laryngeal disorders. Semin Fetal Neonatal Med，21（4）：270-6.

Shillitoe B M J，Berrington J，Athiraman N，2018. Congenital pleural effusions：15 years single-centre experience from North-East England. J Matern Fetal Neonatal Med，31（15）：2086-2089.

Shrestha B，Jawa G，2017. Caffeine citrate - is it a silver bullet in neonatology? Pediatr Neonatol，58（5）：391-397.

第四章

循环系统疾病症状鉴别诊断

第一节 心脏杂音

心脏杂音是心音以外的一种额外声音，在心脏收缩或舒张时血液在心脏或血管内产生湍流所致的室壁、瓣膜或血管振动所产生的异常声音，是具有不同频率、不同强度、持续时间较长的噪杂声。新生儿期病理性杂音主要为先天性心脏病导致。

一、病因

（一）心尖区杂音

1.收缩期杂音　见于梗阻性肥厚型心肌病、房间隔缺损、动脉导管未闭、三度房室传导阻滞。

2.舒张期杂音　见于动脉导管未闭、重度二尖瓣关闭不全、重度主动脉瓣关闭不全、分流量大的室间隔缺损、主动脉缩窄、三度房室传导阻滞。

（二）主动脉瓣区杂音

1.收缩期杂音　见于主动脉瓣上狭窄综合征、先天性二叶主动脉瓣、主动脉缩窄。

2.舒张期杂音　主动脉瓣关闭不全。

（三）胸骨左缘第3、4肋间收缩期杂音

胸骨左缘第3、4肋间收缩期杂音见于室间隔缺损、肺动脉瓣狭窄或漏斗部狭窄、二尖瓣关闭不全、主动脉瓣狭窄、主动脉缩窄、房间隔缺损、梗阻型原发性心肌病、三尖瓣关闭不全等。

（四）肺动脉瓣区杂音

1.收缩期杂音　见于先天性肺动脉口狭窄、肺动脉与分支狭窄、法洛四联症、特发性肺动脉扩张症、原发性肺动脉高压症、继发性肺动脉高压、动脉导管未闭。

2.舒张期杂音　见于原发性肺动脉高压症（风湿性二尖瓣狭窄、先天性心脏病：左—右分流）、先天性肺动脉瘤。

（五）三尖瓣区杂音

1.收缩期杂音　见于乳头肌功能不全瓣膜松弛、先天性心脏病大量左—右分流（房间隔缺损肺静脉畸形引流）、原发性肺动脉高压症。

2.舒张期杂音　见于先天性三尖瓣狭窄、三尖瓣关闭不全大量反流、房间隔缺损大量左向右分流。

二、诊断

诊断需依靠心脏听诊：杂音的部位、杂音出现时间和持续时间、杂音的性质、杂音的强度来定位定性。

三、鉴别诊断

（一）生理性杂音

生理性杂音部位较局限，一般为收缩期杂音（心脏收缩时产生），持续时间短，音调低，随体位、呼吸及运动而改变，如在运动、啼哭或卧位时增强，安静或坐位时减弱。部分新生儿在出生后24小时内，由于卵圆孔未闭或动脉导管未闭等原因，心脏可闻及轻微杂音，一般两三天后即可消失。

（二）周围血管杂音

动脉局部扩张（如动脉瘤）或狭窄（如动脉粥样硬化、缩窄性动脉炎尖）时在病变部位无须加压，相当于心脏收缩期即可闻及杂音。动静脉瘘的瘘管部位可闻及连续性杂音、主动脉瓣关闭不全时，用听诊器胸件轻压肱动脉或股动脉等大动脉，即可闻及两个杂音，称迪罗济埃氏二重杂音。主动脉瓣狭窄的收缩期心脏杂音可沿血流传出，在右锁骨下动脉或颈动脉处听到。曲张的静脉处也能听到连续性杂音。

四、治疗

针对原发病的治疗，如合并先天性心脏病，可选择在适当的年龄进行手术治疗；如患儿伴有心力衰竭，抗心力衰竭治疗。

五、临床病案

患儿，男性，其母G_1P_1，胎龄39周，出生时无窒息，出生后哭声大，无发绀，吃奶好，反应好。查体：体重3200g，出生后第2天在心前区可触及轻微震颤，胸骨左缘第2～5肋间可闻及柔和的2/6级收缩期杂音。辅助检查：心脏彩超提示室间隔膜部缺损（直径4mm）。

（一）病案分析

1.病史特点　该患儿为胎龄39周足月新生儿，出生时无窒息抢救史，无发绀。出生后第2天查体心前区可触及轻微震颤，胸骨左缘第2～5肋间可闻及3级收缩期杂音。辅助检查：心脏彩超提示室间隔膜部缺损（直径4mm）。

2.分析 结合该患儿心脏触诊、听诊及心脏彩超结果，考虑诊断为先天性心脏病：室间隔缺损。

（二）鉴别诊断要点

患儿查体心脏听诊可闻及杂音，需区别生理性杂音还是先天性心脏病所致病理性杂音。新生儿生理性杂音常见于：①肺动脉相对狭窄，出生后肺循环建立，肺血量增多，肺动脉相对狭窄；②暂时性三尖瓣关闭不全；③动脉导管未闭，胸骨左缘第2～3肋间闻及2级收缩期杂音。杂音短暂，持续2～3天后消失，无震颤。对于生理性杂音可继续观察。

该患儿胸骨左缘第2～5肋间收缩期3级杂音持续存在，触诊有轻微震颤，心脏彩超提示室间隔膜部缺损（直径4mm），故诊断室间隔缺损。

（三）随访与治疗

根据室间隔缺损大小及位置，有无合并症及并发症决定随访时间；根据超声心动图和左心室造影，明确室间隔缺损大小、位置，以及与各瓣膜的关系，在适当的年龄选择介入封堵或者外科手术治疗。

（鲁瑞丰　熊　涛）

第二节　低　血　压

新生儿低血压定义为低于同年龄正常值得2个标准差。目前，临床常用的低血压定义是平均动脉压低于新生儿胎龄的周数，但该定义仅适用于胎龄＜30周、出生后3天内的早产儿。有学者认为，如足月儿收缩压＜50mmHg，早产儿收缩压＜40mmHg为低血压。新生儿血压因胎龄、矫正胎龄和出生体重而异（图4-1）。

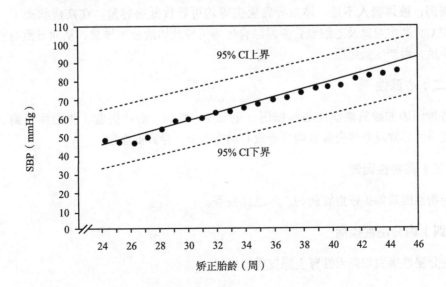

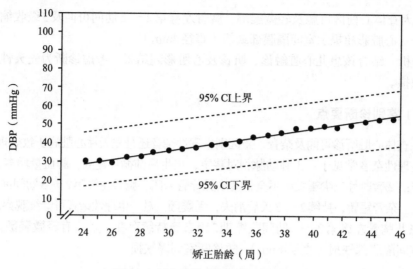

图4-1　新生儿矫正胎龄后血压范围

引自：Zubrow AB，Hulman S，Kushner H，et al，1995. Determinants of blood pressure in infants admitted to neonatal intensive care units：a prospective multicenter study. J Perinatol，15：470-479.

一、病因及高危因素

人体正常血压的维持取决于有效的循环血量、正常的心脏泵血功能和全身血管阻力。低血压是危重新生儿，尤其是极早和超早产儿出生后早期常见的临床症状。早产儿出生后早期由于体循环阻力升高，心肌及外周血管平滑肌发育不成熟，容易发生暂时性肾上腺皮质功能不全、感染、动脉导管未闭等，常出现低血压、休克等心血管功能障碍表现。

（一）有效的循环血量

低血容量及体液分布异常均可导致低血压。在出生前、出生时及出生后，失血、呕吐、腹泻、液体摄入不足、体液异常丢失等均可导致低血容量。在疾病状态下，如感染、NEC、严重窒息及毛细血管渗漏综合征等可导致体液分布异常，从而导致有效循环血量不足，而产生低血压。

（二）心源性

各种原因如缺氧缺血性心肌损伤、先天性心脏病、心律失常、张力性气胸、心肌病、代谢性异常及心律失常等均可导致心功能不全，导致低血压。

（三）药物性因素

药物性因素如扩张血管药物、苯巴比妥等。

（四）内分泌性疾病

内分泌性疾病如先天性肾上腺皮质增生症。

二、诊断

新生儿监测血压，收缩压或舒张压低于同矫正胎龄2个标准差以下时考虑为低血压。此外，足月儿收缩压＜50mmHg，早产儿收缩压＜40mmHg，也可视为低血压。诊断时应注意血压测量的准确性。新生儿血压可通过有创和无创方式进行检测。

（一）无创测量法

无创测量法是通过无创袖带法测量血压。为了获得可靠结果，需要根据测量部位来选择合适尺寸的袖带，并在测量过程中尽量减少肢体移动。袖带气囊应覆盖上臂或大腿长度的2/3。使用合适尺寸的袖带测量时，新生儿期的上肢和下肢血压几乎相等。病历应注明血压测量部位。

（二）有创测量法

通过桡动脉或脐动脉置管（umbilical arterial catheter，UAC）进行直接动脉内测量是最准确的方法，并可提供连续的读数。动脉置管的相关并发症包括血栓形成和感染。因此，只有具备明确的置管临床指征时才应用有创动脉血压监测。通过UAC测量有创血压时，需要恰当校准压力传感器，获得合理的波形，并考虑对导管输液潜在的影响。

三、鉴别诊断

临床检测新生儿低血压时，应该评估患儿外周循环灌注情况，考虑诊断和治疗。外周循环灌注不良征象包括四肢发凉、肢端发绀、苍白、皮肤花斑、前臂毛细血管再充盈时间延迟超过3秒。注意以下问题。

1.评估患儿血压测量的准确性　测量血压时要注意在婴儿熟睡时或安静觉醒状态下测量血压。无创测量血压时，袖带过宽或过窄均可导致错误血压值，有创测量血压时应注意血压监测的波形，如果波形衰减提示置管或传感器内栓子，血压测量有误。无创测量血压应重复测定，不能单独根据一次结果决定临床处理。

2.评估患儿用药情况　是否使用扩血管药物，如酚妥拉明、前列腺素E，是否使用镇静药物，如苯巴比妥、咪达唑仑等。若停止使用导致血压降低的药物后患儿血压恢复正常，则低血压很可能与药物应用有关。

3.若患儿存在低血压，合并外周循环灌注，或尿量减少时，应充分评估患儿低血压病因。

（1）首先评估患儿有无异常体液丢失，如腹泻、呕吐及多尿等情况，有无活动性出血或失血情况，患儿是否存在贫血，必要时行头颅和腹腔B超检查明确有无颅脑、内脏出血、胸腔积液、腹水等。

（2）根据新生儿休克评分方法，评估有无休克。轻度为5分，中度为6～8分，重度为9～10分（表4-1）。

表4-1 新生儿休克评分

评分	皮肤颜色	皮肤循环	四肢温度	股动脉搏动	血压（kPa）
0	正常	正常	正常	正常	＞8
1	苍白	较慢	发凉	减弱	6～8
2	花纹	慢	发冷	消失	＜6

资料来源：吴玉章，韩玉昆，1997.新生儿休克标准探讨.中国实用儿科杂志，12：86-87.

注："皮肤循环"是指压前臂内侧皮肤毛细血管再充盈时间（capillary refill time，CRT），正常＜3秒，较慢3～4秒，慢为＞4秒。

"四肢温度"：发凉为肘膝关节以下，发冷为肘膝关节以上。

（3）通过心脏超声、心电图、无创心功能监测及胸部X线检查等评估患儿心脏功能，是否存在心脏发育异常及心功能不全情况。

（4）评估患儿有无感染征象，注意排除脓毒性休克。

（5）评估患儿有无明显的皮肤及会阴部色素沉着，有无低血糖、低钠血症及高钾血症，患儿外阴生殖器有无发育异常，排除先天性肾上腺皮质增生症。

四、治疗原则

患儿监测血压符合低血压诊断时，应充分评估可能导致低血压的病因，同时如果存在以下情况时应进行干预：胎龄30周以下新生儿平均动脉压持续低于该患儿的胎龄时；低血压伴外周循环灌注不良，少尿时；纠正代谢紊乱，如低血糖、低钙血症、低钠血症，心律失常等疾病后仍有低血压者。

（一）液体复苏治疗

液体复苏治疗首选生理盐水扩容，应用血管活性药物治疗前，扩容总剂量通常在10～20 ml/kg，0.5～1小时内输注完毕，如果低血压为失血所致，可给予红细胞悬液扩容。

（二）血管活性药物

1.多巴胺　是治疗新生儿低血压的一线用药。多巴胺对新生儿体内不同受体的兴奋作用呈剂量依赖性：低剂量时，刺激心脏并改善肾血流；较高剂量时，引起血管收缩，增加外周血管阻力；较大剂量时主要刺激 α_1 受体，导致外周血管显著收缩，增加后负荷和血压，强烈的血管收缩也可使全身血流量减少，从而降低组织灌注。

2.多巴酚丁胺　与多巴胺有相同的正性肌力作用，外周血管收缩作用较弱。主要应用于心源性休克，常与多巴胺联合使用。

3.肾上腺素　常在多巴胺和（或）多巴酚丁胺治疗无效时应用，剂量为0.1～1 μg/（kg·min）。

（三）氢化可的松

氢化可的松主要应用于难治性低血压和肾上腺皮质功能不全。氢化可的松治疗危重新生儿低血压时，建议首剂选用每次1mg/kg，维持剂量0.5mg/kg，每12小时一次，共4剂。

五、临床病案

患儿，男性，出生23天，其母G_2P_2，胎龄39^{+3}周，因发热2天入院。入院前2天，患儿与"感冒"患者密切接触后出现发热，体温最高39℃，无腹泻、无咳嗽、无呕吐，就诊于当地医院，诊断"新生儿上呼吸道感染"，予口服对乙酰氨基酚（具体量不详）后仍有反复发热，伴精神差，奶量减少。患儿为纯母乳喂养，入院当天未解大便，小便量少。

体格检查：T 39℃　R 69次/分，HR 180次/分，BP 48/35mmHg。体重4400g，前臂CRT 4秒。反应稍差，皮肤颜色稍苍白，肢端以肘膝关节以下凉，皮肤无明显黄染，双肺呼吸音粗，未闻及啰音，心音低钝，律齐，未闻及杂音，腹软，肝脾未扪及肿大，股动脉搏动消失，肌张力及原始反射稍差。余未查及异常。患儿入院后查血常规示WBC $24×10^9/L$，N 90%，Hb 140g/L，PLT $120×10^9/L$；PCT 5ng/ml、CRP165mg/L。

（一）病案分析

1.病史特点　该患儿为胎龄39^{+3}周足月晚期新生儿，起病急，病程短。主要因发热入院，病前有与感冒患者密切接触史。

2.体格检查　体温升高，血压降低，伴心率增快，心音低钝外周循环灌注不良（皮肤稍苍白，股动脉搏动消失，肢端凉，CRT延长）。

3.实验室检查　PCT 5ng/ml、CRP165mg/L，均明显升高。

4.分析　该患儿收缩压<50mmHg，休克评分7分，低血压休克，原因是脓毒血症所致。

（二）鉴别诊断要点

患儿主要症状为发热，伴有灌注不良表现，考虑感染导致，需鉴别是否有低血容量性休克。

1.患儿为晚期新生儿，有发热及循环差表现，要鉴别有无发热导致丢失体液过多所致低血压和休克。该患儿病史中无明显大汗淋漓，无腹泻、呕吐等异常体液丢失，体格检查无脱水征，不支持低血容量性休克。

2.患儿为晚期新生儿，纯母乳喂养，还要注意晚发型维生素K缺乏导致的出血性休克。患儿病史中无呼吸道及消化道出血情况，前囟张力不高，体格检查：未查及活动性出血表现，如脐部出血、消化道出血、皮肤出血等表现，无贫血貌。辅助检查：有明显炎症指标升高，提示感染。患儿无红细胞、血红蛋白、血细胞比容下降，故不支持低血容量性休克。

（鲁瑞丰　熊　涛　石　晶）

第三节　高　血　压

入院新生儿1%～2.5%的患儿可检测到高血压。新生儿高血压定义为在3个不同时点监测的收缩压（systolic pressure，SP）或舒张压（diastolic pressure，DP）持续高于同矫正胎龄新生儿血压的第95百分位（见图4-1）或均数＋2SD。有学者认为，足月儿SP/DP＞90/60mmHg、早产儿SP/DP＞80/50mmHg，或平均动脉压持续高于70 mmHg者诊断为高血压患儿。严重高血压可并发循环衰竭、呼吸衰竭、颅内出血等而直接威胁新生儿的生命。

一、病因与高危因素

新生儿高血压可分为原发性和继发性两大类，以继发性高血压为主，占65%～80%。原发性高血压可能的高危因素包括遗传因素、肥胖、膳食和喂养、母亲妊娠期各种相关因素（如妊娠期高血压、胎儿宫内发育迟缓）等。继发性高血压的原因复杂，具体见表4-2。

表4-2　新生儿继发性高血压的病因

肾血管病	肿瘤
脐静脉插管伴（主动脉或肺动脉）血栓形成	肾母细胞瘤、神经母细胞瘤、嗜铬细胞瘤
肾动脉狭窄或发育不全	神经源性
特发性动脉钙化	疼痛（术后疼痛或操作性疼痛）
半乳糖唾液酸沉积症	癫痫
肾实质疾病	颅内出血
多囊性肾病、多囊肾发育不良	颅内压增高
肾发育不良	药物
肾脏梗阻性病变	地塞米松
急性肾小管坏死、间质性肾炎、肾皮质坏死	咖啡因/茶碱
溶血性尿毒症综合征	去氧肾上腺素
心肺疾病	维生素D中毒
主动脉缩窄	促红细胞生成素
动脉导管未闭	母亲应用可卡因、海洛因
支气管肺发育不良	其他
内分泌疾病	液体或钠盐摄入过多
醛固酮增多症	接受体外膜肺治疗
甲状腺功能亢进	换血
先天性肾上腺增生症	遗传性疾病（如利德尔综合征）

二、诊断

（一）病史

首先要采集完整的病史，注意收集围生期各种危险因素，如有无家族性肾脏病史。母亲是否有妊娠期高血压、海洛因或可卡因应用史，产前检查胎儿是否有肾脏结构或血管畸形、腹部包块等，围生期是否有窒息史。新生儿病史回顾：是否使用过脐动脉插管，是否应用过影响血压的药物，是否存在高血压相关的疾病（如支气管肺发育不良、颅内出血、先天性心脏病等）。大多数高血压新生儿可无症状，有临床症状的也不典型，如呼吸加快、呼吸暂停、心率较快、拒奶、惊厥、嗜睡、少尿、多尿、血尿等。严重病例还会出现充血性心力衰竭、心源性休克。

（二）体格检查

血压测定，除要注意血压升高的程度外，还需记录持续的时间及脉压等数据。注意观察患儿是否存在特殊外貌；心肺查体有无呼吸音改变、心脏有无杂音。四肢血压的测定及双腿股动脉搏动可以辅助判断是否存在主动脉狭窄。注意腹部是否有包块，触诊肾脏大小，听诊是否有血管杂音，肾脏长大可提示尿路梗阻、肿瘤、多囊肾等。

（三）辅助检查

1.实验室检查　包括尿培养、尿液分析，以及血浆肾素活性、血尿素氮、血清肌酐、电解质和钙监测。内分泌疾病筛查还应测定皮质醇、甲状腺素、醛固酮等。

2.影像学检查

（1）多普勒超声：肾脏多普勒超声检查有助于识别多囊肾、肾肿瘤、结石及尿路梗阻。多普勒血流检查可协助诊断肾脏血栓形成及主动脉血栓。

（2）血管造影：是诊断肾血管性高血压的"金标准"。

（3）胸部X线片：明确有无充血性心力衰竭，还可以排除支气管发育不良，评估心脏是否存在畸形。

（4）其他：超声心动图、头颅超声和核素扫描等。

三、病因鉴别诊断

新生儿高血压病因鉴别诊断见表4-3。

表4-3　新生儿高血压的病因鉴别

临床表现及辅助检查	可能病因
血尿、水肿	肾实质性疾病
上腹部正中或略靠左侧肋弓下闻及血管杂音	血管疾病，如肾动脉狭窄
上肢血压高于下肢20mmHg，足背动脉搏动异常	主动脉狭窄
缺氧窒息史	颅内出血、颅内高压或缺氧缺血性脑病
血压严重持续增高	嗜铬细胞瘤及肾动脉狭窄
血压轻度增高，脉压增大	动脉导管未闭、主动脉关闭不全和甲状腺功能亢进
脐动脉插管史	肾动脉血栓形成
腹部发现肿块	多囊肾、肾盂积水或其他肿瘤，如肾母细胞瘤、神经母细胞瘤

四、治疗原则

首先应治疗原发病，纠正可能引起高血压的医源性因素（如停用引起高血压的药物、避免液量过多或疼痛等）。同时监测患儿血容量情况，可适当控制液体出入量，限制钠盐摄入。然后根据临床情况选择合适的抗高血压药物。

（一）药物治疗

药物治疗见表4-4。

表4-4　新生儿高血压的治疗药物

分类	名称	途径	剂量	备注
血管紧张素转换酶抑制药	卡托普利	口服	每次0.01～0.5mg/kg，3次/日 最大剂量2mg/（kg·d）	第一剂可引起血压快速下降，检测电解质和肌酐
	伊那普利	口服	每次0.08～0.60mg/kg，1～2次/日	
α和β受体阻滞药	拉贝洛尔	口服	每次2mg/kg，2次/日	心力衰竭和肺部疾病相对禁忌
		静脉	0.2～1.0mg/kg，0.25～3.0mg/（kg·h）	
β受体阻滞药	普萘洛尔	口服	0.5～1.0mg/kg，3次/日 最大剂量8～10mg/（kg·d）	检测心率，BPD患儿禁用
	艾司洛尔	静脉	100～300μg/（kg·min）	短效，需静脉持续滴注
钙通道阻滞药	氨氯地平	口服	0.06mg/kg，1～2次/日 最大剂量0.6mg/（kg·d）	均可引起反射性心动过速
	伊拉地平	口服	0.05～0.15mg/kg，3～4次/日 最大剂量0.8mg/（kg·d）	
	尼卡地平	静脉	0.5～4μg/（kg·h）	
中枢α受体阻滞药	可乐定	口服	0.05～1.0mg/kg，2～3次/日	可能引起嗜睡、口干
利尿药	氯噻嗪	口服	5～15mg/kg，2次/日	检测电解质
	氢氯噻嗪	口服	1～3mg/kg，1次/日	
	螺内酯	口服	0.50～1.50mg/kg，3次/日	
血管舒张剂	肼屈嗪	静脉	0.15～0.60mg/kg，每4小时一次	副作用有心动过速、液体潴留
		口服	0.25～1.0mg/（kg·d），3～4次/日 最大剂量7.5mg/（kg·d）	
	米诺地尔	口服	0.10～0.20mg/kg，2～3次/日	对难治性高血压效果较好
	硝普钠	静脉	0.5～10μg/（kg·min）	长时间应用可发生硫氰酸盐毒性作用或肾衰竭

（二）外科治疗

新生儿高血压很少需要外科手术。少数需要手术治疗的疾病包括肾动脉狭窄、肾静脉血栓、尿路梗阻、多囊肾疾病、肾盂输尿管交界处梗阻、肾胚胎瘤、神经母细胞瘤或主动脉缩窄等。

五、临床病案

患儿，男性，出生1小时，因气促40分钟入院。胎龄38周，剖宫产娩出，出生体重3200g，无宫内窘迫、胎膜早破及出生窒息史。母妊娠期无合并症。出生后10分钟出现气促，伴呻吟、吐沫，收入新生儿病房。入院后查体：呼吸60次/分，心率144次/分，右上肢血压119/79mmHg，左上肢血压110/70mmHg，右下肢血压70/40mmHg，左下肢血压65/35mmHg。心律齐，心音有力，胸骨左上缘可闻及2/6级收缩期杂音。双肺呼吸音稍粗糙，未闻及啰音。腹软，肝脏肋下2cm，剑突下2cm可扪及，质软，边锐。脾脏未扪及肿大。股动脉搏动较弱。神经系统查体无异常。出生后3个不同时点测得上肢血压均高于下肢。辅助检查：出生后第1天行心脏超声示主动脉缩窄，房间隔缺损，动脉导管未闭。头颅、双肾、肾血管B超未见异常，胸部X线片检查提示新生儿湿肺，心脏大小未见异常。血常规、肝肾功能及凝血功能未见异常。入院后给予吸氧、保暖等治疗后患儿气促及呻吟缓解，出生后第2天吃奶时偶有口周及四肢末梢发绀。考虑诊断：新生儿湿肺；先天性心脏病：主动脉缩窄。

（一）病案分析

1.病史特点　患儿为早期新生儿，起病急，病程短。主要因气促入院，无明显呼吸困难及发绀，入院对症治疗后气促好转。

2.体格检查　入院后查体发现患儿上肢血压高于下肢，胸骨左上缘闻及杂音，双肺呼吸音粗糙，余查体未见明显异常。

3.分析　该患儿在不同时点检测血压均高于同纠正胎龄、同性别新生儿的第95百分位，故考虑患儿存在高血压。并且上肢与下肢血压差大于20mmHg，查体可闻及胸骨左缘收缩期杂音，股动脉搏动较弱，结合出生后心脏超声结果，考虑患儿高血压可能为主动脉缩窄所致。

（二）鉴别诊断要点

新生儿高血压早期通常缺乏特异性的临床表现，常在临床常规查体时发现高血压。该患儿因呼吸道症状入院，入院后发现高血压，病因鉴别时需与心血管、肾脏、中枢神经系统疾病等所致高血压相鉴别。

1.患儿无围生期窒息抢救史，入院后尿常规、肾脏及肾血管B超、肾功能未见异常，故肾实质肾血管性疾病可排除。

2.患儿无神经系统症状体征，颅脑B超未见脑水肿及颅内出血征象，中枢神经系统病变所致高血压可排除。

3.凝血功能检查未见异常，无脏器血栓形成征象，故血栓性高血压可排除。

（吴　甜　熊　涛　石　晶）

第四节　心律失常

新生儿心律失常是指心脏搏动的频率、节律、部位或心电活动顺序的异常，是因心肌自律性、兴奋性和传导性改变而引起的。新生儿本身心脏传导系统发育未成熟，因此临床上易出现心律失常。据报道，心律失常在新生儿中的发生率为1%～5%。随着心电监护和床旁心电图的应用日益增加，更易发现心律失常。新生儿心律失常有自身的发生特点：功能性及暂时性心律失常多见，仅少数为严重心律失常；预后较好，主要取决于原发病的严重程度。

一、病因

新生儿心律失常的病因比较复杂，易受围生期各因素的影响，常见病因如下所述。

1.器质性心脏病　先天性心脏病、病毒性心肌炎、心肌病、心脏肿瘤等。

2.围生期窒息、缺氧　是引起新生儿心律失常的最常见原因，可引起心肌缺氧缺血性损伤，进而影响传导系统功能。

3.感染性疾病　另一引起新生儿心律失常的常见原因，以宫内感染多见，其他还包括新生儿肺炎、败血症、上呼吸道感染、肠道感染等。

4.电解质及代谢紊乱　多种电解质紊乱可致心律失常，如低血钾、高血钾、低血钙、低血糖、酸中毒等。

5.围生期药物　如洋地黄、利多卡因、西沙必利等。

6.新生儿心导管检查、中心静脉置管及心脏外科手术易诱发心律失常。

7.遗传性疾病　如特发性长QT综合征、家族性短QT综合征等。

二、常见类型

新生儿期各种心律失常都可发生，较常见的是室上性心动过速，常做如下分类，见表4-5。

表4-5　新生儿心律失常分类

窦性心律失常	异位搏动及异位心律	传导异常
窦性心动过速	期前收缩（房性、结区性、室性）	窦房传导阻滞
窦性心动过缓	室上性心动过速	房室传导阻滞
窦性心律不齐	心房颤动	束支传导阻滞
窦性停搏	心房扑动	预激综合征
病态窦房结综合征（窦房结功能不良）	室性心动过速	
	心室扑动及心室颤动	

根据是否存在严重的临床表现，可分为良性及非良性。良性心律失常，既无严重临床表现，也无需特殊治疗，预后良好，如窦性心律不齐、房性期前收缩及偶发的室性期前收缩等。非良性心律失常，包括室上性心动过速、窦房结功能不良、房室传导阻滞、室性心动过速、特发性长QT综合征、甚至室性颤动等。

根据心室率，可分为快速型及缓慢型。快速型心律失常：包括室上性心动过速（预激综合征、房性心动过速）、加速性室性自主心律、室性心动过速等。缓慢型心律失常包括窦性心动过缓及各种类型的房室传导阻滞。

三、诊断

（一）窦性心律失常

1.窦性心动过速 是指新生儿窦房结冲动形成的频率超过正常范围上限。生理性原因，如哭叫、活动、疼痛、恐惧等引起交感神经兴奋；病理性原因，如发热、各种感染、贫血、出血、甲状腺功能亢进、心肌炎、心力衰竭、休克等。窦性心动过速还可由阿托品、肾上腺素等拟交感神经药物引起。诊断要点如下所述。

（1）心率：超过新生儿正常心率范围。足月儿心率上限为175～190次/分，早产儿上限可达195次/分。

（2）心电图特征：P波具有相同的形状，在Ⅰ、Ⅱ、aVF导联直立，aVR导联倒置。P-R间期不短于0.08秒。同一导联P-R间期差＜0.12秒。

2.窦性心动过缓 是指新生儿窦房结冲动形成的频率低于正常范围下限。主要是迷走神经兴奋性增高所致，也可能是窦房结异常引起。窦性心动过缓可见于正常新生儿的一些生理活动，如睡觉、打嗝、打呵欠、排便等。其他病理情况包括新生儿窒息、呼吸暂停、低体温、颅内压升高（如颅内出血、颅内感染）、甲状腺功能低下，或是合并先天性心脏病、心肌病及应用某些药物如洋地黄、利多卡因等均可导致窦性心动过缓。诊断要点包括心率低于新生儿的正常下限，即90次/分；心电图具备窦性心律的特征。

3.窦性心律不齐 是指窦房结发放的激动不匀齐。其主要受迷走神经张力强弱的影响，发生多与呼吸周期有关，心率在吸气时加速，呼气时减慢，但也有与呼吸无关者。诊断要点包括心电图具备窦性心律的特点；P-P间期＞0.12秒，在同一导联不相等。

4.窦性停搏和窦房传导阻滞 窦房结在一定时间内停止发放激动。窦房结产生的冲动在向心房传导期间被阻断称为窦房传导阻滞，常表现为新生儿窦房结功能不良，也可见于洋地黄、奎尼丁等药物中毒和电解质紊乱（如高血钾）。临床上窦性停搏和窦房传导阻滞时间过长，若无交界区逸搏代偿时，可致心源性脑缺血综合征，甚至死亡，为新生儿严重心律失常。窦性停搏心电图为窦性心律，出现一个较长的长短不等的间歇，其间不出现P-QRS-T波。如果房室交界区的功能正常，可出现逸搏心律。应与二度Ⅱ型窦房阻滞相鉴别。

窦房传导阻滞分为三度：一度传导延迟，心电图上表现不明显。二度为部分不能下传，类似房室传导阻滞，分为Ⅰ型和Ⅱ型。Ⅱ型应与窦性停搏相鉴别，两者在心电图上均显示出一个长歇（即无波形）。但窦房传导阻滞者的长P-P间期与短P-P同期有倍数关系，而窦性停搏没有此关系。三度窦房传导阻滞是窦房结的激动无法下传，出现心搏停止。

5.窦房结功能不良　是指由于某些病理原因或自主神经功能紊乱，窦房结不能正常发出冲动或冲动被阻断。分为两类，一类是症状性的，新生儿（尤其是早产儿）窦房结发育不良，或多种因素（如新生儿窒息、呼吸系统疾病等）均可引起窦房结缺血、缺氧，进而出现一系列的临床症状。另一类是非症状性的，多见于窦房结先天性发育异常、结构异常、变性、坏死，多与器质性心脏病、病毒性心肌炎及心外科手术损伤有关。诊断要点包括下述几项。

（1）临床表现：除原发病表现外，以出生后发绀、气促、心律改变为主要表现。其中心律以心率缓慢为主要变化者，可存在慢快心率交替、漏搏等。严重的可出现心排血量减少导致神经系统缺氧表现，如惊厥、阿-斯综合征等。

（2）心电图：窦性心动过缓重复出现，P波形态有异常，可有窦性停搏、窦房传导阻滞及慢快综合征等。

（3）窦房结功能检测：阿托品试验和食管心房调搏可确诊。

（二）期前收缩

期前收缩是指异位起搏点的激动比正常心律早，导致心脏提前搏动。期前收缩可发生于健康新生儿，尤其是早产儿，且以房性期前收缩最多见。期前收缩与心脏传导系统发育不成熟有关，因此随着年龄增长期前收缩可能消失。期前收缩也可见于器质性心脏病、电解质平衡紊乱、感染、药物影响等。

1.房性期前收缩　①P′波提前，形态与窦性P波略有不同。②P-R间期＞0.10秒。③期前出现的P′波后可无正常QRS波（未下传或轻度畸形）。④不完全性代偿间歇。

2.交界性期前收缩　①QRS提前出现，形态正常。②QRS前后无P波或有逆传P波（P′-R间期＜0.10秒，R-P′间期＜0.20秒）。③完全性代偿间歇。

3.室性期前收缩　①提前出现的QRS波，其前无有关P波。②QRS波增宽（时限＞0.10秒），T波与主波方向相反。③完全性代偿间歇。

（三）阵发性室上性心动过速

阵发性室上性心动过速是指房性或交界区性心动过速，多数与折返激动有关，其次也可由自律性增加引起，多见于无器质性疾病的患儿，约50%以上的预激综合征患儿可发生阵发性室上性心动过速，也可发生于感染、洋地黄中毒、某些器质性心脏病、心肌炎、心导管检查及心外科手术后。诊断要点如下所述。

1.临床表现　突然发生，骤然停止，心率固定而规则，一般230～320次/分。心动过速增加了心肌氧耗量，心排血量减少。患儿可出现呼吸急促、口周发绀、烦躁不安、拒奶等表现。若发作时间长达24小时以上，则易发生心力衰竭或者休克。

2.心电图

（1）出现至少3个以上的连续性室上性期前收缩，R-R间期绝对均齐。

（2）房性者有P′波，结性者无P波或有逆传的P′波。

（3）QRS波群形态多数正常，存在室内差异性传导时，QRS波增宽。

（4）心动过速且发作时间较久时，由于心肌供血不足，可出现ST段降低或T波倒置。

（四）阵发性室性心动过速

阵发性室性心动过速在新生儿不多见，易导致血流动力学障碍，是一种严重的心律失常。其多见于严重的器质性心脏病、全身性疾病、电解质紊乱及药物中毒等。诊断要点如下所述。

1.临床表现　症状较严重，易出现心力衰竭和休克，常有心悸、乏力、末梢循环不良等表现，甚至出现心源性脑缺血，致抽搐、惊厥等。

2.心电图　有3个或3个以上连续的室性期前收缩，ORS波宽大畸形，与P波各自独立，心室率150～200次/分。

（五）房室传导阻滞

新生儿期房室传导阻滞是较常见的缓慢型心律失常，按严重程度可分为一度、二度及三度。除一些后天的影响因素外，先天性房室结发育不良、胎儿期房室结损伤多引起三度房室传导阻滞。诊断要点如下：

1.一度房室传导阻滞　一般无临床症状，听诊可发现第一心音减弱。心电图：P-R间期固定延长（＞0.12秒），房室比例维持1∶1。

2.二度房室传导阻滞　窦房结发出的冲动只有部分传导至心室，表现出不同程度的漏搏，临床症状与阻滞程度有关，心率过于缓慢时可出现头晕、心悸等。心电图显示，Ⅰ型：P-R间期随每次心脏搏动逐步延长，直至P波后一个QRS波脱漏，呈规律性改变，多见于地高辛中毒；Ⅱ型：P-R间期正常，固定不变，P波后QRS波呈周期性地脱漏，有可能发展为三度房室传导阻滞。

3.三度房室传导阻滞　心房激动完全不能下传至心室，心房、心室收缩相互独立，且心室率＜心房率，心室率一般40～80次/分。心电图中QRS波增宽表示起搏点在希氏束以下。因心搏量减少，可出现乏力、眩晕，甚至阿-斯综合征、心力衰竭。

四、治疗原则

（一）病因治疗

新生儿心律失常大多数无症状，不需要特殊治疗，特别是一过性的良性心律失常。原发疾病的治疗对心律失常本身十分重要，如抗感染治疗、纠正水盐电解质紊乱及酸中毒、部分先天性心脏病的治疗等。

（二）不同类型心律失常治疗

1.窦性心律失常　新生儿心动过缓严重者（心率＜70次/分）、窦房传导阻滞或窦性停搏者，可给予阿托品、异丙肾上腺素以提高心率。若窦房结发生了不可逆的损伤，除积极治疗原发病以外，同时应给予心肌营养药物，如维生素C、1,6-二磷酸果糖、泛醌10，腺苷三磷酸等。

2.期前收缩　对于期前收缩频发且有倾向发展为心动过速者，可给予普罗帕酮治疗，用法为每次5mg/kg口服，每日3～4次。

3.阵发性室上性心动过速

（1）兴奋迷走神经：潜水反射法，即用冰水浸毛巾或冰水袋敷盖患儿面部，通过突然的寒冷刺激兴奋迷走神经反射而终止发作。

（2）药物治疗

1）地高辛：常用药，尤其针对合并心力衰竭者。采用快速饱和法给药，心肌炎、伴有房室传导阻滞或肾功能不全者慎用剂量。足月儿0.03mg/kg饱和量，早产儿0.02mg/kg饱和量，首剂为1/2饱和量，剩余量再分两次给药，给药总时长不超过8小时。

2）普罗帕酮：对折返性心动过速、自律性增高均有效，用量每次1mg/kg，加入5%～10%葡萄糖溶液缓慢静脉注射。首剂无效者20分钟后可再重复。

3）普萘洛尔：多用于QRS波增宽或伴有预激综合征者。

4）腺苷三磷酸：用于停止心动过速发作，剂量50μg/kg；每2分钟加50μg/kg，直至恢复窦性心率，最大剂量250μg/kg，静脉注射。但需注意心脏停搏等严重不良反应。

（3）其他治疗：药物治疗无效者，可采取同步直流电击术、食管心房调搏及射频消融术等，但这些方法在新生儿中的使用仍在探索阶段。

4.阵发性室性心动过速　首选利多卡因，每次1mg/kg稀释后缓慢静脉注射，无效时可再重复1次。室性心动过速纠正后静脉滴注维持。此外，对洋地黄中毒者可用苯妥英钠，其他可用药物包括普罗帕酮或普萘洛尔等。

5.房室传导阻滞　除针对病因治疗外，当心率过缓或有自觉症状时，可用阿托品和异丙肾上腺素治疗。若完全性传导阻滞出现心力衰竭，应立即给予地高辛和利尿药等抗心力衰竭治疗，伴有心肌疾病者应慎用地高辛。

如出现以下情况应安装起搏器：①药物治疗无效者；②新生儿心室率持续缓慢，小于50次/分，尤其是出现心源性脑缺氧综合征者；③QRS时限延长并出现心力衰竭者；④伴有先天性心脏病，且需手术治疗，需在手术过程中安放临时起搏器。

五、临床病案

患儿，男性，其母$G_2P_1^{+1}$，胎龄30^{+2}周，Apgar评分1分钟7分，可疑宫内窘迫史，以烦躁、气促、拒奶为主要表现。体格检查：呼吸62次/分，心率280次/分，体重1280g。神志清楚，口唇发绀，双肺呼吸对称，未闻及干湿啰音。心音较低钝，可闻及奔马律。肝脏稍大，脾脏肋下未触及。腹部及神经系统查体阴性。入院后患儿出现阵发性心率加快，且突发突止。辅助检查：床旁心电图示P波不易辨认，出现3个以上连续而快速的室上性期前收缩，R-R间期规则，QRS形态多数正常（图4-2），予潜水反射法后可缓解。

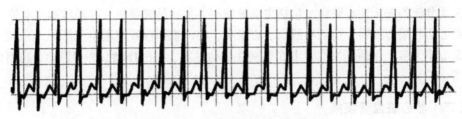

图4-2　心律失常病案分析心电图

（一）病案分析

1.病史特点　该患儿为胎龄30^{+2}周极早产儿，有可疑宫内窘迫史，出生时有轻度窒息。出生后出现阵发性心率加快（心率＞250次/分），突发突止，伴有烦躁、气促、拒奶等表现。潜水反射法可缓解病情。

2.体格检查　口唇发绀，心音较低钝，可闻及奔马律。腹软，肝脏稍大。

3.分析　该患儿以阵发性心率加快为主要表现，突发突止的发作特点，刺激迷走神经后可缓解发作，结合心电图结果，初步考虑该患儿心律失常的类型为阵发性室上性心动过速。

（二）鉴别诊断要点

患儿心率快，需要与窦性心动过速相鉴别。阵发性室上心动过速一般心率＞230次/分，心律整齐，可突然发作，突然停止，刺激迷走神经可终止发作，长时间发作的阵发性室上性心动过速可导致心力衰竭。窦性心动过速一般心率不超过220次/分，心律一般不匀齐，不会伴有心力衰竭表现，故临床排除。

（吴　甜　熊　涛）

第五节　心力衰竭

心力衰竭（heart failure）是一个病理生理概念，以血流动力学异常为特征，心排血量不能满足全身组织代谢所需的状态，是新生儿期常见的危急重症，如不及时处理，常可危及患儿生命。

一、病因

（一）心脏血管疾病

1.左向右分流的先天性心脏病　包括动脉导管未闭、室间隔缺损、房间隔缺损、心内膜垫缺损、肺静脉异位引流、主肺动脉开窗、主动脉弓离断等。

2.右向左分流的先天性心脏病　包括完全性大动脉转位、永存动脉干、三尖瓣闭锁、左心发育不良综合征等。

3.无分流的先天性心脏病　包括主动脉缩窄、主动脉瓣狭窄、肺动脉瓣狭窄等。

4.心肌收缩力减弱　包括心肌病、心肌炎、心内膜弹性纤维增生症等。

5.心律失常　包括阵发性室上性或室性心动过速、心房扑动、心房颤动、房室传导阻滞等。

（二）非心脏血管疾病

1.低氧血症，包括新生儿窒息、肺出血等。

2.内环境紊乱，包括低钙血症、低镁血症、低血糖、酸中毒等。

3.严重贫血，包括胎胎输血、严重的Rh溶血、ABO溶血等。

4.严重感染，包括新生儿败血症、重症肺炎等。

二、病理生理

（一）调节心排血量的主要因素

1.容量负荷　又称前负荷。回心血量或心室舒张期末容量，通常用舒张期末压表示。在一定范围内，心室舒张期末容量增加时，心肌纤维拉长，心肌收缩力增强，心排血量增加，但超过一定范围，心排血量反而下降。

2.压力负荷　又称后负荷。心室开始收缩时承受的负荷，可由心室收缩射血时收缩压或主动脉压表示。在心肌收缩力和前负荷恒定时，后负荷下降，心排血量增加，后负荷增加，心排血量减少。

3.心肌收缩力　是指心肌的收缩能力，受交感神经系统调节，心肌收缩力增强时，心排血量增加。

4.心率　心排血量＝心率×每搏量。在一定范围内，心率增快可以增加心排血量；但当心动过速，心室充盈期短，心搏量减少，心排血量反而下降。

5.心室收缩协调性　心室收缩时，室壁运动协调可维持最大每搏量。心肌缺血可致室壁矛盾运动，心律失常可致房室运动不协调，均可导致每搏量下降，因而心排血量下降。

（二）心力衰竭的代偿机制

1.心室扩张，维持每搏量。

2.心室肥厚，通过增加心肌收缩单位以增加心肌收缩力。

但心室扩张、肥厚过重时，心肌能量消耗增多，冠状动脉供血不足，可使心肌收缩力减弱，心排血量也随之降低，最终导致心力衰竭加重。

3.神经内分泌系统调节失衡是心力衰竭发生的基本原因。在心力衰竭早期，这些调节机制有利于提高每搏量，使心排血量满足机体的需要，随着心力衰竭发展，逐渐转为不利因素，出现心功能失代偿。

（1）交感神经系统：心排血量下降使交感神经系统兴奋，释放大量去甲肾上腺素和肾上腺素到血液循环中，血中儿茶酚胺水平升高，使心肌收缩力增强，心率增快，外周血管收缩，在心力衰竭早期可以维持心排血量。但儿茶酚胺水平持续增高，可以使心肌代谢增加，耗氧增加；心肌β受体下调，心肌收缩力下降；外周血管收缩，心脏后负荷增加，组织灌注不足；直接心肌毒性作用，引起心肌坏死；激活肾素－血管紧张素－醛固酮系统，加重外周血管收缩及水钠潴留。

（2）肾素－血管紧张素－醛固酮系统：心排血量下降，肾血流灌注降低及交感神经兴奋，刺激肾小球旁器释放肾素，从而激活肾素－血管紧张素－醛固酮系统，引起外周血管收缩，水钠潴留。

（3）心房利钠肽：由心房肌合成，具有利钠、排尿、扩张血管、抑制肾素－血管紧张素－醛固酮系统作用。心力衰竭早期，利钠肽的活化具有利钠排尿的作用，可延缓病情进展。严重心力衰竭时，其作用不明显，可能与受体下调后信号传导改变有关。

（4）内皮素：血管内皮分泌的血管活性物质，调节血管的舒张和收缩反应。内源性的收缩血管物质有内皮素等，舒张血管物质有一氧化氮（NO）、前列环素（PGI_2）等。心力衰竭时，心肌供氧不足，血管内皮受损，收缩血管物质分泌增多，舒张血管物质分泌减少。内皮素具有强烈收缩血管的作用，加重心脏后负荷及心肌缺血，并可引起肺动脉高压，促进血管平滑肌、心肌细胞生长和增长。

（5）血管升压素：心排血量下降时，心血管压力感受器刺激垂体后叶释放血管升压素，血液中的血管紧张素Ⅱ水平升高也可促进血管升压素分泌。血管升压素具有收缩血管及抗利尿作用。

（6）细胞因子：许多研究发现，许多细胞因子如肿瘤坏死因子-α（TNF-α）、白细胞介素-2（IL-2）、白细胞介素-6（IL-6）均参与了心力衰竭的发展。其血浆浓度与心力衰竭的临床表现相关。

三、诊断

（一）病史

心力衰竭多在各种心血管疾病或其他疾病的基础上发生，应询问有无心血管基础疾病及出生时有无缺氧窒息史等。

（二）临床表现

新生儿早期表现常不典型，且左心衰竭与右心衰竭不易区分，通常表现为全心衰竭。主要临床表现如下所述。

1.心功能减退的表现。

（1）心率改变：心率增快，可使心排血量增加，是一种代偿机制，安静时可心率＞160次/分。但心率增快使心室舒张期充盈减少，故代偿能力有限。心力衰竭晚期也可表现为心动过缓，心率＜100次/分。

（2）喂养困难、多汗：患儿易疲劳，常表现为食欲下降、拒奶、吸吮能力差、活动减少等，由于交感神经系统兴奋，儿茶酚胺分泌增加，患儿出汗较多，尤其吃奶后睡眠时明显。

（3）奔马律：舒张期奔马律是由于心室突然扩张与快速充盈所引起的，提示心功能严重受损。心力衰竭控制后，奔马律消失。

（4）末梢循环差：血压降低，脉压减小，四肢末梢发凉，皮肤可见花斑。

2.肺循环淤血的表现

（1）呼吸急促：由于肺静脉淤血，肺毛细血管压力升高，发生肺间质水肿，患儿安静状态下呼吸＞60次/分，严重时可伴有呻吟、鼻翼扇动、三凹征、发绀等表现。

（2）肺部啰音：肺静脉淤血，导致肺间质水肿或肺泡渗出增加，可闻及干性或湿性啰音。

3.体循环淤血的表现

（1）肝大：是体循环淤血最早且最常见的体征，肝右肋下≥3cm或进行性增大具有意义。心力衰竭控制后，肝逐渐缩小。

（2）颈静脉怒张：新生儿颈部粗短，皮下脂肪丰满，颈静脉压力增高，不易表现出来。

（3）水肿：有时可不明显，但短时间之内体重增加明显提示水肿存在。

（4）少尿：肾小球滤过率减少，引起尿量减少。

（三）辅助检查

1.胸部X线片　可以判断心脏大小和肺血情况，根据房室大小、肺血增多或减少的情况协助做出病因诊断。同时可以显示有无肺淤血、肺气肿、气胸、胸腔积液、肺实变等。

2.心电图　可以帮助判断有无心律失常、心肌缺血等。

3.超声心动图　可用于观察心脏大小、心脏结构、大血管位置、有无心包积液、心功能测定等，对于病因诊断、判断治疗效果等十分重要，具有无创、快速、方便等优点。通常使用射血分数来判断左心室收缩功能，其计算公式为：射血分数＝（心室舒张期末容量－心室收缩期末容量）/心室舒张期末容量＝每搏量/心室舒张期末容量。心室收缩力越强，则每搏量越大，射血分数越高。若射血分数低于0.5，则提示心功能不全。

4.连续多普勒无创血流动力学监测（ultrasonic cardiac output monitoring，USCOM）可用于床旁监测心排血量、射血分数、外周血管阻力等，具有方便、快捷、操作简单等优点，可以帮助选择治疗心力衰竭的药物、快速判断心力衰竭治疗效果。

5.血气分析　不同的血流动力学改变，可以引起相应的血气分析改变。体循环缺血，组织灌注不良，酸性代谢产物尤其是乳酸堆积，可以导致代谢性酸中毒。有些严重的先天性心脏畸形，导致无氧代谢增加，也可导致代谢性酸中毒。

6.心肌损伤标志物　心肌炎或心肌缺血者，肌钙蛋白、肌酸激酶等可以升高。

7.血清电解质、血糖　判断有无低钙血症、低镁血症、高钾血症、低血糖症等，严重的电解质紊乱、低血糖可导致心力衰竭。

8.血常规　严重贫血也可导致心力衰竭。

四、鉴别诊断

重症肺炎时，患儿可表现为呼吸困难、发绀、呼吸心率增快，由于代偿性肺气肿使膈肌下移造成肝大的假象，表现均与心力衰竭相似，容易混淆。胸部X线片表现为斑片状高密度影，支持肺部炎症可能；若表现为心脏大、肺淤血改变的，应考虑心力衰竭。若患儿出现心音低钝、奔马律等，则应考虑心力衰竭，完善心脏彩超等检查，积极寻找病因。

五、治疗

（一）病因治疗

积极治疗原发病及诱因是控制心力衰竭的重要措施。先天性心脏病是新生儿心力衰竭的主要病因之一，某些复杂的先天性心脏病需早期行手术治疗，才能挽救患儿生命。存在严重感染如败血症等，应予以有效的抗生素控制感染，才能控制心力衰竭。

（二）一般治疗

1.严密监测生命体征，包括心率、呼吸、血压、末梢循环情况；可适当抬高床头15°～30°；保持患儿大便通畅；若患儿烦躁不安，耗氧增加，可适当使用镇静药。

2.呼吸支持　根据患儿情况适当选择呼吸支持方式，并严密监测血气分析，但需注意若患儿存在依赖动脉导管开放而生存的先天性心脏病，吸氧可导致动脉导管关闭，选择吸氧时应慎重。

3.监测出入量，适当限液，维持出入量平衡，根据血气分析或血清电解质结果，适当补充电解质，并给予营养支持，维持内环境稳定。

（三）药物治疗

1.洋地黄类药物　有增强心肌收缩力、减慢心率、减慢传导的作用，首选地高辛，推荐口服和静脉使用。地高辛吸收和排泄迅速，即使出现中毒，也作用时间短暂，使用较安全。急性心力衰竭时，先给予负荷剂量的1/3～1/2，剩余量分2～3次给予，间隔4～8小时给药。末次给药后8～12小时给予维持剂量，维持剂量为负荷剂量的1/5～1/4，分成每12小时给药。慢性心力衰竭时，可以直接给予地高辛维持剂量口服，具体剂量见表4-6。

表4-6　地高辛的用法及剂量

剂量	矫正胎龄	静脉（mg/kg）	口服（mg/kg）
负荷剂量	≤29周	0.015	0.02
	30～36周	0.02	0.025
	37～48周	0.03	0.04
维持剂量	负荷剂量的1/5～1/4，分成每12小时给药		

急性心力衰竭时也可静脉注射毛花苷丙，0.01～0.015mg/（kg·次），必要时间隔

2～3小时可重复一次，1～2次后改为地高辛洋地黄化。

洋地黄正性肌力作用与用量呈线性关系，中毒量与治疗量十分接近，因此监测地高辛血药浓度对指导临床用药十分重要。地高辛的有效血药浓度为0.8～2ng/ml，新生儿超过4ng/ml就可能出现毒性反应。早产、低钾、低镁、高钙、肾功能不全、酸中毒、缺氧等均可使患儿对洋地黄敏感性增强，易发生洋地黄中毒。新生儿洋地黄中毒症状不典型，主要表现为嗜睡、拒奶、心律异常，如在使用洋地黄药物过程中出现心率＜100次/分，或出现期前收缩为常见中毒症状。一旦发生中毒，应立即停药，监测心电图，测定地高辛血药浓度、血清电解质、肾功能。若中毒症状较轻，血清钾浓度正常，一般停药12～24小时后中毒症状消失。若中毒症状较重，血清钾浓度低或正常，肾功能正常，可以静脉滴注0.15%～0.3%氯化钾，每小时0.3～0.5mmol/kg，总量不超过2mmol/kg，有二度以上房室传导阻滞者禁用。窦房传导阻滞、窦性心动过缓可用阿托品每次0.01～0.03mg/kg静脉注射或皮下注射，每天3～4次。对房室传导阻滞、室性期前收缩、异位节律，可用苯妥英钠2～3mg/kg，3～5分钟缓慢静脉注射，必要时15分钟后可重复一次，最多不超过5次。对室性心律失常，可用利多卡因静脉注射，每次1～2mg/kg，必要时5～10分钟重复一次，最多不超过5mg/kg。二度或三度房室传导阻滞可静脉注射异丙肾上腺素0.15～0.2μg/（kg·min），必要时可使用临时起搏器。

2.儿茶酚胺类药物　为β受体激动药，可增强心肌收缩力，增加心排血量。

（1）多巴胺：小剂量时［2～5μg/（kg·min）］，通过兴奋心脏β_1受体，增强心肌收缩力，并作用于肾、肠系膜、脑动脉、冠状动脉的多巴胺受体，引起相应血管扩张；大剂量时［15μg/（kg·min）］，主要兴奋α受体，肾血流量减少，周围血管收缩，外周血管阻力增加。治疗心力衰竭时，从2～5μg/（kg·min）开始，可逐渐增加至5～10μg/（kg·min）。

（2）多巴酚丁胺：主要作用于心脏β_1受体，对血管α和β_2受体作用轻微，因此可以增强心肌收缩力，增加心排血量，但对外周血管作用弱。初始剂量5μg/（kg·min），可逐渐增加至20μg/（kg·min）。

（3）异丙肾上腺素：用于濒死状态伴心动过缓的心力衰竭及完全性房室传导阻滞伴心力衰竭。剂量为0.1～0.2μg/（kg·min）。

（4）肾上腺素：用于急性低心排血量或心搏骤停时，剂量为0.05～0.1μg/（kg·min），心搏骤停时每次0.1mg/kg。

3.磷酸二酯酶抑制剂　通过抑制磷酸二酯酶，减少细胞内环腺苷酸（cAMP）降解，增加钙浓度，增强心肌收缩力，同时扩张外周血管，减轻心室前后负荷。

（1）氨联吡啶酮，又称氨力农，静脉注射负荷剂量0.75mg/kg，经5～10分钟缓慢注射，维持剂量5～10μg/（kg·min）。副作用大，主要引起血小板减少、低血压、肝肾功能损伤、心律失常等。

（2）甲腈吡啶酮，又称米力农。作用较氨力农强10倍，副作用较轻。静脉注射负荷剂量50μg/kg，输注时间大于30分钟，维持剂量0.3～0.75μg/（kg·min）。低血压、肝肾功能不全及严重室性心律失常者禁用。

4.利尿药　作用于肾小管不同部位，抑制水钠重吸收，减轻肺水肿，降低血容量、回心血量，从而减轻心脏前负荷。

（1）袢利尿药：主要作用于袢上升支，抑制水钠再吸收。常用药物为呋塞米，剂量每次 $1 \sim 2mg/kg$，早产儿每 24 小时给药，足月儿每 12 小时给药。本药易引起水电解质紊乱，并有听神经毒性，不能与有耳毒性的抗生素合用。

（2）噻嗪类利尿药：主要作用于远端肾曲管，抑制钠再吸收，促进钾排出。常用药物为氢氯噻嗪，剂量每次 $1 \sim 2mg/kg$，q12h 给药。常见副作用为低血钾、高血糖等。

（3）保钾利尿剂：主要作用于集合管，常与氢氯噻嗪联用。常用药物为螺内酯，剂量每次 $1 \sim 2mg/kg$，每天或每 12 小时给药。主要副作用为高钾血症。

5.血管扩张药 主要通过扩张静脉容量血管和动脉阻力血管，减轻心脏前后负荷，增加心排血量，同时可以使心室壁张力下降，减少心肌耗氧，改善心功能。

血管扩张药根据其作用血管的部位可分为 3 类。①主要扩张毛细血管后静脉，使静脉回流减少，缓解肺血管高压症状。主要药物有硝酸甘油、硝酸异山梨醇等。②主要作用于小动脉，减轻心脏后负荷。主要药物有肼屈嗪、酚妥拉明、硝苯地平、前列腺素 E 等。③主要作用于小动脉、小静脉，使两者皆扩张。主要药物有硝普钠、卡托普利等。新生儿使用血管扩张药前，应详细了解病因、血流动力学情况，选择合适的血管扩张药，并严密监测心功能情况。常见血管扩张药使用方法见表 4-7。

表 4-7　常见血管扩张药使用方法

药物名称	给药途径	剂量
硝酸甘油	静脉滴注	起始剂量 $0.5\mu g/(kg \cdot min)$，最大不超过 $3\mu g/(kg \cdot min)$
酚妥拉明	静脉滴注	每次 $0.3 \sim 0.5mg/kg$，或者 $2.5 \sim 15\mu g/(kg \cdot min)$ 持续静脉滴注
硝苯地平	口服	$0.3mg/(kg \cdot d)$
前列腺素 E	静脉滴注	起始剂量 $0.05 \sim 0.1\mu g/(kg \cdot min)$，需要时可增加至 $0.4\mu g/(kg \cdot min)$
硝普钠	静脉滴注	$1 \sim 5\mu g/(kg \cdot min)$
卡托普利	口服	每次 $0.1mg/kg$，每 8 小时给药，可逐渐增加至 $1mg/(kg \cdot d)$

6.血管紧张素转换酶抑制剂（ACEI） 通过抑制血管紧张素转换酶，从而降低循环中肾素-血管紧张素-醛固酮系统（RAAS）活性，扩张小动脉和静脉，减轻心脏前后负荷，使心肌耗氧降低，改善心功能。常用药物有卡托普利、依那普利。卡托普利剂量：口服从每次 $0.1mg/kg$ 开始，每 8 小时给药，可逐渐增加至 $1mg/(kg \cdot d)$。依那普利剂量：口服从 $0.1mg/(kg \cdot d)$ 开始，每 12 小时或 24 小时给药，最大剂量不超过 $0.5mg/(kg \cdot d)$。

7.改善心室舒张功能 治疗舒张功能衰竭，应首先明确病因。急性心脏压塞应行心包穿刺术。肥厚型心肌病可以选用 β 受体阻滞药或钙拮抗药治疗。限制型心肌病主要使用利尿药及对症治疗。

六、临床病案

患儿，男性，其母 G_2P_1，胎龄 38^{+5} 周，出生体重 3120g，Apgar 评分 1 分钟、5 分钟

及10分钟为7分、9分及10分，羊水Ⅲ度污染，患儿出生后反应差，自主呼吸不规则，全身皮肤发绀，心率75次/分，肌张力低，立即予以气管插管，经气道内行胎粪吸引，吸引出少量胎粪样物质，继续予以复苏囊正压通气，患儿心率升至135次/分，皮肤转红润，自主呼吸尚可，肌张力可，转新生儿科继续治疗。入院后患儿呼吸困难进行性加重，查体：神志清楚，较激惹，呼吸70次/分，心率140次/分，血压65/32mmHg，未吸氧下SpO_2 85%，吸气性三凹征阳性，心音有力，律齐，心前区未闻及杂音，双肺呼吸音粗，未闻及干湿啰音，腹软，肝肋下2cm触及，质软，脾脏未扪及肿大，毛细血管再充盈时间2秒。完善床旁胸部X线片提示：双肺透光度明显降低，可见少许斑片影。考虑患儿存在胎粪吸入综合征，立即予以呼吸机辅助通气、肺表面活性物质等对症支持治疗，患儿呼吸困难无明显好转。入院后10小时，患儿于呼吸机辅助通气下，仍有呼吸困难，呼吸70～80次/分，心率160次/分，血压55/40mmHg，右上肢SpO_2 90%，右下肢SpO_2 85%，双肺呼吸音粗，可闻及少许湿啰音，心音有力，律齐，心前区未闻及杂音，腹软，肝肋下触及4cm，质中，脾脏未扪及肿大，四肢末梢冷，毛细血管再充盈时间5～6秒，全身皮肤可见花斑。完善心脏彩超：左心室收缩功能测值正常，卵圆孔处可见右向左分流，肺动脉压50mmHg。USCOM提示心排血量减少，外周血管阻力明显升高。考虑患儿存在PPHN、心力衰竭，立即予以NO吸入，米力农、多巴酚丁胺强心等对症支持治疗。患儿呼吸困难逐渐好转，肝脏逐渐回缩至肋下2cm，末梢循环改善。

病案分析

1.病史特点　该患儿为足月儿，有出生后抢救史，以进行性加重的呼吸困难为主要表现。

2.体格检查　呼吸困难明显，吸气性三凹征阳性，上下肢氧饱和度差异5%，肝进行性长大，末梢循环差。

3.分析　该患儿有胎粪吸入综合征、PPHN的基础疾病，呼吸困难进行性加重，肝脏进行性增大，末梢循环差，初步考虑存在心力衰竭。

（赵　静　熊　涛）

参 考 文 献

邵肖梅，叶鸿瑁，丘小汕，2019. 实用新生儿学. 5版. 北京：人民卫生出版社.

American academy of pediatrics committee on fetus and newborn: routine evaluation of blood pressure, hematocrit, and glucose in newborns. Pediatrics, 92（3）：474.

Drago F, Battipaglia I, Di Mambro C, 2018. Neonatal and pediatric arrhythmias: clinical and electrocardiographic aspects. Card Electrophysiol Clin, 10（2）：397-412.

Kantor P F, Lougheed J, Dancea A, et al, 2013. Presentation, diagnosis, and medical management of heart failure in children: canadian cardiovascular society guidelines. Can J Cardiol, 29（12）：1535-1552.

Park M K, Lee D H, 1989. Normative arm and calf blood pressure values in the newborn. Pediatrics, 83（2）：240.

Rigby M L, 2016. Best practice critical cardiac care in the neonatal unit. Early Hum Dev, 102: 5-11.

Sharma D, Farahbakhsh N, Shastri S, et al, 2017. Neonatal hypertension. J Matern Fetal Neonatal Med, 30（5）: 540-550.

Tanel R E, Rhodes L A, 2016. Fetal and neonatal arrhythmias. Clin Perinatol, 43（1）: 99-112.

Zubrow A B, Hulman S, Kushner H, et al, 1995. Determinants of blood pressure in infants admitted to neonatal intensive care units: a prospective multicenter study. Philadelphia Neonal Blood Pressure Study Group. J Perinatol, 15（6）: 470-479.

Alpahan M, Aar C, pte, L mansun spindgap spe tecnmud mud., R&D, Hart Ries 1992; 67:
Sheerae B. Raterstoun hem. Shaer S. Shaer, 1918; 8:(C)C&L Fereantion. 1.Secoe pt: of losemii
1992; 0:(2):54(4).03(4).
itee hy, 104 (1) Noa chan aw ahenit sraug ac Compunel patunl dee uwg sahe tulu tena nirt ah-
Atthaoga P, inheam B, itueena intem tmeas eeal stnatienes tee a eupp thatae tea shaltwud et
mamud mitae tome. Simoa Staeus hatet ani hte et intestt cuay-euw Bhiy. Pieaus 3

第五章

消化系统疾病症状鉴别诊断

第一节　呕　　吐

　　呕吐（vomiting）是新生儿期许多疾病的常见症状，这些疾病可以是轻微的自限性疾病，也可以是严重的致命性疾病。呕吐是指由于食管、胃或肠道逆蠕动，伴腹壁及胸壁肌肉收缩，胃内容物和一小部分肠内容物被强力经口排出的过程。

一、病因及发病机制

（一）新生儿呕吐常见原因

　　1.生理性反流或胃食管反流病

　　2.食物蛋白不耐受或过敏（如牛奶蛋白诱导的相关肠炎等）

　　3.幽门狭窄

　　4.坏死性小肠结肠炎

　　5.肠旋转不良伴或不伴肠扭转

　　6.先天性肠道闭锁、狭窄、重复（如先天性食管闭锁、先天性肠闭锁、消化道重复症等）

　　7.胃肠炎（如新生儿轮转病毒肠炎、细菌性肠胃炎等）

　　8.其他感染

　　9.先天性巨结肠

　　10.先天性代谢性疾病（如有机酸血症、尿素循环紊乱、半乳糖血症、遗传性果糖不耐受等）

　　11.喂养不耐受（可能与心、肺、肾及神经系统功能障碍密切相关）

　　12.颅内出血

　　13.肾上腺危象（如先天性肾上腺皮质功能减退等）

　　14.药物

　　15.其他少见的原因　迷走血管压迫食管、环状胰腺、膈疝、肠系膜上动脉综合征、肠套叠、嵌顿疝、胎粪性肠梗阻等。

（二）发病机制

参与呕吐的通路主要包括迷走神经传入纤维（参与催吐反应）、第四脑室底的化学感受器、前庭系统（主要参与运动催吐反应）及杏仁核（参与多种应激和情绪反应，接收嗅球和嗅觉皮质的输入）。多个系统的病理状态下呕吐通路会被不恰当地激活，新生儿期考虑特定疾病的临床特征及常见程度与其他不同年龄阶段儿童不同。

二、诊断

详细的病史采集和体格检查，能帮助我们有效快速寻找到呕吐的原因。

（一）病史

1.重点询问母亲的妊娠史、分娩史、喂养史、有无遗传和畸形病史，妊娠早期是否有患病史，以及近期用药史。如母亲妊娠后期羊水过多常提示上消化道畸形，如食管、十二指肠、回肠等肠道的闭锁，孕妇或乳母应用洋地黄、依米丁等药物也会引起新生儿呕吐。

2.注意询问呕吐发作时间及其模式，相应的伴随症状，是否有类似症状者的接触史，有无药物及有毒物质的摄入机会或摄入史。

（二）体格检查

全面查体，注意新生儿的一般精神状态，前囟张力，有无脱水、酸中毒，着重注意腹部体征。肠梗阻的提示体征包括腹部明显膨隆、肠祥明显、肠鸣音消失或高调肠鸣音增加、腹部压痛等。肝脾大常提示肝炎、病毒感染或遗传代谢性疾病。此外新生儿囟门突出提示脑积水或脑膜炎，外生殖器性别不清和（或）高钾血症提示肾上腺危象，一些特殊异常气味则提示遗传代谢性疾病。

（三）实验室检查

1.鼻胃管检查　可以简单有效地检查是否存在上消化道畸形。

2.X线检查

（1）腹部X线平片：是常用的诊断方法。腹部平卧位片是诊断急腹症的最基本检查，可对梗阻位置做出大致判断。对怀疑消化道穿孔的患儿，可另加拍摄水平侧位片，更有利于发现少量游离气体。

（2）胃肠道造影检查：对消化道解剖异常的疾病的诊断有重要价值，可以观察食管、胃和肠道的形态和功能。

3.24小时胃食管pH动态监测　目前认为24小时胃食管pH动态监测是诊断呕吐是否为胃食管反流的金标准。检查前通用促胃动力药2～3天，禁用降低胃酸药物。以食管pH＜4并持续15秒以上定义为一次反流。

4.腹部超声　超声检查可以探查腹水，发现腹部肿物部位和性质，以及腹腔内游离气体的存在。超声检查对胆总管囊肿、胆道闭锁、肾上腺皮质增生症、新生儿坏死性小肠结肠炎、肥厚性幽门狭窄的诊断特异度均较高。

5.胃镜　新生儿胃镜对胃、十二指肠黏膜的疾病诊断具有特异性。

6.头颅CT　对怀疑颅内压增高时，头颅CT可以排除颅内占位性病变。

7.其他　除以上检查外，血常规、CRP、电解质、肌酐/尿素氮、肝功能、淀粉酶、脂肪酶、血氨水平、尿还原物质、血气分析、胸腹CT、颅脑超声、脑血管造影、颅脑CT扫描及MRI等均可根据呕吐伴随相关症状选择完成。

这些病史和体征中有一些值得注意的征象提示引起呕吐是严重疾病，包括非特异性症状（如长时间呕吐、严重嗜睡、体重明显下降等），胃肠道梗阻的提示症状（如胆汁性呕吐、喷射性呕吐、呕血、便血、腹部膨隆、腹部压痛等）。

三、鉴别诊断

（一）新生儿生理性胃食管反流

呕吐常发生在患儿出生第1周内，呕吐不费力，不剧烈，常在进食后10分钟之后或更久发生，不伴其他疾病，体重增长良好、喂哺状况良好，无激惹，考虑为单纯性胃食管反流，即生理性胃食管反流，而不是胃食管反流病。一般随着年龄的增长症状会逐渐消失。通常到1岁时，胃内容物反流会消失，若症状没有改善应再次评估。

（二）胃食管反流病

呕吐与生理性胃食管反流很难区别，但常伴喂养困难，更易激惹，体重增长欠佳。早产儿或有神经系统损伤的婴儿也可能发生心动过缓或发绀。如果没有解剖结构上的异常，出生后数月可以自愈。但若摄入充足热量体重增长欠佳，还应评估除胃食管反流病以外引起呕吐的原因。

（三）食物蛋白诱导的肠病

呕吐常伴腹泻（可有血便）及生长迟滞，主要对食物蛋白（主要是牛奶蛋白）不耐受，不是由IgE介导，通常是亚急性或迟发型，表现为结肠炎。

（四）食物蛋白诱导性小肠结肠炎综合征

呕吐为反复呕吐，且呕吐量大，伴腹泻，引起脱水和嗜睡，导致体重下降和生长迟滞，一般发生于进食牛奶或大豆蛋白1～4周，是一种胃肠道食物超敏反应，相比于食物蛋白诱导的肠炎临床表现更严重。

（五）肥厚性幽门狭窄

呕吐通常剧烈，不含胆汁性，通常在进食或喂奶后立即发生。呕吐的强度和时间有助于与胃食管反流进行鉴别。呕吐若含胆汁也不能排除肥厚性幽门狭窄，但应该怀疑肠旋转不良伴肠扭转等更远端的肠梗阻。

（六）肾上腺皮质功能减退症

呕吐剧烈，不含胆汁，与肥厚性幽门狭窄类似，不易鉴别，常伴有电解质紊乱（低钠血症、高钾血症）、低血压、低血糖，容易发生肾上腺危象。新生儿期最常见原因为21-羟化酶缺乏症所致的先天性肾上腺皮质增生（congenital adrenal hyperplasia，CAH），该病发生肾上腺危象通常在出生后第1～4周。

（七）食管闭锁及食管气管瘘

呕吐出现在患儿首次进食后，常同时出现突然发绀、呼吸困难，甚至引起窒息。查体：肺内闻及多量湿啰音。每次进食时均出现类似的现象，且渐加重，母亲妊娠期有羊水过多病史。实验性置入胃管困难或阻力，消化道造影，胃镜均可协助诊断。

（八）幽门痉挛

呕吐多发生在患儿出生后1周内，呈喷射性、间歇性。呕吐物为乳汁，偶有少量乳凝块，但无胆汁。胃型及胃蠕动波均较少见，触不到痉挛的幽门。对新生儿全身营养状况影响较小。

（九）先天性肠闭锁

呕吐常于患儿出生后24～48小时开始出现，闭锁位置越高，呕吐出现时间越早越频繁，如空肠回肠闭锁患儿常在出生后最初2日内出现呕吐和腹部膨隆，由于胎粪可能还停留在梗阻部位以下的远端肠管，因此空肠或回肠闭锁的新生儿可排出胎粪。位置越低则呕吐时间相对较晚，腹胀更为明显，若结肠闭锁表现为明显腹部膨隆，不能排出胎粪和胆汁性呕吐，呕吐出现的时间多在出生后3日内。新生儿期肠闭锁最常见的部位是小肠（空肠和回肠），多数为完全梗阻，少数为肠腔内隔膜形成所致部分性梗阻，呕吐可能会延迟数日甚至数周发生。

（十）肠旋转不良伴或不伴肠扭转

呕吐开始于患儿出生后2～3天，通常表现为突然发作的胆汁性呕吐，伴急腹症表现（如伴有腹部膨隆和腹部压痛），呕吐也可不含胆汁。有肠穿孔和肠缺血的肠扭转患儿会出现腹膜炎、休克和（或）便血表现。合并肠扭转的肠旋转不良可危及生命，需要紧急评估和治疗。对于病情稳定的疑似肠旋转不良儿童，上消化道造影是适宜的初始检查。

（十一）先天性巨结肠

先天性巨结肠又称为赫什朋病（Hirschsprung disease，HD），呕吐常出现在患儿出生后2～6天，呕吐物含胆汁及粪渣，伴腹部膨隆和排便障碍。首次胎粪排出延迟（出生后超过48小时）可提示该诊断。小部分患儿最初可能出现发热、呕吐、腹泻及腹部膨隆等脓毒症样临床特征，进展为中毒性巨结肠。通过直肠活检可最终确诊，腹部X线摄影、钡剂灌肠或肛管直肠测压法（ARM）的结果可支持诊断。

（十二）遗传代谢性疾病

在新生儿期遗传代谢性疾病引起呕吐相对较少，但有时候尽早地诊断予以适当的治疗通常可以挽救生命。这类疾病的临床表现因代谢性疾病具体类型的不同而各异，起病特征可能为急性或慢性，急性体征包括发作性呕吐，伴脱水或休克、嗜睡和昏迷、横纹肌溶解、低血糖等；慢性体征包括生长延迟/生长迟滞、肝大、发育迟缓或倒退、心肌病等。

1.有机酸血症　典型表现是以嗜睡、喂养困难、呕吐、代谢性酸中毒及休克为特征的急性重度疾病。

2.尿素循环障碍　常伴精神状态改变，高氨血症伴胃肠道症状为主，高氨血症还可以刺激呼吸中枢，导致呼吸增强，引起呼吸性碱中毒。

3.半乳糖血症　呕吐通常出现在出生后的头几日，在开始母乳或基于牛奶的配方奶喂养之后，常伴黄疸、肝大、生长迟滞、喂养困难，容易发生革兰氏阴性菌感染等。

4.遗传性果糖不耐受　多在大龄婴儿发生，少数可能发生在新生儿晚期，因为许多商业配方奶和药物中含有蔗糖，表现呕吐伴复发性低血糖。

（十三）坏死性小肠结肠炎

患儿临床表现除了呕吐外，常伴有呼吸暂停、嗜睡、体温不稳定等全身症状，腹部膨隆、胃潴留、腹部压痛、直肠出血（便血）等腹部征象。疾病多数发生在其他方面健康、喂养情况良好的早产儿，也可发生在足月儿，但足月儿一般常有既存疾病。

（十四）肠胃炎

肠胃炎在新生儿相对少见，呕吐一般不剧烈，病原体通常为病毒，持续时间相对较短，很快能缓解，细菌性胃肠炎持续时间更长。

（十五）其他感染性疾病

上呼吸道感染、肺炎、脐炎、败血症、脑膜炎及泌尿道感染等也容易引起呕吐，常伴有相应的临床症状。

（十六）环状胰腺

患儿出生后呕吐频繁，常为持续性，多含胆汁，有高位肠梗阻者，除外肠闭锁、肠旋转不良及粘连性胎粪性腹膜炎后，应考虑本病。立位腹部X线平片可见"双泡征"，偶尔为"单泡征"或"三泡征"。腹部影像学检查结果可提示环状胰腺。有时需剖腹探查后才能确诊。

（十七）膈疝

患儿呕吐剧烈，常在出生后最初几小时或几日内发生呼吸窘迫，或出生时发生急性严重呼吸窘迫，查体可见胸廓饱满，同侧呼吸音消失，上腹部凹陷呈舟状，可见到反常呼吸。X线检查确诊，充气的肠曲和胃泡影进入胸腔，伴肺不张，纵隔向对侧移位，腹部充气影减少或缺如。

（十八）颅内压升高

患儿呕吐呈喷射性，呕吐可因突然体位改变而发生，呕吐物多为乳汁或乳凝块，有时有咖啡色血性物，极少有胆汁。查体可见前囟饱满、颅缝增宽、裂开。常见原因为颅内出血，脑肿瘤相对少见。

（十九）吞咽动作不协调

呕吐常发生于进食喂奶时，吞咽涉及如下协调运动过程，产生液体食团（人乳或配方奶），将其从口腔经收缩的咽部、舒张的食管上括约肌，送入远端食管及胃。安全吞咽涉及咽部收缩、食管上括约肌松弛和呼吸道-上消化道保护机制之间的互相协调，从而防止食团反流进入鼻咽及气道。引起新生儿吞咽动作不协调的主要原因包括解剖缺陷（如唇裂或腭裂），咽或食管功能异常，早产，神经系统疾病（如先天性脑干病变、神经肌肉接头疾病等），需进一步诊断评估。

（二十）消化道重复畸形

新生儿期相对少见，呕吐反复，常伴咳嗽、气喘、发绀、呼吸困难，并在腹部可触及囊性肿物。超声检查可检出囊性肿物，腹部X线平片主要可诊断梗阻情况，也可发现肿物阴影。钡餐造影可见到充盈缺损的囊状包块，较大的肠外型囊肿可在其附着的肠壁上造成压迹或推动周围的肠袢。最后确诊须依据术后病理检查。

（二十一）咽下综合征

呕吐出现早，患儿开奶即出现呕吐，有时未开奶之前也会出现呕吐，呕吐物多为泡沫样黏液，部分含咖啡色液体。病情持续时间短，多在出生后24小时内恢复，少部分可延长至2天。一般不需特殊处理，重者可予以洗胃。

（二十二）消化道出血

呕吐常含咖啡样物质或血性物质，需与咽下综合征相鉴别，常见于新生儿出血症、应激性消化性溃疡及新生儿DIC。

（二十三）新生儿便秘

新生儿表现为便秘，排便时间延长，排便困难，哭闹10分钟以上，可出现腹胀和呕吐。这类呕吐在通便后症状解除，原因包括肠道蠕动功能不良、牛奶不耐受、甲状腺功能低下、肉碱中毒等。

（二十四）药物

药物作用包括一些刺激性药物，如一些中药或中成药，铁剂都容易引起新生儿呕吐；还有一些药物通过某些作用机制产生副作用会引起呕吐，如茶碱，呕吐或腹痛在急性茶碱过量后几乎普遍出现，而在慢性茶碱过量后相对少见，呕吐常为持续性且难以控制。呕吐也可能是铁剂中毒的早期出现的症状，同时可能伴有白细胞增多、高血糖、代谢性酸中毒、窦性心动过速和低血压。其他常见的容易引起呕吐的药物包括红霉素、氯霉素、二性霉素B、吐根糖浆、氯化钙。孕妇或乳母应用的洋地黄、依米丁也能通过乳汁分泌引起新生儿呕吐，注意鉴别。

（二十五）贲门失弛症

贲门失弛症表现为反复呕吐，伴间歇性吞咽困难，新生儿罕见。消化道造影可见贲门口狭窄，而食管扩张。确诊贲门失弛症需要进行食管测压。临床可试用阿托品等抗胆碱能药物治疗。患儿症状随年龄增长而逐渐缓解。

四、治疗

（一）病因治疗

积极查明病因，针对潜在病因进行治疗，如有先天畸形或腹部外科情况应适时进行手术治疗。感染所致者，须及时应用有效的抗感染药物。药物引起呕吐者，应停药。急性中毒时应及时洗胃和选择特效的拮抗药。

（二）对症处理

1.呕吐严重者，尤其考虑腹部外科情况时应考虑禁食及胃肠减压。
2.维持水、电解质平衡时，应选择补充疗法和替代疗法。
3.颅内高压、脑水肿者，可用甘露醇、高渗葡萄糖液等脱水剂治疗。
4.止吐药不用于病因不明的呕吐，且在新生儿禁用。

五、临床病案

患儿，男，出生20分钟，因早产后20分钟入笔者所在科室住院治疗。其母系G_1P_1，妊娠29周，顺产。患儿出生体重1.42kg，Apgar评分1分钟6分（肤色扣1分、心率扣1分、肌张力扣1分、呼吸扣1分），5分钟8分（肤色扣1分、肌张力扣1分），10分钟9分（肌张力扣1分），于笔者所在医院产科出生。患儿出生后经气管注入肺表面活性物质，常频呼吸机辅助通气36小时后改为nCPAP辅助通气4天。出生后暂禁食，给予静脉营养1天后开始肠道内喂养，现日龄14天，近全肠道内喂养。昨日开始出现呕吐4次，呕吐物为未消化奶液，今日出现腹胀，近2日未解大便，不发热。目前查体：T 36.8℃，P 158次/分，R46次/分，体重1.59kg，精神反应稍差，皮肤无黄染，前囟平软，面色可，心肺未见异常。腹膨隆、可见肠型，脐部无异常，肝右肋下2cm、质软，肠鸣音明显减弱，四肢较温暖，毛细血管再充盈时间<3秒。辅助检查：血常规示，WBC $12.8×10^9$/L，N 0.61，L 0.39，CRP 0.5mg/L（正常范围：$0\sim8$mg/L）。腹部X线正侧位平片示，肠道明显胀气，肠袢分布不对称，部分肠袢固定，肠壁增厚，有可疑肠壁积气影，未见门脉积气，未见游离气体。

1.目前诊断　新生儿坏死性小肠结肠炎。

2.诊断依据

（1）极早产儿、极低出生体重儿，出生时有窒息史，出生后2周左右即近全肠道内喂养时起病。

（2）呕吐出现在出生后14天，呕吐物为未消化奶液，伴腹胀，2天大便未解，精神欠佳。

（3）腹部X线正侧位片显示肠管扩张，肠袢固定，肠壁增厚，有可疑肠壁积气。

3.进一步处理

（1）禁食（1～2周）。

（2）持续胃肠减压。

（3）经外周中心静脉置管，全肠外营养。

（4）未能明确病原菌治疗前应用广谱抗生素。

（5）密切监测生命体征、腹围、肠鸣音改变，以及实验室检查如血常规、CRP、血气分析、电解质（主要是血钾浓度和血钠浓度）、便常规，动态追踪影像学检查腹部X线片改变。

（6）完善病原学检查：血和粪便培养。

（7）静脉营养支持治疗。

（8）必要时给予呼吸支持（气管插管和呼吸机辅助呼吸）和循环支持（血管活性药物使用）。

第二节 腹 胀

腹胀（abdominal distention）即腹部膨隆，是由于腹壁肌肉张力减弱引起，广义的腹胀也可能是由于肠腔腹腔内积气、积液、腹腔内器官长大，以及腹腔内包块引起。腹胀是新生儿期常见的症状，常与呕吐相伴，引起腹胀的原因复杂，严重患儿顽固的腹胀常表示病情危重，需及时评估及处理。

一、病因及发病机制

正常新生儿，尤其是早产儿，由于消化道发育不成熟，肠管平滑肌及腹壁肌肉薄弱，肠蠕动和消化功能差，因此在喂奶后常有轻度至中度的腹胀，但一般情况良好，排气排便正常。查体可见腹部膨隆均匀，腹壁柔软，肠鸣音正常，无腹部压痛。这种情况下考虑新生儿生理性腹胀。

各种病理因素引起的消化道、腹腔内积有过多气体或液体，或者引起腹肌无力，或者腹腔内出现较大包块时所致的腹胀，称病理性腹胀。分析其发病机制及病因主要有以下几个方面。

（一）机械性肠梗阻

腹胀常不规则，有时可触及包块，有相对较固定的压痛，肠鸣音增强，有时音调亢进，伴气过水声。根据梗阻部位的不同表现有所差异。高位肠梗阻，腹胀以上腹部为主，呕吐出现时间更早，程度更重，有时梗阻以下部位有少量气体和粪便存在，有时可少量排气及排便，而低位性肠梗阻腹胀更明显，而且全腹胀，呕吐出现时间相对较晚，一般不排气排便。在新生儿最常见的原因为食管至肛门发生各种先天性发育障碍；相对少见的原因包括胎粪性梗阻、嵌顿疝、胃肠外一些异常结构，如环状胰腺、腹腔内包块压迫；有手术史的新生儿还需警惕肠粘连所致的肠梗阻。

（二）麻痹性肠梗阻

腹胀常为弥漫性，肠型不明显，腹壁有轻度水肿及发亮，无明显压痛点，肠鸣音减弱或消失，常为各种严重疾病的晚期并发症。引起原因分析如下。

（1）感染性：新生儿肠黏膜薄、嫩、通透性好，屏障功能差，严重感染通过炎症因子、细菌内毒素等造成肠道微循环障碍，还可通过抑制肠道神经活动，造成中毒性肠麻痹。新生儿期常见感染包括败血症、坏死性小肠结肠炎、肺炎、急性胃肠炎等。

（2）低氧血症：新生儿在缺氧的情况下，全身血流重新分布，胃肠道血管收缩，血流减少，可导致肠道黏膜上皮细胞坏死、脱落，肠壁水肿，使肠蠕动减慢，加重腹胀。新生儿期常见低氧血症的原因有新生儿呼吸窘迫综合征、新生儿窒息、颅内出血等。

（3）水、电解质紊乱：低钾血症、低镁血症引起肠麻痹所致。

（4）代谢紊乱：新生儿代谢紊乱可引起，常见的先天性甲状腺功能低下。

（5）药物：药物的副作用可引起，最常见的是阿托品和氨茶碱引起的麻痹性肠梗阻。

（三）腹水

腹腔中液体积聚可导致腹水，液体体积大时，在腹部两侧和前部均有扩张，具体病因和机制详见本章"腹水"部分相关内容。

（四）气腹

新生儿期气腹主要由消化道穿孔引起，是新生儿急重症，临床除腹胀外，常伴面色苍白或发绀，心率过速或减慢，呼吸困难或呼吸窘迫，嗜睡或烦躁等，病程凶险，病死率高。分析原因：缺氧缺血，如产前胎儿宫内窘迫或产时窒息；胃肠内压力增高，如各种胃肠道发育畸形引起梗阻时；先天性胃壁肌层发育不良或缺如，如肠旋转不良、巨结肠等；感染原因，尤其是肠道内致病菌存在是消化道穿孔的重要原因。此外，极少数气体经纵隔进入腹腔引起，不伴胃肠道穿孔，无严重并发症。腹部X线片检查是腹腔游离气体的主要和首选检查方式，可见腹腔、膈下游离气体。

（五）腹腔器官大及包块

腹腔器官大主要是肝脾大。①肝大伴有黄疸的疾病：同种免疫溶血、胆道阻塞（如胆道闭锁、胆管囊肿、囊性纤维化、新生儿硬化性胆管炎等）、感染（常见如先天获得性感染、巨细胞病毒感染、弓形虫、风疹、疱疹、梅毒，不太常见的包括埃可病毒、腺病毒、微小病毒B19及革兰阳性和阴性细菌感染）及遗传代谢性疾病（如半乳糖血症，酪氨酸血症、尼曼匹克病、戈谢病），少见的还有中毒等。②肝大不伴黄疸的疾病：心力衰竭、肝囊肿、遗传代谢性疾病、免疫性与非免疫性胎儿水肿，糖原贮积症，溶酶体病和肝脏囊肿等。③新生儿脾大最常见的病因是感染（如巨细胞病毒感染、败血症）和溶血（如同族免疫溶血、G6PD缺乏症、地中海贫血），此外还包括门静脉高压、贮积病（如黏多糖病、糖原贮积症等）、占位性病变（如血管瘤、囊肿、错构瘤）及恶性肿瘤（如先天性白血病）。

新生儿腹部包块多以局限性腹胀为主，最多见的是泌尿道畸形、肾胚胎瘤和卵巢囊肿。

二、诊断

（一）病史

医生应详尽地询问患者发病情况，症状出现的先后顺序，腹胀伴发的症状及治疗经过、胎便排出时间及粪便颜色和性状等。

（二）体格检查

全面体格检查，尤其是腹部的查体。主要观察腹胀程度、腹胀部位及是否伴有胃肠蠕动波。注意检查是否存在腹部包块，通过叩诊来协助气腹和腹水诊断。医生通过对患儿肠鸣音的听诊可以协助鉴别诊断机械性肠梗阻和麻痹性肠梗阻。新生儿肛查不能遗漏，可以发现许多直肠肛门病变。

（三）实验室检查

1.血生化检查　需要完善血、尿、便常规＋隐血、电解质常规生化检查。

2.腹部X线检查

（1）立位检查：对胃肠穿孔、气腹、梗阻及胎粪性腹膜炎有较大诊断价值。

（2）消化道钡剂或泛影葡胺造影：对诊断消化道畸形有意义。

3.腹部B超　可协助诊断腹水、肿瘤、囊肿、腹腔器官肿大等。

三、鉴别诊断

（一）胃肠道积气

1.内科性疾病　最常见的是麻痹性肠梗阻，常为各种严重疾病的晚期并发症，常见的原因包括感染性，如新生儿败血症、肺炎、急性胃肠炎、坏死性小肠结肠炎血症、重症肺炎、脑炎等重症感染；低氧血症，如呼吸窘迫综合征、颅内出血、窒息等；水电解质紊乱，如低钾血症，低镁血症；代谢紊乱，如先天性甲状腺功能低下、乳果糖不耐受等；药物，如阿托品、氨茶碱等。腹胀一般不伴有胃肠蠕动波、不伴有固定压痛点、不伴有肌紧张等，呕吐物一般不含胆汁及咖啡样物。此外新生儿哭闹吞咽过多气体，以及喂养不当造成消化不良产生气体都可导致胃肠道积气。

2.外科性疾病　常见各种原因引起的消化道梗阻。在出生后早期发病以先天性消化道畸形如肠闭锁、肠狭窄、先天性巨结肠最为多见。因病变所处消化道位置不同临床表现也各有不同。高位梗阻仅上腹部腹胀甚至无腹胀，但呕吐发生时间相对更早，呕吐持续时间长，常含胆汁，如肥厚性幽门狭窄；低位梗阻则必定表现为全腹胀，呕吐发生时间相对较晚，呕吐物还可见粪渣样呕吐物，如结肠闭锁等。先天性消化道畸形还可以引起继发性外科情况，如先天性肠旋转不良并发中肠扭转，引起坏死和穿孔等。此外，大龄儿的外科性腹胀除先天性因素外还需要警惕感染或手术后遗留的粘连性肠梗阻。

（二）腹水

新生儿腹水一般引起全腹弥漫性膨胀，大部分患儿伴有低钠血症。按照腹水的性质可以分为渗出性腹水和漏出性腹水。

1.渗出性腹水　在新生儿期主要由腹膜炎引起，引起腹膜炎的原因可以分为化学性和感染性。化学性多见于肠道和胆道系统破裂后，胆汁和胎粪漏出，刺激腹膜引起，如胎粪性腹膜炎，以及肠扭转、胎粪栓塞等引起的肠道穿孔。感染性主要见于继发性，如继发于坏死性小肠结肠炎，可见腹壁皮肤红肿，移动性浊音（＋），继发性肠粘连可形成包块和（或）机械性肠梗阻。

2.漏出性腹水　可以进一步分为乳糜性、尿液性、胆汁性、胰液性或血液性。乳糜性腹水为乳状腹水，富含三酰甘油，其是由胸部或肠道淋巴液进入腹腔所致，原发性少见，常继发于肿瘤或炎症，腹腔穿刺抽腹水乳糜定性试验阳性可确诊。尿液性腹水常继发于尿路梗阻性病变，后尿道瓣膜是最常见的病因。胆汁性腹水少见，多由胆道系统自发性穿孔引起。血性腹水见于产伤或先天性凝血机制障碍引起的内脏出血，如肝脾破裂，肾上腺出血等。

（三）气腹

气腹大多因消化道穿孔（如先天性胃壁肌层发育不良所致胃穿孔、肠穿孔）使气体大量进入腹腔所致，也可能是由持续气道正压或呼气末正压通气导致。患儿可有面色苍白或发绀、呼吸窘迫、心动过速或过缓等病情迅速恶化表现。

1.新生儿自发性肠穿孔（spontaneous intestinal perforation，SIP）　又称为新生儿单纯性肠穿孔，是通常发生于回肠末端的单个肠穿孔，主要发生在极低出生体重儿或超低出生体重早产儿中，常在出生后第1周内发病，患儿一般情况尚可，体格检查发现腹部膨隆，常伴腹壁变蓝，而腹部影像学检查可能显示气腹，但没有肠壁积气或门静脉积气的证据。

2.坏死性小肠结肠炎（necrotizing enterocolitis，NEC）　90%以上为早产儿发病，通常在接近全肠内营养时发生，足月儿也可发病，常发生在出生后第3～4天。可出现呕吐、呼吸暂停、嗜睡、体温不稳定等全身症状，以及便血、腹膨隆、腹壁发红、胃潴留、腹部压痛等腹部症状及体征。存在上述征象，腹部X线片发现肠壁积气或门静脉积气。

（四）腹部包块或腹腔器官大

1.器官大　最多见肝大和脾大，多为局限性腹胀。例如，①先天性白血病：通常在出生时表现为肝脾大，可伴皮肤瘀点和瘀斑，白血病细胞浸润皮肤导致的红色或褐色结节伴融合性紫癜，又称为皮肤白血病。②遗传代谢性疾病：有单纯的肝大和（或）脾大，或者是没有相关的临床和实验室检查特征，因此，需要警惕遗传代谢性疾病，如半乳糖血症、酪氨酸血症等。

2.实性肿块　新生儿腹部包块常见于腹部肿瘤。例如，①神经母细胞瘤：通常表现为腹部肿块，先天性神经母细胞瘤常伴转移性皮肤病变，表现为坚实、无触痛性蓝-红色结节和丘疹，分布于全身。②肾母细胞瘤：很少在新生儿中诊断出肾母细胞瘤，主要表现为单侧肾区肿块，为非免疫性积水伴肿瘤迅速生长，B超为首选的检查方法。③卵巢囊肿：新生儿最常见的盆腔包块，可由于向上移位和从狭窄的新生儿盆腔中移出而可能被识别为无症状的腹部肿块。

四、治疗

（一）病因治疗

腹胀的病因确定，根据不同病因给予不同治疗，在病因尚不明确前需要判定是否有肠梗阻，是机械性肠梗阻还是麻痹性肠梗阻，机械性肠梗阻是不全性还是完全性，是否伴有肠穿孔等。机械性肠梗阻和肠穿孔等属于外科诊治范围，应迅速采取外科疗法，包括外科手术。麻痹性肠梗阻等一般多由于内科疾病所引起，应采取积极的保守疗法，使腹胀尽早获得缓解。

（二）内科治疗

不需要手术治疗或不能立即手术治疗的患儿都需要予以内科治疗。内科治疗一般包括以下几个方面。

1.支持治疗

（1）根据病情停止肠道喂养，间断性或持续性胃肠减压。

（2）全胃肠外营养，可能需要安置中心静脉导管，临床情况许可再逐步恢复肠道喂养。

（3）补充液体，补充丢失液量及生理需要量，纠正水和电解质紊乱等。

（4）评估和支持呼吸系统和循环系统：辅助供氧和机械通气，必要时在液体复苏基础上加用血管活性物质，危重患儿可能同时需要接受循环和呼吸支持。

（5）纠正血液异常（如DIC）和代谢异常（如代谢性酸中毒）。

2.抗感染治疗　考虑感染所致腹胀时需要抗感染治疗，病原菌没有明确前需要经验性使用抗生素。若疑似或确诊NEC的患者应该使用广谱抗生素治疗，覆盖引起晚发型菌血症的病原体，还应考虑覆盖厌氧菌，特别是怀疑或确定有腹膜炎或气腹（提示肠穿孔）时。

3.密切实验室检查和影像学评估　腹胀患儿需要注意内外科疾病的转换，内科的急性胃肠炎患儿，因蠕动增加和功能失调，可引起肠套叠或嵌顿疝，也可因胃肠穿孔而引起泛发性腹膜炎，此时急需外科处理或手术。坏死性小肠结肠炎早期轻型者，由内科保守治疗，而晚期重型时，则被迫行外科手术。轻症局部炎性肠粘连可以有机械性肠梗阻的临床表现，而内科保守治疗也可能获得治愈从而避免外科手术。因此在疾病的早期，在内科治疗的同时需检测全血细胞计数和分类计数、血小板计数、血清电解质和肌酐水平、血尿素氮和酸碱情况，有时连续监测乳酸水平。影像学监测是疾病诊断和病情进展情况的重要指导。例如，腹部X线平片可以及时发现游离气体，协助NEC肠穿孔等诊断。

（三）外科治疗

外科治疗主要是针对病因的手术治疗，在纠正水和电解质紊乱、抗感染治疗后有手术指征及时进行手术治疗。

（四）对腹水及气腹的治疗

1.腹水治疗　腹水治疗和诊断依靠腹腔穿刺抽取腹水并做常规的检查或细菌学检查才能加以确定，腹腔穿刺还可以抽放腹水，还可根据细菌学检查结果给予相应的抗生素及特异性核糖核酸腹腔注射进行治疗。

2.气腹治疗　气腹时，若横膈抬高明显影响呼吸，可迅速插入针头至腹腔，排除游离气体。胃肠穿孔所致的气腹均需积极手术治疗。

（五）对症处理

在治疗原发病同时，保持肠道菌群平衡、改善肠道微循环、肛管排气、引流腹水或排除腹腔内游离气体缓解腹胀等综合处理。

五、临床病案

患儿，女，出生3天，胎龄39^{+4}周。其母G_1P_1，经剖宫产娩出。因腹胀2天入院。出生后第2天开始出现全腹腹胀，腹胀进行性加重，可见肠型，伴有呕吐，呕吐物含胆汁样胃内容物。出生后24小时未排胎粪，予以通便，有少量胎粪排出。查体：出生体重3.6kg，无明显哭闹不安，一般情况可，呼吸稍促，心肺听诊无异常，腹膨隆，未见肠型及蠕动波。肝脾未扪及，未扪及腹部包块，移动性浊音阴性，肠鸣音亢进。神经系统查体未见异常。辅助检查：腹部X线片提示肠腔普遍扩张胀气，可见多个液平面及扩张的降结肠，直肠不充气。经肛门指诊感到直肠痉挛，至壶腹部空虚，后有大量胎粪及气体爆炸式排出。

1.目前诊断　先天性巨结肠？

2.诊断依据

（1）早期新生儿，起病急，病程短。

（2）主要临床症状为出生后胎粪排除延迟，腹胀进行性加重；呕吐腹胀出现在患儿出生后2～3天，呕吐物含胆汁样胃内容物。

（3）腹部X线片提示肠腔普遍扩张胀气，可见多个液平面及扩张的降结肠，直肠不充气。

（4）肛查：经肛门指诊感到直肠痉挛，至壶腹部空虚，后有大量胎粪及气体爆炸式排出，支持诊断。

3.下一步检查

（1）消化道造影：若钡剂灌肠可见直肠、乙状结肠远端细窄，结肠壁的结肠袋形消失，变平直，无蠕动，有时呈不规则锯齿状，则支持诊断。

（2）直肠内测压检查：若当直肠扩张时不出现直肠肛管松弛反射，内括约肌痉挛持续存在，直肠肛管内压力增高，则支持诊断。

（3）直肠活检：被认为是诊断的金标准，直肠活检显示无神经节细胞则诊断成立。

4.下一步处理

（1）内科治疗：刺激肛门直肠，引导患儿排便；温生理盐水灌肠；纠正水、电解质紊乱，营养支持。

（2）结肠造瘘术：非手术治疗无效，不能实施根治性手术时的过渡性治疗措施。

（3）外科根治手术：手术年龄一般在出生后6个月左右，切除病变肠段。近年来有在新生儿期急性根治性手术，但术中操作不便、术后护理困难，目前不推荐新生儿期手术。

（4）术后康复训练：训练患儿排便习惯；每周扩肛。

（刘海婷　张　莉）

第三节　腹　泻

新生儿腹泻（neonatal diarrhea）是指新生儿由多种病因引起的大便次数增多和大便性状改变，可伴或不伴有发热、呕吐、腹胀等症状，以及不同程度的水和电解质紊乱、酸碱平衡失调。与一般婴幼儿或大龄儿童相比，新生儿特别是纯母乳喂养的新生儿排便次数相对偏多（可达7～8次/天），性状偏稀成糊状，而出生后前几天胎粪的性状更是与正常粪便差异较大，部分缺乏喂养经验的家长可能误将这些情况当作疾病状态就医。因此，接诊腹泻新生儿时，需首先明确是否确实存在排便次数的增多及性状的改变。

一、病因及发病机制

新生儿腹泻的病因可分为感染性和非感染性两大类。

（一）感染性腹泻

感染性腹泻又称肠炎（enteritis），可由细菌、病毒、真菌及寄生虫等病原微生物引起。新生儿免疫系统发育不完全，各种病原体经由孕母产道或被污染的乳品、乳头、奶瓶、奶嘴等直接进入消化道，或造成全身或其他器官系统感染后经血液、淋巴组织、邻近组织进入消化道，甚至原本定植在消化道中的细菌在某些情况下发生异位，这些都有可能造成新生儿感染性腹泻。

病原体进入消化道，可通过以下机制造成腹泻：①病原体的侵袭作用，侵犯肠黏膜，在黏膜细胞内复制或侵犯黏膜下层；②产肠毒素作用，破坏细胞形态，导致肠黏膜持续过度分泌，水盐失衡，肠液积聚肠腔发生腹泻；③病原体黏附于细胞表面，避免被肠蠕动排出，并破坏微绒毛，导致细胞丧失功能；④产生细胞毒素，影响细胞功能；⑤病毒与小肠上皮微绒毛的乳糖酶结合进入上皮细胞内，导致细胞变性、脱落、绒毛减少、变平，引起电解质吸收转运障碍，引起渗透性腹泻。

常见的病原体主要包括下述几种。

1.细菌　致泻性大肠埃希菌最多见，包括5个种类：致病性大肠埃希菌（EPEC）、产毒性大肠埃希菌（ETEC）、侵袭性大肠埃希菌（EIEC）、出血性大肠埃希菌（EHEC）和黏附-集聚性大肠埃希菌（EAEC）。鼠伤寒沙门菌、空肠弯曲菌、耶尔森菌感染引起的腹泻也有不少报道。此外，变形杆菌、金黄色葡萄球菌、铜绿假单胞菌、枸橼酸杆菌、志贺菌、克雷伯菌、艰难梭状芽孢杆菌等都可导致新生儿感染性腹泻。

2.病毒　以轮状病毒（rotavirus）所致病毒性肠炎最为常见，其他病毒包括柯萨奇病毒A、B型，埃可病毒（ECHO），腺病毒，星状病毒，诺如病毒，杯状病毒，冠状病毒等。

3.真菌　以白色念珠菌感染最常见，且常继发于使用抗生素之后。

4.寄生虫　滴虫、鞭毛虫、隐形孢子虫都可以引起新生儿腹泻。

（二）非感染性腹泻

由于各种疾病状态或其他因素导致的呼吸暂停，常见病因包括下述几种。

1.食物不耐受

（1）糖类不耐受

1）乳糖不耐受：各种原因导致的先天性或继发性乳糖酶缺乏或者活性不足，导致母乳或牛乳中的乳糖不能被完全消化分解而引起腹泻。

2）葡萄糖-半乳糖不耐受：先天性或继发性原因所致肠黏膜上钠依赖性葡萄糖转运体SGLT-1缺乏或者功能障碍，导致肠腔内葡萄糖和半乳糖不能被正常吸收，而经肠内细菌交接产生大量乳酸和氢气，引起酸性水样便。

3）继发性双糖不耐受症：多为感染性腹泻后，肠黏膜上皮细胞受损，双糖酶被抑制而导致腹泻。

（2）蛋白吸收障碍或不耐受

1）牛乳蛋白过敏：牛奶中的某些蛋白质分子在肠道中未经充分消化裂解进入肠黏膜组织，引起包括Ⅰ型、Ⅲ型和Ⅳ型变态免疫反应。其发病原因可能与黏膜屏障功能或包括口服耐受在内的一系列免疫功能发育不成熟或遭到破坏有关。

2）肠激酶缺乏症：肠壁黏膜吸收细胞微绒毛中的肠激酶是激活胰腺分泌蛋白必需的一种酶，缺乏时可导致蛋白水解酶减低从而引起腹泻。

2.抗生素相关性腹泻（antibiotic associated diarrhea，AAD）　是指抗生素应用导致肠道菌群失衡而引起的腹泻。

主要发病机制包括应用抗生素后肠道生理菌群受抑制，对致病菌拮抗能力减弱，导致致病菌在肠道定植、繁殖，导致肠道炎症。其中最常见的由艰难梭状菌导致的腹泻又称为艰难梭状菌相关性腹泻；应用抗生素后肠道正常菌群功能紊乱导致的肠道理化环境改变而引起腹泻；抗生素直接损伤肠黏膜、肠黏膜上皮纤毛；抗生素直接促进肠蠕动导致腹泻。

3.其他

（1）先天性失氯性腹泻：也称Darrow Gamble综合征，是一种罕见的家族性常染色体隐性遗传病。是由于回肠和结肠上皮刷状缘顶端选择性缺乏Cl^-/HCO_3^-交换机制，使大量Cl^-与水滞留肠腔，同时HCO_3^-缺乏造成肠道酸化进一步抑制Na^+的吸收，导致肠腔内电解质浓度增高造成渗透性腹泻。

（2）先天性失钠性腹泻：也是一种常染色体隐性遗传病。主要由于小肠上皮细胞刷状缘Na^+/H^+交换器遗传缺陷，导致肠道中Na^+吸收减少和粪便中Na^+排泄增加，而引起的分泌性腹泻。

（3）先天性微绒毛包涵体病：是另一种常染色体隐性遗传病，患者存在肠道刷状缘结构和细胞分化的缺陷。

二、诊断步骤

（一）病史

新生儿病史虽然不长，采集相对简单，但正确、有条理的收集病史是做出正确诊断的首要条件。主要病史需包括孕周、出生体重、起病时间（早期/晚期新生儿）、可疑诱因、确切腹泻情况（粪便颜色、性状、次数、频率、加重缓解因素）、喂养史（母乳/人工喂养、喂养频次、饮奶情况、乳品储藏方式等）、接受治疗情况、其他伴随症状（发热、呕吐、精神萎靡、食欲缺乏等）。

（二）体格检查

由于新生儿免疫力低下，局部疾病常迅速进展为全身性疾病，因此对于腹泻新生儿的体格检查，除了需重点检查有无脱水症状和腹部体征以外，还需要注意全身情况及其他系统的检查，如意识状态、呼吸情况、肺部体征、心脏体征、肌张力、原始反射等。

（三）实验室检查

实验室检查对腹泻病诊断有决定性意义。

1.粪便常规检查　应对患儿病初的新鲜粪便进行检查，包括肉眼检查和显微镜检查，涂片和病原体染色。大便常规查见红细胞、白细胞、脓细胞、吞噬细胞者多为细菌性肠炎；某些寄生虫感染（梨形鞭毛虫、阿米巴痢疾等）在大便中可查见寄生虫卵或原虫；真菌感染性肠炎大便中可能查见真菌孢子及菌丝。

2.粪便培养　对感染性肠炎诊断十分必要，细菌性肠炎早期行大便培养阳性率较高。

3.血清学检查　应用血清免疫学方法，如常用的酶联免疫吸附试验（ELISA）、乳胶凝集试验（LTA）、免疫荧光测定（IFT）、反向间接血凝试验（RIHAT）、固相放射免疫试验（RIA）、对流免疫电泳试验（CIE）等，可以检测未知抗原或抗体，对病毒性肠炎的诊治提供了有效快速可靠的方法。

4.分子生物学检测　多重聚合酶链反应技术已在病原学检测中广泛应用。

5.病毒分离技术 较为复杂，在临床中应用较少。但在病原学的确诊，以及科研领域还是有一定应用的。

6.食物特异性IgE、IgG抗体检测及食物激发试验 有助于食物过敏及食物不耐受的诊断，但由于新生儿自身免疫系统尚不健全，过敏/不耐受症状可能是暂时性的，这些试验结果仅作为参考，难以作为确诊依据。

7.特殊检查 十二指肠和空肠液可用于寄生虫、细菌分类和菌落计数检查，但新生儿采集十二指肠、空肠液困难，应用很少。十二指肠黏膜活检可观察组织学变化、测定消化酶（如双糖酶的活性和数量），但多用于长期慢性腹泻患儿的诊断，极少在新生儿期开展。结肠镜检查可直观地了解肠内情况，对于疑难病例、有家族性溃疡性结肠炎的病例可考虑进行。

8.其他 新生儿腹泻易导致酸碱平衡电解质紊乱，而血常规检查也有助于整体评估是否存在感染等状态，故对于严重腹泻患儿需行血常规、血气、血生化检查。对于乳糖（或其他双糖）吸收不良的情况，可检测粪便中的还原物质和pH。

三、鉴别诊断

（一）感染性腹泻

感染性腹泻根据病原体不同有不同的特点。

1.致病性大肠埃希菌性肠炎 是新生儿感染性肠炎中最为常见者。患者常于夏季高温季节发病，多无明显发热及全身症状，起病多缓，大便呈黄绿色稀水样便带黏液，有腥臭味。

2.侵袭性大肠埃希菌肠炎 常由食入被污染食物引起，可能被追问出母乳保存不当、奶瓶被污染等病史。起病急骤，腹泻重，伴发热、呕吐，大便可呈痢疾样伴黏液，可伴脓血便。

3.产肠毒素性大肠埃希菌肠炎 以LT型大肠埃希菌为主，LT-ST型次之，ST型最少。一年四季均可发病，起病急骤，大便每日可达10～20次，为水样便。

4.肠出血性大肠埃希菌肠炎 大便呈血性，可伴有肝大、黄疸，血栓性血小板减少性紫癜。

5.鼠伤寒沙门菌肠炎 大便性状多变，一日之内大便可呈灰白色、胶冻样、稀水样、黑绿色黏稠便，有明显腥臭味，易侵入血液循环造成败血症和化脓性脑膜炎等。

6.空肠弯曲菌性肠炎 空肠弯曲菌可通过胎盘传染胎儿，或分娩时由被感染的妊娠妇女传给新生儿，造成腹泻、败血症、脑膜炎和关节炎等。空肠弯曲菌性肠炎起病急，以胃肠道症状为主，粪便稀水样，有恶臭味。新生儿空肠弯曲菌肠炎常易继发乳糖吸收不良。

7.轮状病毒肠炎 常于秋冬季发病，发热明显，早期常合并呕吐，粪便稀薄呈米汤样，腥臭不明显。轮状病毒肠炎可引起全身脏器损害，如引起暂时性血清肝酶升高，甚至可能出现惊厥发作等神经系统表现。

8.金黄色葡萄球菌性肠炎 常继发于应用广谱抗生素后菌群失调、二重感染，可解暗绿色海水样便，有腥臭味，严重者可排出灰白色片状或条状假膜，全身症状和水电解质紊乱常较严重。

9.难辨梭菌肠炎　各种抗生素可诱发肠道菌群失调导致该病，症状轻重不一，重者可出现致死性假膜性肠炎和中毒性肠麻痹。实验室检查可与金黄色葡萄球菌性肠炎相鉴别。

10.真菌性肠炎　常继发于久治不愈的其他细菌感染性腹泻，或长期应用抗生素后。大便多呈黄绿色稀水样，有时呈豆腐渣样，有较多黏液和泡沫。大便镜检可见真菌孢子及菌丝。

（二）食物不耐受

1.乳糖不耐受症　患儿多数出生后有不同程度腹泻，大便呈黄色或青绿色稀糊便或蛋花样便，多有奶瓣，泡沫多。患儿多有不同程度的哭闹，不易安抚，腹胀，排便后缓解，部分可有呕吐，大便还原糖和pH测定提示乳糖不耐受症。

2.葡萄糖半乳糖不耐受症　患儿开始哺乳早期即出现严重水样腹泻，大便呈酸性并含大量糖分。患儿常有呕吐、腹胀，但拒奶、厌食不常见。患儿血钠浓度大多增高，反复高张性脱水。一旦饮食脱离葡萄糖和半乳糖，腹泻立即缓解。氢气呼出试验可协助诊断。

3.继发性双糖不耐受症　于感染性腹泻后或小肠切除术后出现顽固性腹泻，停喂含乳糖或葡萄糖饮食后症状明显缓解，恢复饮食后复发。实验室检查：pH＜5.5，粪便还原糖试验阳性，层析法测定粪便中糖的性质可确诊。

四、治疗原则

（一）治疗原则

现国内外专家认为对于儿童腹泻的治疗原则包括预防脱水、治疗脱水、合理用药、无须禁食。但新生儿特别是早产儿，在腹泻急性期常会有喂养不耐受的情况，所以根据患儿情况，可选择6～12小时暂禁食，使胃肠道得以休息再逐渐增加喂养。且开奶不可过急，首选母乳，若无法取得母乳可从1∶1或1∶2稀释的配方奶开始，少量逐渐增加奶量和浓度。

（二）对症治疗

1.纠正水和电解质紊乱　液体补充需包括生理需要量、累积损失量和继续损失量三部分。新生儿生理需要量根据出生后日龄和出生体重不同而不同，100～120ml/(kg·d)，一般用1/5张或1/6张含钠液补充。累积损失量依脱水程度而定（轻度脱水丢失少于体重的5%，中度脱水占体重的5%～9%，重度脱水大于体重的10%），水钠比例依脱水性质而定（等渗性脱水给予1/2张含钠溶液，低渗性脱水给予2/3张含钠溶液，高渗性脱水给予1/3张含钠溶液）。继续损失量需补充每日排出量，包括尿、粪、呕吐物、引流物等总量，一般用1/3张至1/2张含钠溶液补充。

（1）静脉补液：第一个24小时补液方案如下所述。

1）定液体总量：包括生理需要量、累积损失量和继续损失量。补液总量轻度脱水120～150ml/kg，中度脱水150～200ml/kg，重度脱水200～250ml/kg。若体重<2500g者补液总量需增加50ml/kg；接受光疗、辐射台保暖等的患儿，补液总量可酌情增加15～30ml/kg。

2）定输液种类：一般可用3:2:1的1/2张含钠溶液。

3）定输液速度：取决于脱水程度及继续丢失速度。有休克表现的患儿先给予2:1等张含钠液30～60分钟内输注扩容。然后补充累积损失量（无需扩容者直接补充累积损失量），于8小时内输入总液量的1/2，后16小时补充生理需要量和异常继续损失量。

4）纠正酸中毒：中重度酸中毒可给予1.4%碳酸氢钠溶液代替2:1等张含钠溶液扩容。若给予5%碳酸氢钠溶液1ml/kg或1.4%碳酸氢钠溶液3ml/kg可提高HCO_3约1mmol/L，一般先补充计算量的1/2，后根据血气结果评估是否继续补充。

5）补钾：见尿补钾。一般按0.15%浓度配置于输注液体中，静脉滴注时间不应小于6～8小时，切忌输注过快，不可静脉推入。补充时需检测血钾和心电图。

（2）口服补液：不同于大龄儿童，WHO推荐的口服补液盐（ORS）为2/3张液体，张力过高，不适宜新生儿直接口服补液。可稀释为1/2张，每日约100ml/kg，少量分次服用，并根据大便量酌情增减。

2.胃肠黏膜保护剂　常用药物如蒙脱石散和磷酸铝凝胶，一方面可以覆盖黏膜增强屏障作用，另一方面可吸附病原体和毒素。但轻症新生儿使用可能造成便秘，故还应根据患儿病情及治疗反应及时调整用量。

3.补充微生态制剂　补充肠道益生菌可能有助于恢复微生态平衡，但对急性腹泻止泻效果不显著。常用益生菌包括双歧杆菌和乳杆菌等，使用时需注意制剂储存方式，保障活菌数量。

（三）感染性腹泻治疗原则

国家卫生健康委员会制定的《抗菌药物临床应用指导原则（2015年版）》中关于急性感染性腹泻治疗原则指出：病毒及细菌毒素引起的腹泻一般不需要用抗生素；首先留取粪便标本做常规检查和细菌学培养，结合临床情况决定是否予抗生素治疗；明确病原后进行药敏试验，疗效不满意者结合药敏结果调整用药；及时补充液体及电解质；轻症患者可口服用药，重症患者需静脉给药，待病情好转后改为口服。需抗生素治疗的腹泻主要包括细菌性痢疾、沙门菌肠炎、其他侵袭性细菌所致腹泻、非侵袭性细菌所致重症腹泻。

新生儿细菌感染性腹泻选择抗生素原则：在用药前采集粪便标本行细菌培养及药物敏感试验，根据结果调整用药；在缺乏病原学证据前可选用氨苄西林、阿莫西林、三代头孢等药物口服；避免长期用药导致菌群失调或二重感染。

真菌性肠炎可选用制霉菌素、克霉唑口服，严重感染或全身感染时可选用酮康唑口服、氟康唑静脉滴注等。使用时需注意监测抗真菌药物对新生儿的不良反应。

五、临床病案

患儿，男性，出生20天，因呕吐2天，腹泻1天入院，病初饮奶后呕吐胃内容物，随后出现黏液便含少量血丝，腹泻进行性加重，约每小时1次，逐渐出现精神萎靡、反应不佳。G_1P_1，胎龄42周，出生体重3450g。追问病史为饮入未正确冷冻保存的乳品后所致。查体：体温37.3℃，呼吸58次/分，心率145次/分，体重4500g。刺激后反应差，皮肤干燥，哭时无泪，口唇红润，未见鼻翼扇动及三凹征，心肺腹查体未见明显异常，末梢毛细血管充盈时间＞3秒。

（一）病案分析

1.病史特点　患儿以呕吐、腹泻为主要表现，呕吐物为胃内容物，大便呈黏液血便，且腹泻程度重，有精神萎靡、反应差。

2.体格检查　有皮肤干燥、哭时无泪等脱水表现，且有反应差、末梢毛细血管充盈时间延长等休克表现，提示脱水程度重。

3.分析　患儿因饮入保存不当的乳品后发病，有呕吐、腹泻、脱水表现，考虑感染性腹泻可能性大。

（二）鉴别诊断要点

患儿主要表现为呕吐、腹泻、脱水，考虑病因时需注意区别感染性腹泻与非感染性腹泻。此外，需注意识别是单纯腹泻脱水引起的循环不良、休克表现，还是因严重感染引起的感染中毒症状和休克表现。

1.症状特点　患儿因饮入保存不当的乳品后发病，且以呕吐、腹泻为主要表现，粪便性状为黏液血便，故考虑感染性腹泻可能性大。常见出现类似表现的病原体为侵袭性大肠埃希菌、致病性大肠埃希菌等，但具体病原体需根据微生物学检测及治疗效果判断。

2.疾病严重程度　患儿以呕吐、腹泻起病，随后逐渐出现精神萎靡、反应差，入院时查体有刺激后反应差，皮肤干燥，哭时无泪，末梢毛细血管充盈时间延长等循环不良表现，故考虑病情危重，存在休克。大量腹泻可引起水和电解质紊乱、休克，但因考虑感染性腹泻可能性大，且患儿为新生儿，易迅速形成全身感染，故感染性休克也不能排除。

3.辅助检查　便常规及培养、血培养、血常规、CRP/PCT、血气分析、电解质等检查有助于诊断及明确疾病严重程度。

4.治疗　暂禁食，扩容纠正休克并继以液体疗法，抗感染治疗，根据血气、电解质等检查结果明确是否额外补碱、补充电解质。若腹泻程度重，可加用肠黏膜保护剂。

（滑心恬　张　蕾　张　莉）

第四节　新生儿便血

便血（melena）是消化道出血的表现之一，是指任何原因的消化道出血或吞入血液经肠道排出，为新生儿期常见的临床症状之一，也是新生儿危重病症的合并症，若不及时治疗，可使出血加重，导致贫血、休克，严重者甚至死亡。

一、病因

新生儿肠壁发育不够成熟，弹性纤维不够发达，肌层与黏膜下层较为脆弱，胃肠道黏膜的屏障功能薄弱，多种因素导致了新生儿便血的发生。而早产儿由于其肾脏发育不完善，保碱功能差，易出现酸中毒，导致胃黏膜上皮细胞的破坏，且其消化力弱，肠壁基层发育差，免疫功能低下，屏障功能更差，其发生便血的概率更大。

1.假性便血　因插管、外伤所致损伤部位出血或母血被吞咽至消化道所引起，假月经也可被误诊为血便。

2.全身性疾病

（1）出血性疾病：新生儿出血症、血小板减少性紫癜、DIC及各种先天性凝血因子缺乏症。

（2）感染性疾病：新生儿败血症、感染性肠炎、新生儿坏死性小肠结肠炎。

3.消化道疾病

（1）应激性溃疡：缺氧、感染、低体温、创伤、非甾体药物使用等应激因素可导致便血。

（2）反流性食管炎：胃食管反流为新生儿尤其是早产儿常见的消化道疾病，临床常表现为呕吐，当其出现反流性食管炎时可出现呕血、便血。

（3）急性胃肠炎：严重胃肠炎时可出现便血。

（4）过敏性肠炎：食物不耐受或过敏引起的肠炎也可导致便血。

（5）消化道畸形：包括先天性肠旋转不良、先天性巨结肠、肠重复畸形、梅克尔憩室等。

（6）肛门、直肠、乙状结肠病变。

（7）其他：肠梗阻、肠息肉、肠套叠及血管畸形等也可出现便血表现。

二、诊断与鉴别诊断

应该详细询问围生期病史，现病史及家属史情况，全面体格检查，做血小板计数，检查凝血功能，检查大便常规及行隐血试验，必要时完善腹部X线片、B超、钡剂造影，进行鉴别诊断。

1.根据病史进行鉴别诊断

（1）围生期病史：有胎盘早剥或前置胎盘者，需考虑为假性出血，即咽下母血的可能；有早破水及窒息病史者，需考虑新生儿败血症、NEC、应激性溃疡的可能；母妊娠期使用抗生素、苯巴比妥或水杨酸类药物，需考虑维生素K缺乏性出血可能；母妊娠期使用阿司匹林、磺胺、洋地黄等药物，需考虑血小板功能异常或血小板减少性出血；早产儿及足月小样儿则需考虑发生肺出血、维生素K缺乏和NEC的可能。

（2）现病史

1）便血出现的时间：出生后即出现便血表现者，需考虑是否有吞入母血，是否有插管或其他损伤；出生后数日内出现便血者应考虑应激性溃疡、维生素K_1缺乏性出血；

出生后1周左右出现便血者，应考虑NEC；出生后1周后发病者，需考虑牛奶蛋白过敏；便血出现时间不定者，应考虑败血症、肠炎、绞窄性肠梗阻、肠套叠、肛裂等。

2）便血量的多少：便血量较多者，多考虑新生儿维生素K缺乏性出血、应激性溃疡等；便血量较小者，多考虑肠炎、肛裂、血小板减少、牛奶蛋白过敏。

3）便血的颜色和性状：黑色便多为上消化道出血或吞入母血；暗红色或鲜红色便则考虑下消化道出血；便后带血不与大便相混合者，见于肛裂、肠息肉；混有大便及黏液者，见于肠炎、NEC、过敏性肠炎；果酱样便多见于肠套叠。

4）伴随症状：伴腹泻者可见于肠炎、NEC；伴有便秘者多见于肛裂；伴呕吐者可见于绞窄性肠梗阻、肠旋转不良、反流性食管炎；伴哭闹烦躁者多见于肠套叠、肠绞窄；伴发热者，提示败血症、感染性肠炎；一般情况较好，无明显伴随症状者，应考虑过敏性肠炎。

（3）家族史：有家族出血性疾病史时需考虑遗传性凝血因子缺乏症可能。

2.根据体征进行鉴别诊断

（1）反应状态：反应较好者，考虑吞入母血、肠息肉、肛裂可能。反应差者考虑败血症、NEC等感染原因所致出血。

（2）皮肤：可见出血点或瘀斑，应考虑血小板减少，凝血因子缺乏症可能。

（3）腹部查体：腹胀，胃肠型，肠鸣音增强或减弱，腹壁静脉显露及腹壁水肿等情况均提示可能出现外科性质便血。

（4）肛门及直肠检查：包括肛门视诊和直肠指诊，可发现肛裂和肠息肉。

3.根据辅助检查进行鉴别

（1）便常规和隐血试验：粪便为肉眼血便考虑消化性溃疡、维生素K缺乏症、NEC等；肉眼不能辨别是否有出血时隐血试验可协助诊断；粪便镜检有助于肠炎的诊断。

（2）粪便培养：粪便培养阳性有助于肠道感染性便血的诊断。

（3）血液检查：除做血常规检查外，必要时还应该检查血小板功能、出凝血时间、凝血因素及抗凝物质等，如怀疑DIC时还需做纤维蛋白原及纤维蛋白降解产物测定。

（4）X线检查：腹部X线平片对肠梗阻、肠穿孔、小肠扭转、NEC的诊断极为重要。钡剂造影对肠套叠、憩室等下消化道疾病具有诊断价值，但钡剂造影不宜在出血期进行。

（5）其他：彩超检查有助于早期诊断肠套叠和肠旋转不良等外科性疾病。内镜检查如电子纤维胃镜、肠镜检查能帮助确定出血部位和情况，协助诊断。

4.鉴别诊断的步骤

（1）排除假性便血。

（2）排除全身性出凝血障碍疾病。

（3）对出血部位进行判断

1）上消化道出血：伴有呕血症状时考虑上消化道出血可能性大。

2）下消化道出血：黑便、果酱样便、咖啡色便不伴有呕血提示下消化道出血可能性大。鲜红色血便且血与成形便不相混时考虑病变在直结肠区。当对出血部分定位困难时需在排除了内科出血后行X线检查，排除完全性肠梗阻、胃肠穿孔，出血止住后再行钡餐及钡剂灌肠。

（4）内外科出血的鉴别

1）内科性出血的特点：①有围生期窒息史及感染史；②除新生儿出血症外，一般便血量不多；③一般为麻痹性肠梗阻；④常有消化道以外等症状和体征；⑤X线片多无异常特征。

2）外科性出血的特点：①有羊水过多史；②反复便血；③无胎便或极少量胎便；④有腹胀或肠梗阻的表现；⑤X线片及造影可见各种消化道病变的特征。

（5）估计出血量及速度：出血量的多少及速度常与疾病病情轻重有关。急性失血超过血容量的1/5可出现循环衰竭，常见心率增快、肢端凉、精神萎靡、血压下降、面色苍白，实验室检查血红蛋白浓度下降、血尿素氮（BUN）升高也提示出血量较大。此时应给予生理盐水扩容，酌情输血。

三、治疗

新生儿便血治疗的关键在于早期寻找病因，针对原发病进行治疗，对外科性疾病如肠旋转不良，血便时间越长，发生肠坏死概率越高。

1.紧急对症处理　禁食、保持安静及呼吸道通畅，监测生命体征。快速止血，可给予凝血酶输注止血，及时扩容纠正休克，必要时可给予新鲜同型血输注。

2.病因治疗　治疗原发疾病，对维生素K_1缺乏者可给予维生素K_1治疗，对感染导致的出血给予抗感染治疗，对凝血因子缺乏者补充凝血因子。对感染性肠炎导致的腹泻根据培养结果选用敏感抗生素治疗。对于无合并感染的过敏的腹泻，要避免使用抗生素，抗生素的使用可造成肠道菌群严重失调，进而加重机体过敏状态。

3.对症处理

（1）置胃管

1）充分减压：可减少胃的含血量，利于凝血，防止溃疡加重，利于损害修复。

2）胃管内注入去甲肾上腺素：去甲肾上腺素2mg溶于温注射用水100ml，每次10～20ml，保留30分钟，再吸出，可反复灌洗。

3）胃管内注入云南白药止血，注入黏膜保护剂蒙脱石散、磷酸铝凝胶。

（2）抑酸剂：对于应激性溃疡，使用抑酸剂可以抑制胃酸分泌，促进溃疡的愈合，而对于NEC要尽量避免使用抑酸剂，有研究认为，抑酸剂的使用可以增加胃液pH水平，促进细菌的过度生长，与NEC的发生有关。

（3）内镜下止血。

（4）外科手术止血

1）积极内科治疗仍出血不止。

2）血压难以维持稳定。

3）每日大量输血。

4）疑似为肠坏死及穿孔时。

四、临床病案

患儿，男性，出生2天，因呕血、便血14小时入院。患儿入院前14小时（出生后

34小时）无明显诱因出现呕血1次便血2次，呕血为鲜血和血块，约20ml，便血为暗红色稀糊状便，不伴黏液，量约30ml。患儿吃奶可，不伴发热、呕吐、腹胀表现，急诊完善血常规、便常规＋隐血试验、血气分析及腹部X线片检查，患儿急诊采血后采血部位出血不止。为进一步诊疗，以便血待诊收入院。

个人史：患儿系其母G_2P_2、孕38周自然分娩，出生体重3.2kg，Apgar评分均为10分。否认出生后窒息抢救史，出生后纯母乳喂养，按需喂养，出生后未肌内注射维生素K_1。

家族史：父母既往体健，否认家族遗传病史。母亲无妊娠期合并症，无围生期用药史。患儿有一位3岁半姐姐，身体健康。

体格检查：体温36.5℃，呼吸55次/分，心率142次/分，血压68/40mmHg，体重3kg。精神反应可，哭声大，全身皮肤苍白，全身未见皮疹、瘀斑及出血点。前囟平软，口唇欠红润，心肺查体未见异常。腹软，未见肠型，未扪及包块，肝脾未触及肿大，肠鸣音正常。四肢肌张力可，原始反射正常引出。肢端暖，毛细血管充盈时间约3秒。

辅助检查：血常规＋CRP示WBC 14.1×10^9/L，N 23%，Hb 125g/L，PLT 380×10^9/L，CRP 1mg/L。便常规＋隐血试验示隐血阳性，红细胞镜检20～40个/HP。血气分析示pH 7.41，PaO_2 72mmHg，$PaCO_2$ 38mmHg，SaO_2 95.3%，$[Na^+]$ 133mmol/l，$[K^+]$ 4.5mmol/L，$[Cl^-]$ 92mmol/L，$[Ca^{2+}]$ 1.24mmol/L，BE 4.3mmol/L。腹部X线平片：部分肠管充气，未见明显肠管扩张、气液平及肠壁间积气。

（一）病案分析

1.病史特点　该患儿为足月儿，出生时无窒息抢救史。出生后1^+天出现呕血、便血，量较多，患儿一般情况较好，不伴有发热、呕吐、腹胀、惊厥表现。否认母妊娠期合并症及用药史。否认家族史遗传病史。

2.体格检查　面色苍白，口唇欠红润，考虑患儿合并有失血性贫血。患儿现生命体征平稳，尚无全身花斑、血压下降、毛细血管充盈时间延长等失血休克的表现。

3.血常规　血红蛋白浓度125g/L，支持贫血诊断。

（二）鉴别诊断要点

患儿主要症状为消化道出血，且合并有失血性贫血，需尽快判断出其为外科性出血还是内科性出血，明确病因，积极治疗。

1.根据病史进行鉴别诊断思路　患儿出生后1^+天出现呕血、便血，发病早，起病急。患儿便血量较多，母亲围生期无胎盘早剥或前置胎盘，考虑新生儿假性出血可能性小。患儿出生情况好，否认缺氧窒息史，现一般情况可，考虑缺氧窒息等导致的应激性溃疡可能性小。患儿不伴有发热、反应差、吃奶差，无黏液脓血便等表现，考虑感染性疾病可能性小。患儿不伴有呕吐和腹胀等表现，反流性食管炎、先天性肠旋转不良、新生儿坏死性小肠结肠炎可能性小。患儿出生后1^+天出现消化道出血，出血量较多，且出生后未常规予维生素K_1肌内注射，采血后出血不止，故需高度警惕出血性疾病，如血小板减少性紫癜、维生素K缺乏及凝血因子缺乏症。但患儿家中无凝血因子缺乏症遗传病史，故为该疾病的概率较小。

2.根据体格检查进行鉴别诊断思路　患儿查体皮肤及口唇苍白提示合并有失血性贫

血，说明其出血量较大，但其生命体征尚平稳，暂无失血性休克表现。患儿反应可，哭声大，再次说明其为感染性疾病所致出血的可能性小。全身皮肤未见明显瘀斑及出血点，说明其为血小板减少性紫癜可能性小。患儿无腹胀、肠型、肠鸣音减少或亢进等腹部阳性体征，提示其为先天性肠旋转不良、绞窄性肠梗阻等外科性便血疾病可能性小。

3.辅助检查　血常规提示合并有贫血，血小板正常，不支持血小板减少性紫癜的诊断，白细胞计数、CRP正常同样不支持感染性疾病所致便血的可能。便常规仅见红细胞，未见白细胞、脓细胞，不支持感染性肠炎的可能。腹部X线平片检查则再次提示患儿为外科性便血疾病可能性小。

结合以上分析，考虑患儿维生素K_1缺乏所致便血的可能性大，为进一步明确诊断，仍需完善以下检查。完善碱变试验检查，明确出血为患儿血还是母血。完善腹部B超检查进一步排除肠套叠、肠旋转不良等外科疾病。完善头颅B超，排除颅内出血可能。完善部分凝血活酶时间及纤维蛋白原检查，明确诊断。

（三）明确诊断后治疗

患儿完善碱变试验为阴性，腹部和头颅B超均未见异常，凝血检查提示凝血酶原时间21.5秒，部分凝血酶原时间50秒，纤维蛋白原正常。考虑诊断为新生儿出血症合并失血性贫血。明确诊断后给予各项生命体征监测，记录出入量，暂禁食，开放静脉通道，给予生理盐水扩充血容量，并立即给予维生素K_1 1～5mg肌内注射或静脉注射，之后患儿未再出现呕血和便血，病情好转出院。

（张　蕾　张　莉）

第五节　便　　秘

食物进入消化道后至形成粪便经肛门排出体外，其速度根据个体及年龄差异、进食频率及食物种类不同而各异。对小婴儿来说，母乳喂养儿平均约需13小时，人工喂养儿约需15小时。新生儿出生后最初排出的是橄榄绿色胎粪，质地黏稠，一般需2～3天排尽后转变为普通婴儿粪便。

便秘（constipation），是指排便次数减少，同时伴有排便困难、大便干结，甚至可以引起肠梗阻和肠穿孔。据统计，全球儿童便秘的发生率1%～30%，多数没有明确的病因，但这一患病率在新生儿中尚无确切统计。新生儿最常见的为胎粪性便秘（或称胎粪栓塞），其他原因所致的便秘相对少见。

一、病因及发病机制

新生儿便秘的病因主要分为机械性梗阻和胃肠道动力障碍。

（一）机械性梗阻

机械性梗阻包括胎粪、肠道占位性病变等胃肠道内容物导致的梗阻，以及先天性解剖结构异常（如肠道闭锁或狭窄、肛门闭锁或狭窄、肠旋转不良、脊柱畸形等）导致的梗阻。

1.胎粪性便秘　最为常见。胎粪由胎儿期胃肠道的分泌液，羊水中的毳毛、胎脂、角化上皮，脱落的胃肠黏膜上皮细胞，肠内物质形成的无机盐、钙皂晶体等形成，质地黏稠、厚重，易堆积在乙状结肠及直肠处，不易排出。若新生儿出生后48小时未开始排胎粪，且无其他明确的器质性病变，主要由于胎粪稠厚而不能排出导致的一过性低位肠梗阻，通过指检或灌肠排出胎粪后，症状缓解，且不再复发，多考虑胎粪性便秘。

2.胎粪性肠梗阻　主要由于胰腺和胃肠黏膜发生囊性纤维化后分泌减少，胰酶、肠黏液和肠激酶等缺乏，导致胎粪过于稠厚，似胶体黏附于肠壁不易分离引起梗阻。

3.先天性解剖结构畸形　主要包括肠道闭锁或狭窄、肛门闭锁或狭窄、肠旋转不良、肠重复畸形、脊柱畸形等均可能导致胎粪排出延迟或便秘。

（二）胃肠道动力障碍

1.早产儿　肠道动力基本要在母体妊娠30周以后才逐渐开始形成，妊娠33周以后才相对成熟。而现在有越来越多胎龄＜32周的极早产儿甚至胎龄＜28周的超早产儿出生，这些患儿胃肠道动力发育本不健全，可能在出生后数周都存在胃肠动力不足，不能正常排便的情况。其病情可能随胃肠道发育成熟、正常喂养建立而逐渐缓解。

2.新生儿功能性便秘　是指不能用结构或生化异常解释的反复发作性便秘。功能性便秘是一种症状性诊断，可以用罗马Ⅳ诊断标准（2016）进行诊断。其具体发病原因不明，但可能与膳食因素、肠道动力因素、肠道运动相关神经递质及受体、肠道微生态影响等相关。但必须排除其他器质性疾病、胎粪性便秘等情况后再考虑。

新生儿/幼儿罗马Ⅳ诊断标准（G7）：新生儿至4岁幼儿，至少出现以下症状中的两条且持续时间达1个月。①每周排便小于2次；②有粪便潴留的病史；③有排便疼痛或排便困难的病史；④有大直径粪便的病史；⑤直肠内存在大量粪便团块。

3.先天性巨结肠　主要由于肠神经嵴细胞在发育过程中从头侧向尾侧迁移障碍，造成的肠壁肌间和黏膜下神经丛内神经节细胞缺失，直肠或结肠远端肠管持续痉挛，粪便淤滞在近端结肠导致该段肠管肥厚和扩张。

4.肛门内括约肌失弛缓症（internal anal sphincter achalasia）　与先天性巨结肠相反，该病患者结直肠中存在神经节细胞，但缺乏直肠肛门抑制反射。该病患者在肛门指检时可发现内括约肌弹性增强、肛管压力高，甚至指尖进入肛管困难。

5.全身性疾病　甲状腺功能低下、甲状旁腺功能低下、低钾血症、高钙血症、脱水及严重感染所致中毒性肠麻痹等都可能影响胃肠动力，引起便秘。

6.药物原因　部分腹泻患儿，为控制腹泻症状，可能使用蒙脱石散、硫糖铝等胃肠黏膜保护剂，但在腹泻好转后未及时停药，或者药物剂量偏大等情况下也可能造成便秘，通常在药物作用消失后便秘即可缓解。部分微量元素制剂如铁剂和钙剂等也有报道可能导致便秘。

7.其他罕见代谢和神经系统异常　一些罕见的可能导致慢性假性肠梗阻的疾病也可能在新生儿期发病，如肠壁平滑肌或肠肌神经丛病变引起的原发性假性肠梗阻，以及其他结缔组织病、内分泌疾病、自主神经功能障碍等导致的假性肠梗阻。

二、诊断

（一）病史和体格检查

详细的病史采集和全面的体格检查对诊断和鉴别诊断意义重大。新生儿的症状、体征缺乏特异性，其疾病表现常不同于大龄儿童，应特别注意以下几点。

1.便秘发生时间　出生后出现胎粪排出延迟，多为胎粪性便秘和先天性消化道畸形。若内科灌肠等治疗无效，需积极完善消化道造影、胸腹部CT等检查，明确有无解剖结构异常。

2.其他病史　如有腹泻及使用止泻药、胃肠黏膜保护剂等药物的病史，需考虑药物所致便秘；如有胎儿期彩超提示羊水过多或消化道异常，出生后有胎粪排出延迟，或喂养不顺利（加奶速度慢，反复呕吐、腹胀等），需高度警惕先天性消化道畸形；胎龄较小的早产儿，出生后早期难以正常排便，且合并有胃潴留等情况，如排除其他外科情况可考虑自身胃肠动力未成熟所致便秘。

3.其他伴随症状　若有发热、反应差、奶量下降、脐部化脓等情况，需怀疑新生儿败血症等严重感染导致的中毒性肠麻痹；若有明显腹胀、呕吐粪渣样（胎粪样）物质，需考虑机械性肠梗阻导致便秘；若有明显皮肤干燥、眼眶前囟凹陷、小便减少等，需考虑脱水所致便秘。

4.治疗效果　若出生后早期伴有腹胀，但经灌肠灌出胎粪后症状迅速缓解，且胎粪排尽后便秘不再出现，多为胎粪性便秘；若伴随腹胀，肛门指检或灌肠有爆发性排气排便，需高度怀疑先天性巨结肠；若有止泻药、胃肠黏膜保护剂、钙剂、铁剂等用药史，在停药后症状即缓解，多为药物因素所致便秘。

5.肛门直肠检查　对便秘患者十分重要，包括肛门外观检查和肛门直肠指检，可以明确有无肛门或直肠闭锁，评估内括约肌弹性，了解有无粪便在直肠肛门处引起梗阻，退出指套时还可观察大便性状及有无爆发性排气和排便等情况。

（二）辅助检查

肉眼先观察大便外观，区分现阶段排便是胎粪还是正常粪便，粪便质地如何，是否有黏稠和干结。便常规镜检可发现肠道是否存在炎症，但因肠道感染导致的便秘罕见。四溴酚蓝试验可用于检测胎粪中蛋白质的质量，正常约3mg/g且不含白蛋白，但在胎粪性肠梗阻患儿中可超过100mg/g且含有白蛋白。

（三）特殊检查

腹部X线平片可了解肠管充气情况，以及有无肠道梗阻征象，如存在胎粪性肠梗阻等情况还可以见到海绵或肥皂泡样伴有钙化斑点的胎粪结块阴影。部分肠梗阻、消化道畸形患儿可能继发肠穿孔，此时腹部X线平片检查更有重要意义。对于不能排除因解剖结构异常导致便秘的患儿，消化道造影检查十分重要。根据患儿临床表现选择口服法上消化道或全消化道造影、钡剂灌肠等检查，对于肠道闭锁或狭窄、肠旋转不良、肠重复畸形、先天性巨结肠等疾病诊断有重要参考价值。直肠内测压检查对于先天性巨结肠患儿诊断有一定价值。

（四）外科活检

考虑先天性巨结肠的患儿需在全身麻醉下取直肠壁肌层活检，如证实肌间神经节细胞缺如则可确诊。

三、鉴别诊断

鉴别诊断的重点在于区分可以通过内科治疗或随生长发育可缓解的暂时性便秘，还是由于先天解剖结构异常需要外科处理的便秘。

胎粪性便秘和胎粪性肠梗阻均发病于出生后早期，有确切的胎粪不易排出病史，可伴有腹胀、拒奶、呕吐等表现，但患儿一般情况较好；通过灌肠、药物等治疗，胎粪排尽后便秘随之缓解且不再复发。严重感染所致的中毒性肠麻痹，伴有明显的其他部位感染及全身感染中毒症状，以及血液炎症指标的上升，缺相应感染部位的局部表现；一般灌肠等治疗效果不理想，但待感染控制后肠麻痹症状将逐渐缓解，且疾病恢复后便秘不再复发。新生儿功能性便秘或早产儿肠道动力不足引起的便秘，是排除性诊断，需排除其他内科及外科情况才能做出诊断。

需外科处理的便秘，多为先天解剖结构异常。胎儿期可有羊水过多等提示消化道畸形的病史。出生后无胎便或胎便排出延迟，胎便量少；有腹胀和肠梗阻的表现；通过灌肠等治疗可能短暂缓解便秘，但症状反复且顽固；腹部X线平片，尤其是消化道造影等检查可能提示各种病变特征。

四、治疗原则

（一）内科治疗

对于感染所致中毒性肠麻痹、内分泌异常、电解质紊乱、脱水等所致的便秘，治疗主要在于对原发病的治疗，此处不再赘述。通常便秘的内科治疗方法主要针对功能性便秘、胎粪性便秘、早产儿肠道动力不足等原因所致的便秘，以及先天性巨结肠等尚未明确诊断前暂时缓解症状的治疗。

目前临床应用及文献报道的治疗便秘的内科方法主要包括增加液体摄入，灌肠治疗，乳果糖、聚乙二醇（PEG）、氧化镁乳、矿物油等药物治疗，益生菌及益生元治疗等。

由于大量关于便秘治疗的研究都在大龄儿童及成人中进行，新生儿便秘内科治疗目前还没有相关的指南和公认的方法。在整体治疗策略中，软化大便并确保无痛排便是最重要的部分，大多数临床专家都喜欢每日服用非刺激性泻药（如PEG、乳果糖、氧化镁乳等），它们可以缓慢地软化肿块，确保无痛排便直至便秘缓解。对于学龄前儿童，还可以采用奖励、日记、如厕训练等行为治疗，但这在新生儿中是无法实施的。

有研究显示，与乳果糖、氧化镁乳、矿物油或安慰剂相比，PEG 可能更为有效，因此建议使用含有或不含电解质的 PEG 作为一线维持药物治疗。乳果糖目前也被认为对所有年龄段的人都是安全的，因此如果没有 PEG，建议使用乳果糖。目前的研究证据不支持在便秘儿童中长期使用 PEG 灌肠，也没有随机对照试验研究功能性便秘患儿的适宜治疗时间。

益生菌用于功能性胃肠病有很多的研究，目前对于婴幼儿的功能性便秘治疗的研究显示，如果将不同菌株或其组合的所有研究合并在一起，则发现益生菌是有效的；但当分别对不同单一菌株进行分析时，效果并不明显。目前关于益生菌治疗新生儿便秘的信息更加有限，因此对其疗效尚难做出正确的判断。

经皮电刺激（TNS）是一种无创且无痛的干扰治疗形式，有研究报道了接受 TNS 治疗的儿童生活质量显著改善，但大规模高质量证据尚不支持在患有顽固性便秘的儿童中使用 TNS。对于新生儿使用 TNS 治疗还罕有报道。

（二）外科治疗

在引起新生儿便秘的病因中，有一大部分可能存在外科情况。外科治疗便秘的主要作用在于解除阻塞物、解除闭锁、切除病变肠段。

胎粪性肠梗阻等通常可以通过内科治疗解决，但若内科治疗无效或在严重机械性肠梗阻导致肠穿孔等情况出现时，需要外科手术及时干预。另外一些由于先天性消化道畸形（肠道闭锁或狭窄、肛门闭锁或狭窄、先天性巨结肠等）导致便秘的情况，最终必须经手术才可根治。

五、临床病案

患儿，男性，出生 2 天 12 小时，因腹胀 1 天入院。其母 G_1P_1，妊娠期定期产检，胎儿期常规检查无特殊异常。胎龄 38^{+4} 周，出生体重 2680g，Apgar 评分 1 分钟、5 分钟、10 分钟均为 10 分。入院前 1 天（出生后 1 天）逐渐出现腹胀，无发热、气促、呕吐、便血、惊厥等。出生后正常开奶，目前母乳喂养 10ml q3h，小便正常，未解胎便。体格检查：呼吸 55 次 / 分，心率 140 次 / 分，反应好，口唇红润，心肺查体未见明显异常，腹胀，脐带未脱落，脐部外观正常未见异常分泌物，腹壁张力不高，无明显压痛，未扪及包块，肠鸣音减弱，1～2 次 / 分，肛门外观正常。肌张力正常，原始反射正常引出。

（一）病案分析

1. **病史特点**　患儿为足月儿，胎儿期常规检查无明显异常，无窒息抢救史，出生后早期少量喂养后逐渐出现腹胀，且 2^+ 天未解胎便。无发热、气促、反应不佳等感染表现，无呕吐、便血。

2. **体格检查**　反应好，腹胀，腹壁张力不高，无明显压痛，肠鸣音减弱 1～2 次 / 分，脐部、肛门外观正常。

3. **分析**　患儿出生后早期少量喂养后逐渐出现腹胀，且伴胎粪排出延迟，考虑肠梗阻所致腹胀、便秘可能性大。结合胎儿期检查未提示消化道畸形，患儿一般情况好，考虑胎粪性便秘可能性大。

（二）鉴别诊断要点

患儿出生后早期少量喂养后即出现腹胀，且胎粪排出延迟，查体有腹胀、肠鸣音减弱，需注意鉴别先天性消化道畸形。

1.病史特点　患儿为足月儿，胎儿期常规检查无明显异常，无窒息抢救史，出生后早期少量喂养后逐渐出现腹胀、胎粪排出延迟。患儿进食1天，无呕吐胆汁样物，可基本排除上消化道闭锁和梗阻；无发热、气促、反应不佳等，可排除感染所致中毒性肠麻痹。

2.体格检查　患儿一般情况好，有腹胀、肠鸣音减弱，但无腹壁张力增高。可行直肠指检及灌肠检查了解胎粪情况，以及有无爆发性排气排便。

3.辅助检查　血常规、CRP/PCT、便常规＋隐血试验等检查有助于明确有无感染存在；血电解质检查有助于评估有无电解质紊乱；腹部X线平片有助于判断有无明显的肠道扩张、消化道穿孔、肠壁炎症等情况；消化道造影检查十分必要，有助于明确有无消化道畸形。

4.治疗　暂禁食、静脉补液，予灌肠通便，根据病情变化选择随访腹部X线平片、消化道造影检查。若明确存在消化道畸形，需外科手术治疗。若排除外科性疾病，灌肠效果欠佳，可给予乳果糖和PEG等药物治疗。

（滑心恬　张　莉）

第六节　腹　水

腹腔内的液体由毛细血管、毛细淋巴管回流，正常人体腹腔内有少许积液，对肠道的蠕动起润滑作用，任何病理状态下致使腹腔内的液体增多，增加速度大于被吸收的速度则形成腹水。腹水也可以是全身严重水肿的局部表现，大量腹水可致患儿腹部膨隆，脐部凸起，可引起膈肌上升影响呼吸，表现为呼吸困难，也可压迫下腔髂总静脉，影响下肢的回流，表现为下肢水肿。

一、发病机制和病因

（一）发病机制

1.血浆胶体渗透压下降　血浆胶体渗透压的维持主要依赖血浆蛋白，其作用是将液体从组织间隙吸收到血管内，当血浆蛋白低于25g/L时，血浆胶体渗透压下降，致使液体漏入腹腔，形成腹水。

2.醛固酮增多导致的水钠潴留　心功能不全及肝硬化引发的大量腹水可致使有效血容量的减少，激活肾素-血管紧张素-醛固酮系统，促使钠排泄激素活性下降，近曲小管对钠的重吸收加强，引起水钠潴留，使液体持续渗入腹腔形成腹水。

3.肾血流量与滤过率下降　有效血容量减少可导致肾血管缩窄使肾血流重新排布、肾小球血流量减少和肾小球滤过率下降，进而加强近曲小管对钠的重吸收，造成水钠潴留，促使腹水形成。

4.流体静压增高　肝硬化及肝内门静脉遭到压迫或血栓形成肝静脉回流受阻，致使门静脉及其毛细血管内高压，进而形成腹水。

5.淋巴流量增多或回流受阻　肝硬化时可因门静脉压显著增高，使得淋巴液生成增多，大于淋巴循环重吸收能力，造成淋巴液淤滞。腹膜后肿瘤、纵隔肿瘤等所引发的胸导管或乳糜池阻塞、损伤性破裂及先天性淋巴管异常可以引起乳糜漏入腹腔形成乳糜性腹水。充血性心力衰竭时。淋巴液的淤滞及腹膜炎时淋巴管壁的损害，均有利于腹水的生成。

6.血管通透性增高　炎症、肿瘤浸润等原因均可刺激腹膜毛细血管床通透性增加，造成液体外渗至腹腔形成腹水。

7.腹腔内脏破裂　内脏破裂和穿孔可导致胰性、胆汁性及血性腹水。

（二）病因

引起新生儿腹水的原因很多，可分为肝胆疾病和非肝胆疾病两大类。前者包括各种肝胆疾病引起的肝硬化、先天性肝纤维化、各种嗜肝病毒感染等。后者则包括先天性淋巴管、泌尿系统等发育异常所致的乳糜性腹水、尿性腹水，以及脏器出血所产生的血性腹水。

依照腹水的性质、特点，通常将其分为漏出性、渗出性及血性腹水三类。

1.渗出性腹水　渗出液肉眼观多混浊，易凝固，比重多大于1.018，蛋白定量大于30g/L，细胞计数明显增多，急性多以中性粒细胞为主，慢性以淋巴细胞为主，黏蛋白定性试验为阳性。以下情况较多见。

（1）腹膜炎：多见于腹部坏死性小肠结肠炎、阑尾炎、胆道疾病、内脏脓肿破裂、穿孔、腹腔穿刺后所致继发性腹腔感染，常见病原菌有大肠埃希菌、肺炎克雷伯菌、葡萄球菌等，原发性腹腔感染较少见。

（2）胆囊穿孔、肠道及胆管破裂：多有基础疾病，胆囊穿孔、胆道系统破裂或先天性肠壁发育异常，肠壁薄弱所致穿孔都可造成腹水，由于胎粪及胆汁外溢，引发的化学刺激所致，手术探查腹腔内可见胆汁或粪便。

2.漏出性腹水　漏出液的肉眼观多为淡黄或透明，不易凝固，比重多小于1.018，蛋白定量小于25g/L，细胞计数相对较少，分类以淋巴及间皮细胞为主，黏蛋白定性试验为阴性。

（1）乳糜性腹水：在新生儿腹水较常见。早期可为清亮腹水，后变为乳白色，含较多脂肪粒。外科手术、创伤、肿瘤、先天性发育不良是最常见的原因。在新生儿，以先天性因素更为常见，大部分为自发性，预后较好，部分需行外科手术治疗。常见的淋巴系统先天发育异常的如淋巴系统某处闭锁或狭窄、肠系膜淋巴管囊肿、腹膜后囊性淋巴管瘤、淋巴系统结构缺陷、淋巴管瓣膜功能丧失、乳糜囊肿等。腹腔穿刺抽出乳糜样腹水是诊断乳糜性腹水的最直接方式。

（2）尿性腹水：在新生儿中腹水多见。其发病基础是存在先天性的泌尿系统异常，而出生时难产、产钳助产等因素更易引起这类新生儿发生尿性腹水。新生儿尿性腹水常见的先天异常包括肾盂输尿管连接部梗阻、后尿道瓣膜病、输尿管囊肿、尿道闭锁、神经源性膀胱等。但是有时候无泌尿系统异常的新生儿也会出现特发的膀胱破裂引起尿性腹水。对出生后24小时内未排尿的新生儿，且膀胱充盈者应检查下尿路有无阻塞。

（3）胆汁性腹水：新生儿胆汁性腹水主要见于先天性胆总管穿孔，由于胆道发育异常或胆道系统感染所致。急性起病者患儿可无明显黄疸表现，慢性起病者，黄疸出现较早，逐渐出现腹胀，腹腔穿刺液中胆红素含量较高。

（4）胰液性腹水：较少见，继发于胰导管畸形，临床除腹胀外可无症状，也可表现为胰腺炎，腹水检查提示淀粉、脂肪、蛋白含量增高，血及尿淀粉酶水平正常。大多病例需外科引流手术。

（5）血性腹水：是新生儿急重症。较常见于产伤或先天性凝血障碍所引起的实质脏器出血，如肝脾破裂、肾上腺出血。若新生儿出生后呈现反应差、食乳量减少、腹胀及不明原因的贫血等并进行性加剧，应警惕实质脏器破裂，超声检查可协助诊断。

二、诊断与鉴别诊断

（一）临床表现

腹水除有腹胀、纳差、气促、发绀、呼吸困难等表现外常有原发病的体征。感染性腹水多继发于全身严重感染性疾病，可有发热、反应差、呕吐、腹泻、便血、胃肠道穿孔等表现。而由心脏疾病导致的腹水查体时可见有发绀、周围水肿、颈静脉怒张、肝大等体征。肝胆疾病常有皮肤黄染、腹壁静脉曲张、肝脾大等体征。

（二）实验室检查

腹水的患儿应进行尿常规、便常规、血常规、肝肾功能、心电图等检查，积液较多者应完善腹水常规（包括比重、红细胞计数、白细胞计数和分类、蛋白、三酰甘油、淀粉酶和胆红素定量、培养等）、生化、培养检查，其对明确腹水的来源及性质有诊断价值。

（三）影像学检查

1. B超　在腹水的诊断及鉴别诊断中起重要作用，其中超声检查经济方便，对腹水诊断准确性高，可在行腹水穿刺时进行引导，但对于鉴别腹水的性质并没有太大帮助。

2. 腹部CT检查　有助于检出腹腔位置较深的积液，其准确性、敏感度及特异度均较高，对了解积液的范围、积液量、积液的性质和来源均有重要意义，并且对腹腔占位性病变诊断准确性高，有助于鉴别诊断。

3. 放射性核素淋巴管显像　对定位淋巴瘘口，查找病因有着重要作用，这类检测技术创伤小，痛苦少，特别适用于那些不宜做淋巴管造影的患儿，也适用于疾病的随访研究。

4. 若未能明确病因者可行腹腔镜检查及腹膜活检。

（四）诊断

诊断包括以下几个方面：①确定腹水的存在；②判断腹水的性质；③明确腹水的病因。

三、治疗

导致腹水的病因较多，腹水患儿就诊时，应尽快地明确腹水的性质，从而积极寻找病因，并针对病因治疗。若病因未明确，而大量腹水引起腹胀、呼吸困难的表现，腹腔穿刺既可作为诊断手段，也可作为治疗措施。此外，先天性胆道系统发育异常、先天性泌尿系统发育异常等患儿需采取内外科联合的综合性治疗。

1.饮食　饮食治疗包括限制液量，采用特殊配方奶。饮食治疗是乳糜性腹水首要的非手术治疗重要方法，如应用脱脂奶或含中链三酰甘油的配方奶后仍有大量乳糜形成，需禁食或使用肠道外营养，全静脉胃肠外营养可完全阻止乳糜的形成，可预防和减轻营养不良的发生，增进营养状况，为组织淋巴管漏口的修复和愈合提供所需的基础，其次还可抑制胃肠液的分泌，减少淋巴液的形成，缩短破裂口愈合时间。

2.生长抑素　目前认为生长抑素通过减少胃液、小肠液和胰液的分泌，或降低门静脉压力、减少内脏血流而减少淋巴循环，对乳糜性腹水的治疗有一定的效果。

3.利尿药　对腹水较多患儿可酌情使用利尿药。

4.抗生素应用　对感染性腹水，应选用广谱抗生素或抗真菌药物，也可根据药物敏感试验结果选用敏感抗生素进行抗感染治疗。

5.白蛋白　对低蛋白所致的腹水可少量多次输注全血、血浆、白蛋白，以提高血浆胶体渗透压。其次外科引流，液体管理，纠正水、电解质紊乱，对于改善预后同样很重要。

四、临床病案

患儿，男性，出生24天，因腹胀20天入院。患儿入院前20天，家属发现患儿腹胀，无发热、咳嗽、皮肤巩膜黄染等表现，病初未予特殊处理，之后患儿腹胀逐渐加重，家属曾带患儿至当地医院就诊，腹部彩超提示腹水，建议完善腹腔穿刺检查，家属拒绝，遂带患儿至我院就诊。

个人史：患儿系其母G_2P_2，胎龄38周，经剖宫产娩出，出生体重4kg，Apgar评分均为10分。否认出生后窒息抢救史，出生后纯母乳喂养，按需喂养，进食、排尿、排便均正常。

家族史：父母既往身体健康，否认家族遗传病史。母亲妊娠期情况良好，产前腹部B超未见异常。有一位6岁哥哥，身体健康。

体格检查：体温36.7℃，呼吸61次/分，心率139次/分，血压72/40 mmHg，体重4.5kg。精神反应欠佳，全身皮肤红润，全身未见皮疹、瘀斑及出血点。前囟平软，口唇红润，心肺查体未见异常。腹膨隆，腹围42cm，移动性浊音阳性。双侧阴囊肿大，挤压后阴囊可缩小。四肢肌张力可，原始反射可正常引出。肢端暖，毛细血管充盈时间约3秒。

辅助检查：血常规＋CRP示WBC 6.4×10^9/L，L 65%，Hb 121g/L，PLT 378×10^9/L，CRP 6mg/L。尿常规和便常规均未见异常。血生化示白蛋白35g/L，ALT 12U/L，AST 30U/L，总胆红素38.6μmol/L，非结合胆红素23.4μmol/L，结合胆红素15.2μmol/L，肾功能、电解质、凝血功能未见异常。胸腹部超声检查：可见大量腹水，肝脾不大。心脏、泌尿系彩超提示未见异常。TORCH全套检查：阴性。

入院后予家属沟通完善腹腔穿刺，腹水呈淡黄色乳糜样，WBC 18.6×10^9/L，以淋巴细胞为主，占95%，乳糜实验阳性，查三酰甘油增高。

（一）病案分析

1.病史特点　该患儿为足月儿，出生时无窒息抢救史，母妊娠期彩超未见异常。出生后4天开始出现腹胀，且腹胀逐渐加重。母否认家族史和遗传病史。

2.体格检查　患儿有腹部膨隆、移动性浊音阳性，支持腹水诊断，患儿入院时生命体征平稳，无明显气促、发绀、鼻翼扇动等呼吸困难的表现。

3.患儿外院彩超提示腹水，性质未能明确。

（二）鉴别诊断要点

患儿入院前腹水诊断明确，但性质未能明确。结合患儿无明显黄疸、大小便外观未见异常，无肝脾大表现，辅助检查肝酶、胆红素、白蛋白未见异常，病毒筛查阴性，考虑为肝胆疾病所致腹水可能性小。患儿无外伤史、无凝血因子缺乏家族疾病史，查体无瘀斑、出血点表现，辅助检查凝血功能未见异常，考虑脏器破裂所致血性腹水可能性小。患儿经剖宫产娩出，无难产病史，出生后24小时内正常排尿，无尿潴留表现，泌尿系彩超无肾积水等泌尿系统异常表现，故考虑为尿性腹水可能性小。非肝胆疾病中常见腹水类型，乳糜性腹水尚不能排除。入院后进一步完善腹水穿刺，腹水呈淡黄色乳糜样，白细胞计数增高，以淋巴细胞为主，且乳糜试验阳性，证实为乳糜性腹水。患儿无外科手术、创伤病史，考虑其乳糜性腹水为先天性因素可能性大，不排除淋巴结发育异常的可能性，若治疗效果欠佳可进一步完善淋巴管造影及核素检查。

（三）明确诊断后治疗

入院后给予禁食、全肠外营养、定期腹腔穿刺及生长抑素持续泵入治疗，之后患儿腹水逐渐减少，1个月后复查彩超腹水消失，患儿逐渐重新开始肠内营养，并在接下来的一周内建立完整的肠内喂养并出院。

（张　蕾　张　莉）

参 考 文 献

国家卫生计生委办公厅，国家中医药管理局办公室，解放军总后勤部卫生部药品器材局. 关于印发抗菌药物临床应用指导原则（2015年版）的通知. 国卫办医发〔2015〕43号.（2015-08-27）. http://

www.nhc.gov.cn/yzygj/s3593/201508/c18e1014de6c45ed9f6f9d592b43db42.shtml.

李凤英，2001．出生后2天内新生儿呕吐的鉴别诊断．中国实用儿科杂志，16（3）：137-138．

Abu-Naser S S，El-Najjar A E A，2016．An expert system for nausea and vomiting problems in infants and children．Int J Med，1（2）：114-117．

Benninga M A，Nurko S，Faure C，et al，2016．Childhood functional gastrointestinal disorders：neonate/toddler．Gastroenterology，150（6）：1443-1455．

Burnett E，Jonesteller C L，Tate J E，et al，2017．Global impact of rotavirus vaccination on childhood hospitalizations and mortality from diarrhea．J Infect Dis，215（11）：1666-1672．

Chen J，Wan C M，Gong S T，et al，2018．Chinese clinical practice guidelines for acute infectious diarrhea in children．World J Pediatr，14（5）：429-436．

Koletzko S，Niggemann B，Arato A，et al，2012．Diagnostic approach and management of cow's-milk protein allergy in infants and children：ESPGHAN GI Committee practical guidelines．J Pediatr Gastroenterol Nutr，55（2）：221-229．

Lane E R，Hsu E K，Murray K F，2015．Management of ascites in children．Expert Rev Gastroent，9（10）：1281-1292．

Mohinuddin S，Sakhuja P，Bermundo B，et al，2015．Outcomes of full-term infants with bilious vomiting：observational study of a retrieved cohort．Arch Dis Child，100（1）：14．

NICE Clinical Guideline，2010．Constipation in children and young people：diagnosis and management．http：//nice.org.uk/guidance/cg99．

Tiwari C，Sandlas G，Jayaswal S，et al，2015．Spontaneous intestinal perforation in neonates．J Neonatal Surg，4（2）：14．

Young C M，Kingma S D，Neu J，2011．Ischemia-reperfusion and neonatal intestinal injury．J Pediatr，158（2 Suppl）：e25-e28．

第六章

血液系统疾病症状鉴别诊断

第一节　新生儿贫血

贫血（anemia）是指在单位容积内红细胞（RBC）和(或)血红蛋白（Hb）浓度低于正常。正常健康足月新生儿脐血血红蛋白为140～200g/L，平均170g/L，出生后由于液体摄入不足血浆容量减少及胎盘输血等原因，血红蛋白浓度短暂升高，至出生第7～10天降至出生时水平，出生2周内健康足月新生儿末梢血Hb低于145g/L，静脉血Hb低于130g/L可视为贫血；出生2周～1个月，末梢血Hb低于110g/L为贫血诊断标准。但对于一个7天内Hb明显下降的新生儿，即使Hb仍在正常范围内，也可能存在血液丢失。早产儿出生后平均Hb略低于足月儿，约为164g/L（135～190g/L），出生体重＜1200g的早产儿则更低，约为160g/L（130～180g/L）。Hb 120～144g/L为轻度贫血，90～120g/L为中度贫血，60～90g/L为重度贫血，低于60g/L为极重度贫血。

一、病因及发病机制

引起新生儿贫血的原因大致可分为红细胞生成减少、红细胞破坏增多、红细胞丢失增多这三大类。

（一）红细胞生成减少

新生儿期原发性红细胞生成减少较少见，若有贫血、网织红细胞减少等可考虑以下情况。

1.先天性纯红细胞再生障碍性贫血（pure red cell aplasia）　又称戴-布贫血（Diamond-Blackfan anemia，DBA），发病率低，为（4～7）/10万活产婴儿，无明显性别差异，可有遗传史，出生时即可有贫血表现，约10%的患儿在新生儿期有严重贫血，表现为大细胞正色素性贫血，网织红细胞减少，而外周血白细胞、血小板等正常。患儿多为早产儿，母亲常有流产、死胎病史，约1/3的患儿合并先天性畸形：拇指为三节指、腭裂、颈蹼、先天性心脏畸形、眼发育异常，可有眼距宽、眼睑下垂、白内障、蓝色巩膜等，还可同时存在巨红细胞症、胎儿血红蛋白增多、腺苷脱氨酶活性增强。

2.铁粒幼细胞贫血（sideroblastic anemia，SA）　是一种骨髓铁利用障碍性疾病，其特征性表现为铁在幼红细胞线粒体内蓄积。目前发病机制不明，部分具有遗传性，婴儿期发病者多为X-连锁隐性遗传，外周血与营养性缺铁性表现一致，为小细胞低色素性贫血，但骨髓表现为增生性骨髓象、异常的红系造血。

3.先天性红细胞生成不良性贫血（congenital dyserythropoietic anemia，CDA） 新生儿期即发病者可有脾大、黄疸，多数贫血不重，但也有引起胎儿水肿者，表现为正细胞或巨细胞贫血。

4.先天性运钴胺蛋白Ⅱ（transcobalamin Ⅱ）缺乏 为常染色体隐性遗传，贫血多在出生后1个月出现，表现为大细胞性贫血，多伴有网织红细胞、血小板、白细胞降低，骨髓表现为巨幼细胞改变，临床上多有生长发育迟缓、腹泻和舌黏膜萎缩。维生素B_{12}治疗常有效。

5.病毒感染 常见风疹和梅毒感染，病毒急性感染后数周，常于婴儿期发病，很少在出生后1～2个月内发病。

6.先天性白血病 除贫血外，常可见白血病其他表现，如肝脾淋巴结大、出血、发热等，外周血常可见幼稚细胞。

（二）红细胞破坏增多

1.免疫性溶血性贫血 新生儿多见，常为ABO、Rh血型不合溶血，或其他少见血型抗体如抗C、抗E和抗Kell所引起的溶血性贫血，母亲患自身免疫性溶血性贫血者，药物性免疫性溶血。

2.感染 ①先天性感染：如TORCH感染；②获得性：细菌性败血症。

3.红细胞膜疾病 遗传性球形红细胞增多症、遗传性口形红细胞增多症、遗传性椭圆形红细胞增多症、皱缩红细胞增多症等。

4.先天性红细胞酶缺陷和血红蛋白异常 G6PD缺乏症、丙酮酸激酶缺陷、己糖激酶缺陷、地中海贫血。

5.其他 DIC，其他血管病性溶血、半乳糖血症、长期反复酸中毒、维生素E缺乏等。

（三）红细胞丢失增多

1.出生前的隐性失血

（1）胎儿母体输血：胎儿血因各种原因进入母体而引起的胎儿失血，主要包括自发性和损伤性两种原因。自发性常发生在妊娠后期，少数在妊娠初期（初3～4个月）即可有失血，也可发生在分娩过程，当胎盘屏障有细小裂隙时胎儿红细胞即可进入母体。损伤性常因羊膜穿刺损伤等产科操作、外伤性子宫胎盘损伤、母亲妊娠高血压等可造成胎盘屏障损害的疾病所引起。当静脉注入缩宫素或有溶血病时均可加重胎儿母体输血，从而发生新生儿失血性贫血。

（2）双胎输血：发生于13%～33%的双胎妊娠，当单卵双胎儿胎盘有异常血管吻合（如静脉-静脉、动脉-静脉、动脉-动脉）而造成供血胎儿因失血而贫血，受血胎儿因输血而多血。

（3）胎儿胎盘输血：脐带缠绕时，由于脐静脉比脐动脉壁薄，更易受压阻塞，导致供应胎儿的脐静脉血较流入胎盘的脐动脉血减少，从而发生胎儿胎盘输血。剖宫产时由于断脐前胎儿常高于胎盘，脐动脉血可继续回流入胎盘，而脐静脉血难以回流至胎儿体内，从而发生胎儿胎盘输血。

（4）胎盘早剥、前置胎盘、帆状胎盘、脐带或胎盘血肿、脐带破裂等。

2.出生时的出血

（1）胎儿母体失血：常发生于前置胎盘、胎盘早剥或剖宫产时误伤及胎盘而失血。

（2）产伤所致出血：颅内出血、头颅巨大血肿、肺出血、消化道出血、腹膜后出血、肝或脾破裂等。

3.出生后的出血

（1）出血性疾病：DIC、血友病、自然出血症、各种原因所致血小板减少等。

（2）医源性失血（iatrogenic blood loss）：主要见于对高危新生儿，尤其是早产儿，为了诊断而多次抽血，抽血后未及时输血所造成。当抽血量为血容量的5%～10%时即可出现贫血。

（四）其他

早产儿贫血除上述贫血的原因外，还可与早产儿红细胞再生能力低下、寿命较短有关，而其出生后追赶生长发育过快，造血原料不足，骨髓功能较差，不能满足需要则发生贫血。

二、诊断

新生儿贫血原因繁多，尤其是出生后第1周，多需要紧急处理，必须及时诊断和治疗以挽救生命、减少后遗症。而由于新生儿贫血的原因、临床表现和血红蛋白正常值均与儿童不同，必须仔细收集病史资料，包括家族史、妊娠史、分娩和产后情况等，结合有关化验才能正确诊断、及时治疗。

（一）家族史

父母种族、血型，母亲是否患有自身免疫性疾病，家族中有无遗传性球形红细胞增多症、红细胞酶缺陷（如G6PD缺乏症）和血红蛋白病（如地中海贫血）等可能在新生儿期出现贫血的疾病患者，家族中是否有贫血、蚕豆（药物）所致溶血，以及不能解释的黄疸及脾大患者。

（二）妊娠和分娩史

妊娠期是否摄入特殊药物，是否接触过樟脑丸（含萘）或其他有毒化学物品。母体是否有妊娠期感染、营养不良、阴道出血、羊膜腔穿刺、前置胎盘、胎盘早剥，是否有脐带胎盘异常，生产方式是否有产伤、窒息史等。

（三）临床表现

首先是否存在急慢性贫血的表现，如皮肤黏膜苍白、反应低下、心率增快、呼吸急促、呼吸暂停、喂养困难或溶血表现，如黄疸、全身水肿、肝脾大等。其次，贫血出现时间对诊断也十分重要，出生后即出现明显贫血者多为出生前失血或严重免疫性溶血所致。出生后48小时内出现贫血者内（外）出血更常见。48小时后出现明显黄疸伴贫血者，则多见于免疫性溶血病。出生后3～5天出现明显贫血和（或）黄疸者应考虑G6PD缺乏症的溶血性贫血。出生后3～7天出现贫血和（或）黄疸者应该注意感染性溶血、先天性球形红细胞增多症等。此外，新生儿医源性失血不容忽视，尤其是早产儿，应精确记录采血量以便评估。

窒息、失血、溶血均可出现苍白，应注意鉴别（表6-1）。

表6-1 新生儿苍白的鉴别

项目	窒息	急性严重失血	溶血症
发绀	有	无	无
呼吸	有呼吸困难	呼吸浅快	正常
吸氧	有改善	无改善	无变化
心率	缓慢	增快	正常或增快
血红蛋白	正常	明显下降	下降
伴随症状	呈濒死状态	血压下降	黄疸、贫血、肝脾大

除严重同族新生儿免疫性溶血（多为Rh血型不合溶血）、纯合子地中海贫血、慢性胎母或胎胎输血、G6PD缺乏症等可致胎儿水肿外，严重先天性心血管畸形、心律不齐致心力衰竭，严重低蛋白血症、TORCH等病毒感染，母糖尿病、胎儿成神经细胞瘤、心肺发育不良、戈谢病等均可出现胎儿水肿，应注意鉴别。

（四）综合分析实验室检查资料

根据血红蛋白、红细胞，网织红细胞、白细胞及其分类计数、血小板、新生儿外周血片、母亲血片（做酸洗脱试验）、抗人球蛋白试验、胆红素测定，并结合病史常可做出正确诊断或发现诊断线索。

1.网织红细胞增高　多提示失血或溶血性贫血，在根据分娩史和临床表现排除失血时，应结合父母血型，做母婴血型、抗人球蛋白试验、抗体测定等有关新生儿溶血症的检验。网织红细胞降低者应考虑先天性单纯红细胞性再生障碍性贫血和骨髓浸润（如先天性白血病），应做骨髓涂片检查。

2.抗人球蛋白试验（Coombs test）　大部分新生儿溶血性贫血是由血型不合同族免疫性溶血引起，直接Coombs试验可检测红细胞表面的不完全抗体，间接Coombs试验可检测血清中存在的不完全抗体，因Rh血型不合所致的溶血病，直接及间接反应均强阳性，由ABO血型不合引起的溶血病，结果常为阴性或弱阳性。

3.若Coombs试验阴性且不考虑同族免疫性溶血时，应仔细检查红细胞形态，若为小细胞低色素贫血，在新生儿早期多提示有胎-母或胎-胎慢性失血的可能，前者应做母亲血酸洗脱试验，注意球形、皱缩红细胞等形态异常；在新生儿晚期则提示存在慢性失血、早产儿晚期贫血可能。若红细胞为正色素正细胞表现，应考虑急性失血、先天性红细胞酶缺陷或新生儿全身性疾病伴贫血等。急性失血性贫血常无黄疸和肝脾大，但苍白很明显，甚至出现低血容量性休克。

4.血清胆红素　胆红素是血红蛋白分解产物，当同族免疫性溶血或存在内出血时红细胞破坏增多，新生儿肝脏处理能力不足，常可发生明显升高，主要为非结合胆红素升高，出现肉眼可见黄疸，而外出血时这一表现不明显。

5. TORCH等感染伴贫血者，常有黄疸、肝脾大和血小板降低，尿液病毒分离或血清学检查可确定诊断。血清IgM增高者应高度怀疑宫内感染。

新生儿贫血诊断思路见图6-1。

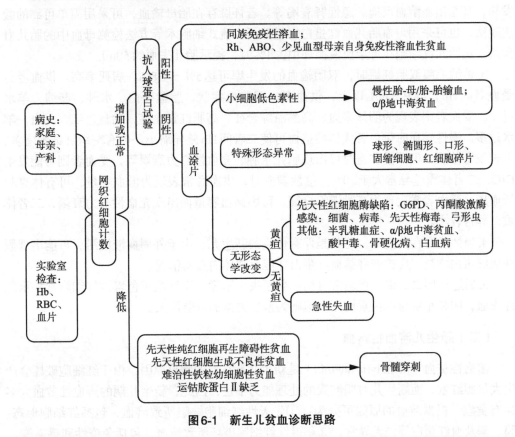

图6-1　新生儿贫血诊断思路

三、鉴别诊断

（一）失血性贫血

产前、生产过程中和产后的婴儿失血均可发生失血性贫血，5%～10%新生儿的严重贫血是因失血引起，严重失血可引起死胎。活产婴儿的临床症状取决于失血速度和失血量，急性失血30～50ml则可致苍白和休克。黏膜苍白更能反映贫血程度。患儿呼吸浅快且不规则，无吸气性凹陷，血压或脐静脉压下降，全身肌张力减低，发绀不明显，给氧后病情无好转。慢性失血者因贫血发生慢，婴儿虽有明显苍白，甚至Hb低至

40～60g/L时，婴儿一般反应仍较好，仅有非常轻微的症状。若新生儿出生时即发现有贫血，24小时后加重，网织红细胞增加，提示出血发生在前几天，若出生时Hb正常，而24小时后明显下降，提示出血可能发生在生产时。诊断时需注意以下几点。

1.评估有无胎儿-胎盘出血的表现，包括有无脐带绕颈、胎盘及脐带是否完整，有无血肿、出血表现，以及生产方式等。新生儿娩出时胎盘与胎儿位置关系及断脐的时间（血液滞留胎盘可达75～125ml，占婴儿总血量的1/4～1/3）。

2.有无胎母输血表现，包括有无羊膜腔内操作史，有无突然发生的胎动减少或消失，胎心率是否呈正弦波曲线，有无胎儿水肿，母亲有无突然发生的不明原因的寒战、发热，甚至出血溶血反应、急性肾衰竭等。若怀疑存在胎母输血，可采用简单可靠的酸洗脱法，也可采用母血胎儿血红蛋白定量分析、流式细胞术等方法检测母血中的胎儿血含量。当胎儿红细胞在母亲血液循环中占1%时，提示胎儿失血约50ml。

3.单绒毛膜双胎妊娠时，双胎输血的发生率可达5%～38%，病死率高。供血者与受血者间Hb差异在33g/L以上，供血者出现贫血症状，胎盘苍白、水肿、萎缩，羊水过少，受血者则表现为明显多血、高黏滞综合征、高胆红素血症，胎盘色红、充血，羊水过多。慢性输血时供血者代偿性造血可使二者间Hb差异缩小，可有网织红细胞增多、生长发育落后，但严重贫血时可出现胎儿水肿、充血性心力衰竭等，受血者则可能发生DIC，二者体重差异常大于20%。急性输血时，供血者常表现为低血容量，可有休克和低血压，受血者常表现为高黏滞综合征，可因高血容量而出现充血性心力衰竭，二者体重差异较小。

4.当怀疑存在贫血时，尤其是伴有休克的新生儿，由于外周血液淤滞，可能出现假性血红蛋白增高，应检查静脉血红蛋白才能反映体内真实情况。

5.通过外周血红细胞形态常可初步判断失血速度。正细胞正色素性红细胞常提示急性失血，明显小细胞低色素性红细胞则为慢性失血的可能性大。

（二）新生儿溶血性贫血

溶血性贫血（hemolytic anemia）是新生儿期贫血的常见原因，由于红细胞破坏会产生大量胆红素，而新生儿对胆红素的处理能力不足，因此，新生儿期的溶血性贫血大多伴有黄疸。根据溶血的原因可分为：①先天性红细胞缺陷所致溶血，包括红细胞形态、膜、酶及血红蛋白等先天异常，②获得性红细胞破坏所致溶血，包括免疫性和感染等。

1.同族免疫性溶血　是最常见的，我们将对其进行重点论述。在已知的26种血型抗原系统中，抗原性最强的ABO血型系统和Rh血型系统易产生抗体，发生溶血。以ABO血型不合为例，自然界中存在大量含抗A、B血型物质的动植物和细菌等，母亲妊娠前多已接触这些物质，即母亲已被致敏，产生相应的抗体消除抗原。由于胎儿血可通过胎盘进入母亲体内，胎儿血型抗原进入母体后可刺激已被致敏的母体产生免疫性抗体（IgG），此抗体再经胎盘进入胎儿血液循环，与胎儿红细胞膜上的A或B抗原相结合，这些被免疫的红细胞随之被巨噬细胞、自然杀伤细胞破坏而发生免疫溶血，这种溶血常在第一胎即可发生。临床上母子ABO血型不合者多见，约占所有妊娠女性的15%，但在这类妊娠中真正发生临床溶血者很少，仅占4%（即所有妊娠女性的0.6%），且几乎仅发生于血型为O型的母亲。这可能与胎儿、胎盘、母体的状况三者均有关系，如A、B

血型抗原性较弱；胎儿体液中A、B血型物质能否中和来自母体的抗A/B抗体；经胎盘漏入母体的胎儿血量和持续时间；母体产生相应抗体的能力等。

由于自然界中天然的Rh系统抗原很少，Rh阴性血的母亲常在第一胎时发生首次致敏，而初发免疫发展缓慢，且产生的抗体为IgM，不能通过胎盘，因此Rh溶血多见于再次妊娠，但这并不是说首次妊娠一定不会发生溶血，当在母亲胎儿期即被Rh阳性血母亲致敏（外祖母学说）或母亲曾接受Rh阳性血输血治疗等情况下，首次妊娠也可发生溶血。A型或B型母亲产生的抗B或抗A的IgG抗体滴度较低而甚少发生溶血。Rh溶血常重于ABO血型不合溶血，但当二者同时存在时，由于进入母体的胎儿红细胞很快被抗A或抗B抗体破坏，从而使引起致敏的Rh阳性红细胞不足，Rh溶血发生率明显下降。

新生儿同族免疫性溶血病诊断要点如下：

（1）临床表现，新生儿溶血病的临床表现多与溶血、贫血程度一致。

1）病史：新生儿与母亲存在ABO血型或Rh血型不合，由于胎儿在母体内即可发生严重溶血，故可能有流产、早产或死胎史，但因ABO血型不合溶血流产、死胎史少见。

2）贫血：若出生前在母体内有严重溶血者，则可能为死胎，或出生后即有严重贫血、肝脾大、贫血性心力衰竭、水肿、腹水、紫癜等，若治疗不及时治疗可很快死亡，此种情况在ABO溶血中较少见。由于抗体的持续存在，可引起持续溶血，或由于早期采用换血疗法新生儿缺氧得以改善，使促红细胞生成素产生减少，患儿可在出生后数周至数月持续存在贫血。

3）黄疸：对于轻症血型不合溶血，黄疸可能是唯一症状，由于胎儿期胆红素可经过胎盘进入母体代谢，出生时常无黄疸。新生儿多在出生后24～48小时出现肉眼可见黄疸并迅速加重。若不及时治疗，过高的游离胆红素易损害大脑基底核，产生胆红素脑病，出现发热、惊厥、角弓反张、呼吸衰竭等，可致死亡。生存者常有手足徐动、牙釉质发育不良、智力低下等后遗症。

4）肝脾大和水肿：由于红细胞破坏过多，对红细胞需求增大，可出现肝脾大等髓外造血表现。当Hb＜40g/L时，由于严重缺氧、充血性心力衰竭、继发于肝功能损害的低蛋白血症等原因，可出现胎儿水肿，此种情况较少见于ABO血型不合溶血。

（2）实验室检查

1）证实存在血型不合：常见的是婴儿血型为A型或B型，母亲血型为O型；婴儿血型为Rh阳性，母亲为Rh阴性。

2）证实存在溶血：①红细胞、Hb降低，外周血涂片中查见网织红细胞升高，有核红细胞、多染性红细胞增多，红细胞大小不等，可见红细胞碎片，白细胞总数常增加，且出现中、晚粒细胞，血小板可减少，以未结合胆红素为主的血清游离胆红素增高，尿胆原增加。②Coombs试验阳性可证实存在抗体介导的溶血。直接Coombs试验阳性表明新生儿红细胞有来自母源性抗体，Rh血型不合溶血时Coombs试验常阳性，而ABO血型不合溶血时Coombs试验常阴性，但可采用改良的直接Coombs试验提高阳性率，可作为确诊试验。间接Coombs试验阳性提示新生儿血清中存在游离的母源性抗体。③抗体释放试验为通过加热的方法使红细胞表面抗体释放，若从释放液中检测到抗体，表明红细胞已被致敏，可作为确诊试验。④游离抗体测定阳性表明新生儿血清中存在抗体，不能作为确诊试验，但可以作为换血疗法的观测指标，若换血后仍高，提示病情严重，可能需再次换血。

3）产前筛查：存在血型不合溶血高危因素的母亲均可进行，尤其是对于Rh阴性血母亲更为重要，若抗体筛查阳性，应连续监测，若达到或超过临界滴度［Rh（D）临界滴度通常被认为是16～32］，则应继续评估胎儿是否存在中重度溶血、贫血。羊水胆红素测定、胎血取样检测贫血或更能反映婴儿溶血情况，但极少使用。

2. G6PD缺乏症　又称为"蚕豆病"，因患儿食用蚕豆后出现急性溶血反应而被发现，为X连锁不完全显性遗传，男性发病率高于女性，由于G6PD活性降低，还原型谷胱苷肽减少，不足以保护红细胞免受氧化损伤，使血红蛋白的珠蛋白变性沉淀形成珠蛋白小体而发生溶血。发病有地域性，我国广东省、广西壮族自治区、云南及台湾发病率较高，常见于学龄前儿童，但新生儿期也可发病，且可引起胆红素脑病，发病前多有诱因，如食用蚕豆或具有氧化性能的药物（如水杨酸类、磺胺类、伯氨喹等）、感染可诱发急性溶血，但新生儿期可在无任何明显诱因下发生严重急性溶血。本病多有家族史，黄疸多为中-重度，常发生在出生后2～3天，若有产前诱因发生时间可能更早。若有产后诱因，则黄疸常在1～2周后发生，除黄疸外，还可有棕色尿、发绀等。G6PD活性测定、红细胞变性珠蛋白小体生成实验、高铁血红蛋白还原实验等可协助诊断。

（三）生理性贫血

足月儿在出生后6～12周时，Hb可下降至90～110g/L，早产儿在出生后4～8周，Hb可下降至65～90g/L。这与新生儿红细胞寿命短，尤其早产儿，红细胞变形能力差，血氧浓度升高使促红细胞生成素下降，婴儿体重的快速增长使血容量增加，以及血液稀释等有关。这种贫血称为生理性贫血（physiological anemia），一般不需要治疗。

四、治疗

（一）病因治疗

贫血治疗首先需明确病因，去除病因为根本治疗方法。若产前已明确为血型不合溶血，尤其是Rh血型不合溶血时，可早期对母亲使用免疫球蛋白以减少抗体产生，减轻溶血，必要时可提前分娩等。新生儿期严重ABO血型不合溶血，可酌情使用免疫球蛋白使其与单核吞噬细胞的Fc部位结合，减少继续发生溶血。对于双胎输血可在胎儿期采用激光消融等方法阻断血管吻合支血流、选择性灭胎等早期干预。若为产伤所致内脏器官破裂出血等，必要时需外科手术治疗。而对于G6PD缺乏者应避免使用具有氧化作用药物、控制感染等。

（二）输血疗法

1. 输血指征　目前国际上尚无统一的临床或实验室指标作为输血指征。除失血性休克有明确输血指征外，其他情况均应结合临床及实验室指标综合判断。国内较为公认的输注红细胞的指征为：①严重心肺疾病时，Hb＜130g/L（Hct＜0.40）；②中度心肺疾病，

Hb＜130g/L（Hct＜0.30）；③大手术，Hb＜100g/L（Hct＜0.30）；④急性失血，失血量＞血容量的10%。对于早产儿而言，主要以Hct作为干预的目标值，对于合并严重心肺疾病需有创机械通气者需维持Hct在0.35以上；心肺功能中度异常需无创机械通气或需进行外科手术时需维持Hct在0.30以上；需要供氧，但不需要机械通气，并出现临床症状，如心动过速、需氧量较前48小时增加、呼吸暂停等需维持Hct在0.25以上；无症状的贫血，网织红细胞绝对值＜0.1×10^{12}/L需维持Hct在0.20以上。

2.输血量　目前对于输血量仍有争议，尚未达成共识，国内推荐的单次输注浓缩红细胞量足月儿为10～20ml/kg，早产儿，尤其是极低出生体重儿、超低出生体重儿为5～15ml/kg。也可通过以下公式计算所需血量：所需全血量＝体重（kg）×［预期达到的Hb浓度（g/L）－实际Hb浓度（g/L）］×0.6。目前输血均提倡输注成分血，很少采用全血，而全血Hct约为0.33，浓缩红细胞Hct约为0.66，因此，浓缩红细胞需要量＝体重（kg）×［预期达到的Hb浓度（g/L）－实际Hb浓度（g/L）］×0.3。

3.输血方式　当新生儿已经存在贫血性心力衰竭时，应减慢输血速度［2ml/（kg·h）］，输血前应特别注意给予快速利尿药减轻循环负荷，如呋塞米1mg/kg，或用部分换血疗法替代直接输血。由于多次输注不同献血员的血液易增加输血传播疾病、移植物抗宿主反应、溶血及免疫抑制等风险，在条件许可的情况下采用特殊分装的血袋，以便每次给新生儿输注相同献血员的血液。

（三）铁剂治疗

无论是急性还是慢性失血，一般均需补充铁剂，以恢复储存铁，常按元素铁2～3mg/（kg·d）计算，分2～3次口服，持续3个月，甚至更长时间。

（四）其他

对于出生即有明显苍白、休克表现的患儿，若考虑为贫血或低血容量所致，应尽快给予20ml/kg扩容，若此时血液难以获得，也可采用血浆、白蛋白或等张盐水等治疗，为输血争取时间。对于溶血性贫血而言，通常伴有黄疸，需根据黄疸严重程度选择单纯光疗或需换血治疗。

五、临床病案

患儿，男性，出生3天，其母G_1P_1，胎龄39周，顺产娩出，因发现皮肤苍黄1天入院，其母亲血型为O型Rh（D）阳性，父亲血型不详。出生史及个人史均无异常。体格检查：反应可，哭声大，呼吸57次/分，心率175次/分，体重3350g，巩膜重度黄染，全身皮肤苍黄，头部未扪及包块，心肺腹查体未见明显异常。辅助检查：血常规示WBC 15.2×10^9/L，N 65%，Hb 100g/L，PLT 102×10^9/L，CRP 8mg/L（外周血涂片可见红细胞碎片）；血胆红素：TSB 424.9μmol/L，IBil 403.5μmol/L，DBil 11.4μmol/L；改良Coombs试验阳性；血型：B型Rh（D）阳性；ABO系统抗体释放试验、游离抗体测定均阳性。经输注人免疫球蛋白、换血、光疗等治疗后新生儿黄疸消退，复查血常规示WBC 13.2×10^9/L，N 60%，Hb 136g/L，PLT 132×10^9/L；胆红素：TSB 109.9μmol/L，

IBil 109.9μmol/L；ABO系统游离抗体测定阴性。

（一）病案分析

1.病史特点　该患儿为足月男性早期新生儿，以皮肤苍黄染为主要临床表现，一般情况尚可，母亲血型为O型Rh（D）阳性，患儿血型为B型Rh（D）阳性，胆红素明显升高，Hb明显下降，外周血涂片可见红细胞碎片，改良Coombs试验、抗体释放试验及游离抗体测定均阳性。

2.体格检查　主要表现为巩膜重度黄染、皮肤苍黄、心率呼吸增快。

3.分析　该患儿有黄疸、贫血、母子血型不合、改良Coombs试验阳性、ABO系统抗体释放试验及游离抗体测定均阳性，符合ABO血型不合溶血病诊断。

（二）鉴别诊断要点

患儿突出表现为黄疸、贫血，首先应明确病因。新生儿早期出现黄疸伴贫血，提示溶血性贫血。因母亲血型为O型Rh（D）阳性，首先考虑ABO血型不合溶血病，但需排除产伤所致内出血、感染所致溶血及G6PD缺乏等原因。

1.体格检查　顺产发生产伤所致内出血常可查见出血部位，如头部包块、腹部包块等，若有大量颅内出血，常有神经系统表现，可扪及患儿前囟膨隆，贫血出现的时间常较黄疸更早。感染所致溶血，除黄疸和贫血外，常有感染部位症状或全身感染中毒表现，如精神反应差、少吃、少哭、少动、体温升高或体温不升等，CRP常有升高。G6PD缺乏症除黄疸、贫血严重外，常多有家族史。

2.辅助检查　监测CRP，完善G6PD活性，必要时完善头颅B超、腹部B超、血培养等检查。

（冯　艺　陈大鹏）

第二节　新生儿出血性疾病

新生儿出血是新生儿期一种常见的症状，严重时可威胁患儿生命。由于新生儿凝血系统等发育不成熟，缺乏特异性病史及体征，常造成诊断困难，错失最佳治疗时机。因此了解新生儿出血性疾病的临床和实验室检查特征，以及及时治疗是新生儿医师必须掌握的知识和技能。

一、病因及发病机制

新生儿出血与血管壁、血小板、凝血与抗凝血的因子和相关酶有关。过敏、严重感染、缺氧等因素可增加血管壁通透性而引起出血；此外，当血小板功能不足或数量减少时也可以引起出血。血液凝固期间缺乏各种凝血因子，以及抗凝血期间各种酶的作用增强，都可以导致出血。尤其是早产儿，凝血功能不成熟，较易发生出血性疾病，但新生儿出血性疾病多为后天性疾病，特别是继发于可导致凝血因子和血小板消耗的疾病，如败血症或DIC。当然，当新生儿处于良好状态时，出血通常提示局部损伤或缺乏单一凝血成分。其常见的病因及发病机制如下所述。

（一）血管壁功能失调

新生儿血管壁结缔组织脆弱，特别是早产儿及极低出生体重儿，使血管脆性增加的因素均可出现皮肤及器官出血，如产伤挤压引起颜面部、头皮的出血及瘀斑，缺氧引起的酸中毒、低氧血症、高碳酸血症，严重感染中毒等，还有血管性假性血友病、过敏性因素等少见原因。

（二）血小板减少及质量异常

新生儿较年长儿及成人更容易出现血小板减少，新生儿的巨核细胞较成人体积更小，染色体倍数更低，导致新生儿产板能力及血小板消耗后恢复能力都受到限制，血小板减少原因众多，包括血小板生成障碍或破坏过多，血小板黏附、凝聚、释放功能障碍均可导致出血。

（1）免疫性血小板减少及功能障碍：血小板破坏过多包括同种免疫性血小板减少症、药物诱导血小板破坏；血小板分布异常包括脾大伴功能亢进；血小板功能障碍包括先天性血小板减少症，先天性血小板病等。

（2）非免疫性血小板减少：遗传性血小板减少包括先天性血栓性血小板减少性紫癜、血小板型血管性假血友病、先天性无巨核性血小板减少症及血小板减少伴桡骨缺如等；新生儿窒息、严重感染、血栓引起血小板减少；皮肤及脏器血管畸形引起血小板减少。

（三）凝血因子缺乏或抗凝作用增强

（1）先天性凝血障碍：如血友病甲、血友病乙、血友病丙，先天性低/无纤维蛋白原血症，维生素K依赖因子缺乏症，低凝血酶原血症，凝血因子V、凝血因子X、凝血因子XII等缺乏症。

（2）后天性凝血障碍：如胆道闭锁或肝脏疾病所致的凝血酶原缺乏症，继发性低纤维蛋白原血症（如DIC）。

二、诊断

（一）病史

病史包括家族出血史（至少三代），母亲的分娩情况，产母疾病（系统性红斑狼疮，免疫性血小板减少），妊娠期感染［巨细胞病毒、风疹、柯萨基病毒B、单纯疱疹病毒、弓形虫病、梅毒、B组链球菌（GBS）等］和服用药物（如水杨酸盐、磺胺、抗疟药、抗惊厥药物等），均可导致新生儿出血，新生儿出血发生的时间也有很重要的诊断意义。

（二）体格检查

体格检查应特别注意以下几点。

1.一般情况　是否有急性病容，维生素K依赖因子缺乏，遗传性凝血因子缺乏和血小板减少等所致出血，婴儿一般健康状况良好，而DIC或肝脏病所致出血则常表现病重。

2.出血性质和部位　生产过程所致的毛细血管损伤及血小板减少大部分为局限性，表现为皮肤黏膜的瘀斑、瘀点，可自然消退。以大片瘀斑、血肿和胃肠出血为主者，可能为凝血因子障碍所致。仅有呕血或便血者，应用血红蛋白抗碱试验，以鉴别分娩过程中吞入母血的可能。

3.注意黄疸　肝脾大小和败血症等全身疾病所致的出血。

（三）实验室检查

1.血小板计数　新生儿正常值与正常儿童相近，低于$100×10^9$/L为异常。

2.出血时间（BT）　新生儿正常值与儿童接近，血小板低于$100×10^9$/L或功能异常者，出血时间常延长。

3.凝血酶原时间（PT）　凝血因子Ⅱ、凝血因子Ⅴ、凝血因子Ⅶ、凝血因子Ⅹ降低者可延长。有时新生儿出生后数天内PT稍延长，可能与其血中尚有胎儿性纤维蛋白原或纤维蛋白裂解产物较多有关。

4.部分凝血活酶时间（PTT）　新生儿出生后数天内可稍延长，凝血因子Ⅹ、凝血因子Ⅻ、凝血因子Ⅺ、凝血因子Ⅸ、凝血因子Ⅷ、凝血因子Ⅴ、凝血因子Ⅱ及纤维蛋白原降低者延长。

5.纤维蛋白原及FDP测定　有助于DIC及先天性无纤维蛋白原症的诊断及鉴别诊断。

6.抗碱血红蛋白试验　可鉴别样本中的出血是来自于婴儿本身还是来自于母亲。呕吐物标本或便血样1ml加水5ml。离心取上清液（粉红色）。加1%NaOH 1ml混合，1～2分钟后观察，变棕黄色者表示为HbA（母血）；仍粉红色者表示为抗碱的HbF（胎儿血）。

以上检验在正常婴儿和各种病理情况下的改变见表6-2和表6-3。

表6-2　新生儿出凝血检查参考值

项目	正常儿童	足月新生儿	未成熟儿
血小板（$×10^9$/L）	200～400	200～400	150～350
BT（分）	2.5～5.5	同左	同左
PT（秒）	12～14	13～20	13～21
PTT（秒）	37～50	46～65	45～75
凝血因子			
正常	全部	Ⅰ、Ⅴ、Ⅷ、Ⅶ、Ⅹ、Ⅱ	同左
轻度降低	—	Ⅱ、Ⅶ、Ⅸ、Ⅹ、Ⅺ	Ⅺ
中度降低	—	—	Ⅱ、Ⅶ、Ⅸ、Ⅹ

表6-3　新生儿出血性疾病鉴别诊断

一般状况	血小板	PT	PTT	可能诊断
异常	减低	延长	延长	DIC
	减低	正常	正常	感染、坏死性小肠结肠炎、肾静脉血栓
	正常	延长	延长	肝病
	正常	正常	正常	血管完整性损害（缺氧酸中毒、高张性脱水）
无异常	减低	正常	正常	免疫性血小板减少
	正常	延长	延长	新生儿出血症（维生素K不足出血）
	正常	正常	延长	遗传性凝血因子缺乏
	正常	正常	正常	创伤等局部因素，血小板功能异常，凝血因子XIII缺乏（罕见）

（四）新生儿期出血性疾病

1.新生儿出血症　因维生素K（Vit K）依赖性凝血因子（Ⅱ、Ⅶ、Ⅸ、Ⅹ）显著缺乏所引起的出血性疾病，大多数病例出生后2～4天发病，胃肠道出血最为常见。本病特点为临床表现多样化，如皮肤黏膜出血、消化道出血，严重者出现颅内出血，甚至肺出血。根据出血时间，分为以下三种类型。

（1）早发型：新生儿特别是早产儿和小于胎龄儿在分娩过程中或出生后24小时内即有出血表现，从轻微的皮肤瘀斑、脐部残端渗血、头颅血肿至颅内出血、大量消化道出血、胸腔或腹腔内出血。此型常与孕妇用药有一定的关系。

（2）经典型：出生后2～7天（早产儿最迟可推迟至出生后2～3周）内出现症状。在母乳喂养的健康足月儿更常见，出血部位较常出现于脐残端、消化道、皮肤穿刺点或受压处。此外，还可见肺出血、尿血和阴道出血等，通常为少量或中量出血，多为自限性。在严重的情况下，可能有皮肤大片瘀斑或血肿，颅内出血多见于早产儿，4级颅内出血预后较差，多合并脑积水的后遗症。

（3）晚发型：出生后2～12周发病，与肝病、慢性腹泻、长期使用广谱抗生素（抑制肠道菌群）、长期禁食或未补充维生素K的胃肠外静脉高营养有关，减少了维生素K合成、摄入和吸收，从而导致迟发型出血。最常见的出血部位为颅内出血，其次为皮下、胃肠道和黏膜下出血，病死率高，幸存者有神经系统后遗症。

实验室检查凝血酶原时间、APTT延长，而凝血酶时间（TT）、纤维蛋白原及血小板计数是正常的，维生素K治疗有效。

2.血小板减少症　约25%人新生儿重症监护病房治疗的新生儿会出现血小板计数低于$150×10^9$/L。早期血小板减少的主要原因是血小板生成障碍，胎儿宫内发育迟缓或母亲患有高血压，特别是早产儿。一般为轻度至中度，自限性，大多数无出血表现。出生72小时内重度血小板减少的最常见原因是新生儿同族免疫性血小板减少症。出生72小时后血小板减少症则应注意败血症、NEC、TORCH感染或DIC的可能。

3.血友病　新生儿出生后凝血因子Ⅷ水平达到或接近正常成人水平，一旦辅助检查提示，凝血因子Ⅷ活性降低应考虑血友病甲的可能。新生儿期血友病甲临床表现如静脉注射或肌内注射时出现渗血和血肿，有时可表现为颅内大量出血。任何新生儿出血都应考虑到血友病的可能。

三、鉴别诊断

（一）咽下综合征

新生儿出生后早期出现呕吐咖啡渣样及血性液体，或食奶后出现呕血，应注意鉴别婴儿的血是婴儿本身消化道出血、分娩时婴儿吞入母亲产道的血、吞入带血羊水，还是出生后哺乳吸入母亲乳头破裂的血，需进行前抗碱血红蛋白试验鉴别。若证明确为婴儿自身消化道出血时，应详细检查婴儿皮肤、黏膜等全身出血情况，多部位出血，且凝血酶原时间等出凝血试验异常者，多为全身性出血性疾病，若仅有消化道出血，出凝血试验正常者，应考虑新生儿十二指肠溃疡。

（二）其他部位出血

新生女婴阴道出血者，应注意与假月经相鉴别，可自行数日消失；脐部出血者检查是否结扎不当，或局部肉芽感染所致出血。母亲胎盘早剥，可见血性羊水，新生儿宫内不断吞咽血性羊水，出生后出现排肉眼血便，大便查见大量红细胞，但患儿反应可，血红蛋白无明显进行性下降，需进行前抗碱血红蛋白试验，鉴别是否为新生儿本身消化道出血。

四、治疗原则

（一）根据病因采取适当的防治措施

新生儿出生后常规注射维生素K_1 2mg/kg，避免创伤，避免母亲及新生儿使用易导致出血的药物，如阿司匹林、抗疟药、前列腺素E、吲哚美辛等，监测皮肤出血变化情况，尽量明确出血原因，根据病因进行针对性治疗。

（二）止血药使用

出血原因不同，止血药物使用不同，当肝脏功能异常，可使用维生素K_1纠正出血；对于毛细血管异常可考虑使用维生素C、芦丁；当血小板异常可使用酚磺乙胺及肾上腺皮质激素；当出现DIC时，可视情况补充凝血因子，肝素抗凝，抗纤溶剂如6-氨基己酸、对羧基下胺。

（三）替代治疗

1.血浆及凝血因子输注　对于新生儿何时和如何进行血浆输注治疗，目前没有明确的指导方案，但由于新鲜冰冻血浆中含有多种生理需要的丝氨酸蛋白酶抑制剂、抗凝因子及凝血因子，可以恢复血容量及免疫调节，因此对于缺乏凝血因子的新生儿现仍提倡使用。

2.血小板输注　对于血小板减少症的患儿，血小板输注是目前唯一的特异性治疗方法，但是尚缺乏统一的标准。目前推荐当血小板计数低于$30×10^9$/L时可给予血小板输注预防出血；对于日龄＜7天且具有高危因素的新生儿，其干预值可提高至$50×10^9$/L，当此类患儿日龄＞7天，且临床表现稳定后，则干预值可降低至$30×10^9$/L；对于血小板计数高于$50×10^9$/L的新生儿，仅在出现活动性出血时才给予血小板输注治疗。

3.局部止血　根据出血部位不同，可用包扎、压迫、缝合等局部止血措施，有伤口可使用凝血酶、纤维蛋白原海绵、云南白药等止血。

五、临床病案

患儿，男性，其母G_1P_1，胎龄39^{+1}周，出生体重2800g，Apgar评分1分钟、5分钟、10分钟均为10分，出生后予维生素K_1 1mg肌内注射，纯母乳喂养。出生后30天因"哭吵、呕吐1天"入院，哭声高调，呕吐物为胃内容物，非喷射状，无腹泻、发热、便血，予头孢克洛（希刻劳）口服治疗无明显好转，住院期间出现两次抽搐。体格检查：昏迷状态，贫血貌，呼吸急促，前囟膨隆，明显紧张，双眼球固定、凝视，左侧瞳孔3mm，右侧瞳孔2mm，双侧瞳孔无对光反射，刺激后无哭声，心肺腹查体无特殊，肌张力低，原始反射不能引出。辅助检查：Hb 77g/L，PLT $437×10^9$/L，粪便隐血试验阴性，凝血功能：PT 28.8S，APTT 112s。颅脑CT示右额颞顶颅骨内板见新月形混杂密度影，右侧脑室受压，左侧脑室后角扩大，中线结构明显左移，纵裂池内见条状密度增高影，颅缝增宽。予维生素K_1、输血、甘露醇、地塞米松、苯巴比妥止惊等治疗，新生儿刺激后有哭声，双侧瞳孔等大，对光反射稍迟钝，前囟饱满，皮肤转红润，抽搐停止，喂养顺利后出院。

（一）病案分析

1.病史特点　该患儿为足月，出生后纯母乳喂养，出生后30天出现大量颅内出血，伴脑疝、抽搐表现，予维生素K_1、输血、止惊、降颅内压治疗后好转。

2.体格检查　意识障碍，贫血貌，双侧瞳孔不等大，对光反射消失，肌张力低，原始反射不能引出。

3.分析　该患儿出生后2周～2月龄起病，纯母乳喂养，出现严重的颅内出血，并有颅内压增高表现，符合晚发型维生素K_1缺乏伴颅内出血的诊断，予维生素K_1、输血、降颅内压、止惊治疗后好转。

（二）鉴别诊断要点

患儿主要症状为新生儿颅内出血，考虑病因时需区别血友病、新生儿血小板减少引起的出血可能，可以从以下方面鉴别。第一，从病史特点来看，新生儿晚发性维生素K_1缺乏症大多于出生后2～12周发病，多数患儿为纯母乳喂养，主要以颅内出血为主要特点，血小板减少引起的出血主要为皮肤的瘀点、瘀斑多见，伴有血小板明显低于正常，血友病一般有家族史，以穿刺部位出血、深部肌肉关节出血多见，颅内大量出血相对少见。第二，患儿以大量颅内出血伴脑疝表现，符合晚发性维生素K_1缺乏的特点，无明显皮肤出血、关节肌肉深部出血表现。第三，辅助检查：患儿贫血明显，头颅CT提示大量颅内出血伴脑中线偏移，凝血功能提示PT、APTT明显延长，支持晚发性维生素K_1缺乏特点，血小板数量未见异常，必要时完善凝血因子检查及相关基因排除血友病可能。

（孙飞扬　陈大鹏）

参 考 文 献

Jaffray J，Young G，Ko R H，2016．The bleeding newborn：A review of presentation，diagnosis，and management．Semin Fetal Neonatal Med，21（1）：44-49．

MacDonald M G，Mullett M D，Seshia M M K，2005．Avery's Neonatology-Pathophysiology and Management of the Newborn．6th ed．Philadelphia：Lippincott Williams and wilkins：1176-1186．

Mahapatra M，Choudhry V P，2003．Blood transfusion in newborn．Indian J Pediatr，70（11）：909-914．

Tan A P，Svrckova P，Cowan F，et al，2018．Intracranial hemorrhage in neonates：a review of etiologies，patterns and predicted clinical outcomes．Eur J Paediatr Neurol，22（4）：690-717．

Valsami S，Politou M，Boutsikou T，et al，2015．Importance of direct antiglobulin test（DAT）in cord blood：causes of DAT（+）in a cohort study．Pediatr Neonatol，56（4）：256-260．

第七章

神经系统疾病症状鉴别诊断

第一节 新生儿惊厥

新生儿惊厥（neonatal seizure）为各种原因导致的大脑神经元暂时性功能紊乱，引起的运动、行为和自主神经系统功能的异常。早产儿由于神经系统发育尚不成熟，惊厥发生率高于足月儿。国外研究报道，新生儿时期惊厥发生率为1.8‰～5‰，早产儿（胎龄＜30周）发生率相对较高，发生率为3.9%，胎龄＞30周的新生儿发生率为1.5%。新生儿惊厥的病因较多，部分惊厥对抗惊厥药物效果欠佳，并可导致远期神经系统后遗症。

一、病理生理

新生儿惊厥存在以下病理生理特点：

1.大脑兴奋性增加 新生儿时期脑发育特点导致该时期大脑兴奋性增加：①新生儿时期神经系统发育迅速，突触和树突棘密度增加；②中枢兴奋的重要机制，谷氨酸神经元及其受体在发育期中的大脑含量丰富；③γ-氨基丁酸（GABA）是在成人中枢神经系统重要的抑制性神经递质，在发育期神经系统起反常兴奋作用，因为NKCC1数量优势，KCC2发育相对较晚，GABA相关物质引起神经细胞氯离子过多聚集，而导致神经元去极化。

2.抗惊厥药物作用差 兴奋性和抑制性神经递质系统发育不成熟导致抗惊厥药物缺乏良好的作用靶点，这使得新生儿惊厥治疗存在一定难度。未成熟的大脑可能对药物存在抵抗，如GABA激动剂，不仅存在上诉讨论的反常兴奋作用，而且总体受体表达数量过少，以至于药物不如成人作用性强。

3.新生儿惊厥与远期脑发育 早期的动物模型研究表明，发育中的大脑与成年大脑对惊厥引起的细胞坏死耐受性更好。近年来，越来越多的研究表明，早期的惊厥发作可以通过改变神经回路来影响发育中的大脑，导致学习和记忆能力受损，癫痫易感性增加。早期癫痫发作的动物模型可降低海马锥体中树突棘密度，神经发生减少，改变海马的可塑性如长时程增强能力降低，易感性降低和增强配对脉冲抑制。

二、危险因素及病因

（一）新生儿惊厥的危险因素

1.母亲因素　高龄产妇（年龄＞40岁）；初产妇；既往有糖尿病或妊娠期糖尿病。

2.产前因素　宫内窘迫；胎盘早剥、脐带脱垂、第二产程延长；妊娠期发热、绒毛膜羊膜炎。

3.胎儿因素　胎龄小的早产儿；低出生体重儿；过期产儿；男性。

4.家族史　家族中有癫痫病患者。

（二）病因

新生儿惊厥是多种神经系统疾病或其他系统受累的非特异性表现。导致新生热惊厥的主要原因包括缺氧缺血性脑病、颅内出血、颅内感染、电解质和糖代谢紊乱、发育异常和遗传代谢性疾病等（表7-1）。

表7-1　新生儿惊厥的病因

病因	比例	足月儿	早产儿
缺氧缺血性脑病	40%～60%	+++	
颅内出血	7%～18%	+	+++
脑梗死	6%～17%	+++	++
大脑发育异常	3%～17%	++	+
脑膜炎/败血症	2%～14%	++	++
低血糖	0.1%～5%		
低钙血症、低镁血症	0.1%～5%		
代谢异常	1%～4%	++	+
胆红素脑病	1%～4%	+	++
母亲撤药综合征	4%	++	+
特发性	2%		
癫痫综合征	1%	++	

1.缺氧缺血性脑病　在足月儿惊厥发作中，围生期窒息缺氧导致的缺氧缺血性脑损伤是最常见的原因，20%～60%中度及以上的缺氧缺血性脑病的患儿有惊厥发作病史。惊厥发作多数在出生后24小时内，极少数在出生后6小时内出现。重度缺氧缺血性脑损害患儿可表现为强直性和多灶性惊厥，同时可伴有呼吸衰竭及循环衰竭表现。缺氧缺血性脑损伤患儿发生惊厥预示较差的远期神经发育结局，早期识别及控制惊厥在临床监测中极为重要。

2.脑血管疾病　可分为出血性和缺血性脑血管疾病。早产儿出血多发生于侧脑室腹外侧室管膜下的生发基质，由于胚胎发生基质尚未退化，对缺氧、酸中毒敏感，极易出血。颅内出血根据出血的发展过程，按Papile分度将颅内出血分为四度：①Ⅰ度单纯室管膜下出血；②Ⅱ度出血进入脑室内；③Ⅲ度脑室内出血伴脑室扩大；④Ⅳ度脑室扩大，同时伴脑室旁白质损伤或发生出血性梗死。出生后3天内发生的早产儿惊厥最常见的原因是Ⅲ或Ⅳ级颅内出血。出血程度轻者可无症状，或查体可见肌张力下降、原始反射减弱，重则早期出现意识障碍、呼吸抑制、前囟膨隆，病情进展迅速，很快出现强直性和多灶性惊厥，1～2天内死亡。

原发性的蛛网膜下腔出血临床症状通常不重，且不需要特殊干预，远期预后好。在足月儿中，发生惊厥的出血量通常较多，且惊厥多发生于出生后第2天。硬膜下出血在无临床症状的新生儿中的发生率高达8%，常因胎位异常或不适当牵引等创伤性的分娩过程引起，大量硬膜下出血可能会引起新生儿惊厥。

随着MRI的普及，缺血性疾病包括围生期脑动脉卒中（perinatal arterial stroke，PAS）和静脉窦血栓诊断率较前增加。国外报道PAS发生率0.02%～0.06%，引起局部脑缺血及后续脑梗死的血栓来源于局部动脉或胎盘和心脏。静脉窦血栓包括上矢状窦和横窦或者两者兼备。围生期脑卒中的危险因素在母亲方面包括羊水过少、绒毛膜羊膜炎、早产、胎膜早破、先兆子痫和1分钟低Apgar评分。易栓症（蛋白质S或蛋白质C缺乏，因子V Leiden突变），心脏方面（PDA，心脏手术）和全身感染也可增加PAS风险。近年研究报道，母亲妊娠期发热和吸烟，低血糖，早发型败血症及1分钟Apgar评分＜7分与PAS显著相关。新生儿惊厥是PAS最常见的症状，约60%的患儿首要表现为新生儿惊厥。大多数在出生后3天内出现，通常表现为病灶对侧局部抽动，可伴有口角抽动及呼吸暂停。惊厥常发生于大脑前动脉、中动脉或后动脉主干供血区域较大面积梗死的病例。

3.中枢神经系统感染　以细菌性脑膜炎最为常见，特别是早产儿和极低出生体重儿发病率相对较高。根据感染途径分为产前、产时、产后感染。新生儿早发型感染，是指出生后3天内发生的感染，即母亲血液-胎盘-胎儿感染，系母婴垂直传播。常见致病菌为大肠埃希菌、B组链球菌和其他革兰氏阴性杆菌。晚发型感染是指出生3天后获得的感染，常见致病菌有大肠埃希菌、肺炎克雷伯菌、不动杆菌等。中枢神经系统感染在新生儿时期临床表现无特异性，主要表现为烦躁、拒奶、反应降低，以及惊厥发作。革兰氏阴性菌脑膜炎惊厥发生率较高，通常为局灶发作，可仅局限于眼睑或面肌小抽动。除此之外，母亲妊娠期病毒感染如单纯疱疹病毒（HSV）、巨细胞病毒，也可引起新生儿脑炎。中枢HSV病占所有新生儿HSV感染的1/3，临床表现包括局灶性或全身性惊厥、昏睡、呼吸暂停、体温不稳定和前囟饱满及肌张力增高。此类感染通常伴有新生儿发育异常，感染累及多个系统，常见皮肤损害、肝脾大、黄疸。

4.代谢异常

（1）低血糖症：目前比较普遍采用的新生儿低血糖定义是血糖浓度＜2.2mmol/L。新生儿低血糖常见的高危因素有母亲妊娠期合并糖尿病、小于胎龄儿、巨大儿、早产儿。严重疾病状态如围生期窒息缺氧、败血症及遗传代谢疾病也是导致新生儿低血糖的病因。反复发作及持续性低血糖可导致新生儿中枢神经系统损伤，并遗留不同程度的神经系统后遗症。

（2）低钙/低镁血症：低钙血症发生在新生儿时期早期（出生后1～2天）或晚期（出生后1～2周）。早期发生的低钙血症通常发生在早产儿、低出生体重儿和糖尿病母亲婴儿。晚期发生低钙血症主要与不合理的喂养，母亲妊娠时维生素D摄入不足，暂时性甲状旁腺功能低下有关。低钙血症可导致神经及肌肉兴奋性增高，临床表现为惊跳、手足搐搦、震颤、惊厥，可伴有不同程度的呼吸及心率改变，严重者表现为呼吸暂停和喉痉挛。血镁浓度低下时，神经系统兴奋性同样增高，神经肌肉传导加强，血清镁浓度＜0.5mmol/L时，临床可表现类似低钙的惊厥发作。低镁和低钙血症在临床表现上难以区分，约2/3的低钙血症患儿同时伴有低镁血症，因此在低钙血症患儿予钙剂治疗无效时需考虑低镁血症可能。

（3）低钠/高钠血症：钠摄入不足及排出过多是低钠血症发生的主要原因，早产儿尤其是极低出生体重儿，生长发育迅速，人乳钠含量少，不及时补充钠盐导致血清钠减少。一般血清钠浓度＜125mmol/L即出现症状，如烦躁不安、嗜睡、昏睡及惊厥等。高钠血症的病因包括高渗性脱水、钠盐摄入过多等，急性高钠血症在早期即可出现神经系统症状，如震颤、腱反射亢进，肌张力增高、尖叫、惊厥，重症者可发生颅内出血及血栓。

5.遗传代谢性疾病　是因维持机体正常代谢所必需的某些由多肽和（或）蛋白组成的酶、受体、载体及膜泵生物合成发生遗传缺陷，即编码这类多肽（蛋白）的基因发生突变而导致的疾病。新生儿期通常表现为喂养不良、嗜睡、惊厥发作，可伴有明显生化异常，如阴离子间隙异常性酸中毒、低血糖、酮尿或高氨血症。当同胞有不明原因死亡或新生儿期死亡，不能解释的发育落后和惊厥，严重代谢性酸中毒，均需完善血、尿异常代谢相关筛查。

6.维生素B_6依赖　维生素B_6（吡哆醇）依赖性癫痫是罕见的常染色体遗传性疾病，研究报道，维生素B_6依赖性癫痫与ALDH7A1基因突变有关，出生后数小时内即可出现常规抗惊厥药物难以控制的惊厥发作，发作形式以全面强直-阵挛最常见，少数患儿表现为肌阵挛。脑电图大多数为爆发-抑制图形，也有棘波发放、爆发性高波幅慢波发放。静脉输注维生素B_6后惊厥在数分钟内可以控制，并且需要长期使用维生素B_6以预防惊厥再次发作。当临床高度怀疑此病时，需在脑电图监控下静脉输注100～200mg维生素B_6，惊厥数分钟内可以有效控制，同时脑电图恢复正常，部分患儿在至少使用两周高剂量维生素B_6下惊厥才可控制。

7.新生儿时期的癫痫综合征

（1）良性新生儿惊厥（benign neonatal convulsion）：又称为良性特发性新生儿惊厥。由于很多患儿在出生后5天左右起病，也称为"五日风"（fifth day's fits）。病因不清楚，无代谢异常，无家族史，没有找到相关的基因，因而是否与遗传有关不能确定。根据典型的临床表现和EEG特征，排除其他症状性新生儿惊厥，可考虑本病的诊断，男婴略多见（62%）。患儿均为足月出生，围生期无异常事件。出生后1～7天起病，90%在出生后4～6天起病，97%在出生后3～7天起病。发作形式均为阵挛型，伴或不伴有呼吸暂停。急性期治疗药物为苯巴比妥、苯二氮䓬类或苯妥英钠，无需长期服用药物预防惊厥发作。

（2）良性新生儿家族性惊厥（benign neonatal familial convulsion）：目前认为本病与遗传有关，所报道的病例均有惊厥家族史。家族成员中的癫痫类型包括新生儿惊厥及其他特发性全身性癫痫。遗传方式为常染色体显性遗传。此病多见于足月正常出生体重儿，偶有早产儿病例，起病则较晚，本病的发生与脑的成熟程度有密切关系。80%的患儿在出生后2～3天发病，少数病例起病可能稍晚。惊厥发作形式为广泛性强直，继而出现各种自主神经症状（呼吸暂停、发绀、心率变化等）、运动性症状（双侧或局部阵挛，可从一侧游走至另一侧）及自动症（吸吮、咀嚼等）。无肌阵挛及痉挛性发作。发作时EEG表现发作间期EEG正常，或可见局灶性或多灶性放电，也可表现为反复出现的尖形θ波，一次完整发作持续1～3分钟。急性期治疗药物为苯巴比妥、苯二氮䓬类或苯妥英钠，根据发作的频率需定期预防性用药包括卡马西平、丙戊酸钠或左乙拉西坦。

（3）早期婴儿型癫痫性脑病伴爆发抑制（ohtahara syndrome）：早期婴儿型癫痫性脑病又称为大田原综合征，大田原综合征的起病年龄在3个月之内，多数早至1个月之内。主要发作类型为痉挛性发作，可以为成串发作，类似婴儿痉挛发作，也可仅为单次痉挛。清醒和睡眠期均可有发作。其他发作形式如部分运动性发作、半侧惊厥发作也可出现，但很少有肌阵挛发作。患儿有严重的精神运动发育落后或停滞。神经影像学常有明显的异常发现。其他实验室检查如血或尿的氨基酸分析、脑脊液、血清酶检查、血清乳酸和丙酮酸及TORCH均很少有异常发现。暴发-抑制的EEG是大田原综合征的特征性表现，也是本症重要的诊断依据。睡眠及清醒时持续存在，也可为不对称或不同步的爆发-抑制。

（4）早期肌阵挛脑病：本症在起病前一般没有明显的临床及神经影像学改变，但常有类似病变的家族史，提示与遗传性代谢障碍有关。已报道的病因包括非酮症高苷氨酸血症、丙酸尿症、右旋甘氨酸血症等。出生后3个月内起病，多数病例在新生儿期即发病。主要发作类型为部分性或片段性的游走性肌阵挛，主要累及四肢远端及面部小肌群，位置不固定，左右可不同步，同侧上、下肢也可不同步。肌阵挛性抽动与EEG的暴发-抑制图形无同步对应关系。也可有全身性粗大肌阵挛及部分运动性发作。

8.新生儿戒断综合征　2%～11%新生儿惊厥由新生儿戒断综合征引起。母亲使用下列物质可能引起婴儿的戒断症状：麻醉药（美沙酮，海洛因和吗啡），镇静药，三环类抗抑郁药，可卡因和酒精。惊厥发作在出生后数天内出血，常伴呼吸、消化戒断综合征相关临床表现。结合母亲用药史或吸毒史，用苯巴比妥或美沙酮可控制惊厥。

三、诊断及鉴别诊断

新生儿惊厥原因鉴别需根据惊厥发作的类型、病史、伴随症状、体格检查、实验室及影像学检查诊断。

（一）病史

应详细了解惊厥发作的类型、发生时间、持续时间及伴随症状。询问病史需了解母亲围生期情况，有无妊娠期糖尿病、高血压、感染，产前及分娩过程中有无引起胎儿窒息相关事件，对了解是否存在围生期脑损伤十分重要。应询问家族史，是否高龄初产妇、近亲结婚，兄弟姐妹或父母亲有无癫痫病史，既往有无流产、不明原因死亡病史，有助于判断先天性或遗传性疾病的可能。同时惊厥发生的时间具有一定的鉴别诊断意义（图7-1），出生后3天内惊厥常见病因是围生期窒息、脑卒中，低血糖，撤药综合征。出生后1周发生惊厥多因败血症、颅内感染、癫痫综合征引起。

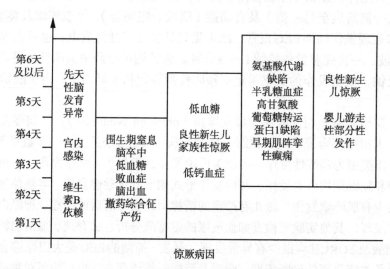

图7-1　不同日龄新生儿惊厥的常见病因

（二）体格检查

仔细观察惊厥的发作过程，惊厥开始的部位、形式，最后蔓延至什么部位。每次惊厥发作形式是否一致，以明确病变部位或癫痫类型。惊厥是全身性、局限性或微小型，还是阵挛性或强直性。微小型是新生儿常见类型，可表现为面部、口、舌异常动作，如反复眨眼、面肌抽动，伸舌，或是眼球震颤或双眼凝视，部分患儿表现为自主神经性发作，如呼吸暂停、心率增快、血压升高。神经系统器质性病因引起的惊厥通常伴有其他神经系统表现，如意识障碍、肌张力和原始反射异常、前囟张力增高。先天性遗传代谢疾病一般无类似神经系统症状，多伴有其他系统发育异常、严重电解质代谢紊乱。惊厥伴随症状对鉴别诊断有重要参考意义，如反应低下、肌张力降低、面色苍白或发绀，同时早产儿或小于胎龄儿应考虑低血糖。若一般反应可，惊厥发作表现为助产式手，多为低钙血症。

（三）实验室检查

新生儿惊厥的初步评估应着重于快速病因鉴别，血糖及感染评估是首要步骤，因为低血糖及细菌性脑膜炎不及时治疗会遗留永久性脑损伤。初步筛查推荐完善肝肾功能、电解质、血气分析、血糖，考虑感染时应完善血常规、C反应蛋白、血培养、腰椎穿刺检查。不明原因发热伴惊厥应完善尿常规、便常规及尿培养。详细的体格检查及病史询问有助于初步判断惊厥原因是否为常见原因，进一步检查包括基因检测、血氨、丙酮酸、β羟丁酸、尿有机酸和亚硫酸盐等遗传代谢研究。基因、染色体因素在惊厥病因中占一定比例，部分癫痫综合征已明确基因位点，需根据患儿病情需要完善。头颅超声可以在床旁实施，对患病新生儿可以进行快速的初步鉴定以确定占位性病变，如颅内出血、动静脉畸形或脑积水，但在出生后数天内对全脑和局灶性缺氧缺血性损伤敏感性低。头颅MRI对潜在的脑损伤或脑发育异常的诊断十分重要，并且对远期预后有一定的指导意义。

四、治疗

新生儿惊厥发生时应尽早进行病因诊断，及时根据病因给予相应的治疗方案才是关键。例如，呼吸支持、纠正电解质紊乱和抗感染治疗。

关于新生儿抗惊厥药物选择，目前国际尚无统一的治疗方案。苯巴比妥常作为新生儿抗惊厥的一线药物。大鼠动物实验研究发现，苯巴比妥、苯二氮䓬类等传统抗惊厥药物可以引起正常发育中的神经元凋亡。足月儿长期服用苯巴比妥可导致认知和记忆能力损害。但在新生儿缺氧缺血性脑病患儿中使用苯巴比妥可以改善预后。目前尚无明确证据支持其他抗惊厥药物比苯巴比妥更安全，故仍将苯巴比妥作为一线药物。苯妥英钠与苯巴比妥具有疗效，但由于其副作用大需严密监测血药浓度。在需要循环支持的患儿中并不推荐使用苯妥英钠，因为苯妥英钠可以引起高血压及心律失常。

临床研究显示，对于新生儿惊厥的治疗，新型抗惊厥药物左乙拉西坦有良好的疗效、安全性和耐受性。动物试验表明，左乙拉西坦没有出现类似苯巴比妥和苯妥英钠促进神经元凋亡的现象。在新生儿时期，左乙拉西坦的最佳使用剂量尚无定论，国外已有研究报道范围是每天$10 \sim 60$mg/kg，根据患儿临床反应进行药物调整。由于左乙拉西坦具有较高的表观分布容积和快速清除率，通常需要较大的负荷量及间隔较短的维持剂量才能到达有效的血药浓度。

因此，新生儿惊厥发作建议苯巴比妥负荷量$20 \sim 50$mg/kg，首次$10 \sim 15$mg/kg静脉注射，如果仍未停止，间隔$10 \sim 15$分钟加用5mg/kg，如果$1 \sim 2$次负荷量给药后仍有惊厥发作，建议给予维持量，维持量$5 \sim 10$mg/kg。如果负荷量达50mg/kg，仍未止惊，改用苯妥英钠。苯妥英钠负荷量20mg/kg，分次使用，首次10mg/kg，如未止惊，间隔$10 \sim 15$分钟加用5mg/kg，直至惊厥停止。如果患儿需要心血管药物支持则推荐使用左乙拉西坦，静脉或口服最大剂量50mg/kg，分$2 \sim 3$次使用。如果苯妥英钠或者左乙拉西坦未能止惊，改用咪达唑仑，$150 \sim 200$ μg/kg负荷后60μg/kg每小时持续泵入，最大剂量是每小时300μg/kg。如未止惊或者小剂量的咪达唑仑维持下仍有惊厥，静脉注射100mg维生素B_6两次，每次间隔2小时。

五、临床病案

患儿，男性，出生8小时，因窒息复苏后8小时，抽搐1次入院。其母$G_2P_1^{+1}$，胎龄39^{+4}周，因"母亲前置胎盘大出血，胎儿宫内窘迫"于当地医院经剖宫产娩出，出生体重3750g，出生后即出现面色发绀、自主呼吸弱，不哭。Apgar评分1分钟、5分钟及

10分钟分别为3分、5分及8分。经球囊加压给氧、胸外心脏按压等抢救后面色红润，诊断为新生儿窒息（重度），于本地医院新生儿治疗。入院前1小时，患儿鼻导管吸氧下出现抽搐一次，表现为双目凝视、四肢强直。本地医院立即静脉注射苯巴比妥钠70mg后抽搐停止。母亲产前、产时及分娩后无发热。入院查体：呈浅昏迷，压眶有反应，呼吸52次/分，心率138次/分，律齐，未闻及杂音。双瞳孔等大，对光反射存在，面罩吸氧下口唇微绀，前囟平软，双肺呼吸音粗，未闻及啰音。腹软，肝肋下1.5cm，脾未扪及。拥抱、握持、觅食反射明显减弱，四肢肌张力降低。四肢及外生殖器未见异常。

（一）病案分析

1.病史特点　患儿为早期足月儿，出生后Apgar评分显示1分钟评分为3分、5分钟评分为5分，出生后约7小时即出现抽搐。

2.体格检查　有明显的神经系统症状，表现为神志呈浅昏迷状态，拥抱、握持、觅食反射明显减弱，四肢肌张力降低。

3.分析　该患儿有明确宫内窘迫史，出生时Apgar评分1分钟为3分，有新生儿窒息复苏史，出生后24小时内出现抽搐，查体发现明显神经系统体征，故抽搐原因考虑为新生儿缺氧缺血性脑病。

（二）鉴别诊断要点

该患儿为早期新生儿，临床症状表现为惊厥时需与其他围生期脑损伤，如颅内出血、脑卒中和颅内感染相鉴别。

1.颅内出血　早期足月新生儿颅内出血一般有诱因，如难产、产钳或胎吸助产、出凝血功能异常等，出血量较大时临床上除了惊厥发作外，查体可有前囟张力增高，骨缝裂开等表现，缺氧缺血性脑病也可以并发颅内出血，影像学检查是确诊的主要依据。

2.围生期脑卒中　多表现为病灶对侧的肢体抽动，该患儿惊厥表现为四肢强直，双眼凝视，且患儿合并明显产前宫内窘迫史及出生后的窒息复苏史，故可能性小，头颅影像学检查可明确诊断。

3.颅内感染　该患儿母亲产前、产时及分娩后均未出现明显感染征象，患儿查体无明显感染征象，血常规＋CRP、血培养、必要时行腰椎穿刺脑脊液检查可协助诊断。

（朱婷婷　石　晶）

第二节　松　软　儿

松软儿（floppy baby）是因中枢神经系统、周围神经系统或骨骼肌的异常而引起的一组症候群，具体表现为肌力、肌张力低下（hypotonia）、腱反射减弱或消失，又称为婴儿肌张力低下症（infantile hypotonia）。神经-肌肉系统任何一环节的功能障碍都会导致肌张力减低，鉴别诊断广泛。

一、病因

松软儿病因中，中枢性肌张力低下占60%～80%，周围性肌张力低下占15%～30%。中枢神经系统疾病方面包括缺氧缺血性脑病、脑损伤、颅内出血、染色体异常、先天性代谢异常等。周围神经系统疾病包括运动单位的异常，特别是前角细胞。神经肌肉接头疾病包括重症肌无力、先天性肌无力、镁中毒等。骨骼肌疾病包括先天性肌病、肌营养不良等。新生儿神经肌肉疾病常见病因见表7-2。

表7-2　新生儿神经肌肉疾病常见病因

1.前角细胞疾病	先天性纤维型不相称性肌病
急性婴儿脊髓性肌萎缩	多轴空病
创伤性脊髓病	5.肌营养不良
缺氧缺血性脊髓病	Merosin缺陷性先天性肌营养不良
神经源性关节硬化	肌肉－眼－脑病
婴儿神经元变性	Walker-Warburg综合征
2.先天性运动或感觉神经病	福山型先天性肌营养不良
低髓鞘神经病	强直性脊柱伴肌营养不良
先天性低髓鞘神经病	伴智能发育迟滞及巨脑回畸形
遗传性运动和感觉神经性疾病	6.代谢和多系统疾病
Dejerine-Sottas病	糖原代谢紊乱
遗传性感觉和自主神经病	酸性麦芽糖酶缺乏症
3.神经肌肉接头障碍	新生儿严重磷酸果糖激酶缺乏
短暂性获得性新生儿肌无力	新生儿严重磷酸化酶缺乏
先天性肌无力	糖原贮积病Ⅲ型
镁中毒	原发性肉碱缺乏
氨基糖苷毒性	过氧化物酶体疾病
婴儿肉毒中毒	新生儿肾上腺脑白质营养不良
4.先天性肌病	脑肝肾综合征（Zellweger）
线状体肌病	线粒体肌病
中央轴空病	细胞色素c氧化酶缺乏
肌管性肌病	

二、诊断

1.产前病史　松软儿产前常有胎动减少，羊水过多（神经肌肉疾病患儿通常胎儿期间吞咽羊水减少），胎先露异常（常为臀位）等病史。

2.家族史　家族中有无神经肌肉性疾病患者。

3.母亲病史　母亲有无产前毒素暴露或感染。

4.出生史　患儿出生时肌张力低下可表现为低Apgar评分。

5.现病史　肌张力低下出现时间，进展情况，伴随症状，有无不洁饮食史，大小便情况等。

6.临床评估

（1）观察患儿有无特殊面容，如患儿眼距较宽，鼻根低平，眼裂小，眼外侧上斜，内眦赘皮，喜吐舌，提示唐氏综合征。

（2）全面体格检查。若新生儿晚期出现进食后发绀，呼吸困难，全身肌张力低下，巨舌，心脏扩大，需警惕糖原贮积症Ⅱ型。

（3）神经系统查体是重点，包括肌张力、肌力和神经反射情况。以下情况提示患儿肌张力低下：患儿仰卧位呈青蛙样姿势，髋关节外展，四肢异常伸展，自发运动减少或消失；水平托住患儿时婴儿四肢及头部无力低垂，呈"U"形；将患儿从仰卧位拉至坐位时，婴儿头后仰；检查者手扶患儿膝盖伸展双膝时无抵抗感；检查者腋下支撑婴儿时，婴儿双腿伸展，肩胛带肌张力减低时婴儿从检查者手中滑落。

（4）若患儿有进食不洁饮食，特别是进食被污染的蜂蜜史，临床表现为便秘，伴吸吮不良，吞咽困难，查体发现患儿面无表情，对称性球神经麻痹（上睑下垂、瞳孔对光反应迟钝、眼肌麻痹）、咽反射减弱需考虑婴儿肉毒中毒。

7.辅助检查　需进行血、尿培养，脑脊液检查排除感染性疾病；如患儿合并肝脾大，头颅影像学检查提示颅内钙化灶，则需进行TORCH检查，明确有无宫内感染；生化检测明确有无电解质和糖代谢紊乱；头颅影像学检查明确有无颅脑及周围神经病变；若考虑系中枢性肌张力低下，且头颅影像学检查未明确病因时，需行染色体及基因检测；若病变累及多系统，需行血尿遗传代谢性疾病检查；若考虑神经肌肉接头及骨骼肌病变，需检测肌酸激酶，必要时进行侵袭性检查，如肌电图和肌肉活检等。

三、鉴别诊断

（一）与其他器官功能障碍导致的暂时性肌张力降低鉴别

新生儿期的疾病，如脓毒症、多器官功能损害及暂时性代谢紊乱均可导致肌张力降低。松软儿肌张力低下特点是关节被动运动阻力减少，保持姿态控制和对抗运动能力降低，因此松软儿常表现为运动控制差、运动技能延迟和低张力运动模式。其他器官功能障碍通常导致患儿呈虚弱状态，致肌张力降低，原发疾病治愈后肌张力可恢复。

（二）中枢性与周围性肌张力低下的鉴别

中枢性肌张力低下的婴儿大多数情况下眼无法追物、不能模仿面部表情、反应低下，同时伴有不同程度的意识障碍，肌力可以减弱、正常或是亢进。脑结构异常、姿势异常也提示为中枢性疾病。有皮质功能异常的婴儿通常早期出现惊厥、眼球运动异常、呼吸暂停、异常的呼吸形式。中枢性肌张力低下患儿肌张力较肌力降低更明显，四肢仍存在对抗重力作用的力量。周围性肌张力低下者一般意识无异常，具有正常的睡眠－觉醒模式，肌肉抗重力明显减少，伴有反射减弱或消失。脊髓前角细胞疾病患儿可表现为低血压，全身无力，无反射及喂养困难。典型的脊肌营养不良婴儿型患儿中，可观察到舌肌意向性震颤。中枢性与周围性肌张力低下的区别见表7-3。

表7-3　不同部位引起肌张力降低的区别

项目	中枢神经系统损伤	中枢神经系统发育异常	前角细胞	周围神经	神经肌肉连接	肌肉
肌力	正常/轻度减弱	正常/轻度减弱	减弱	减弱	减弱	减弱
深反射	正常/亢进	正常	消失	减弱	正常/减弱	减弱/消失
巴宾斯基（Babinski）征	+/-	+/-	消失	消失		
原始反射	存在	存在/消失	消失	消失	消失	消失
肌震颤	无	无	显著	消失	消失	消失
肌肉	正常/萎缩	正常/萎缩	萎缩明显	远端肌肉萎缩	正常/减弱	近端萎缩；远端假性肥大
感觉	正常	正常	正常	增加/减弱	正常	正常
肌张力	降低发展成为增高	降低	降低	降低	减弱/正常	减弱

四、治疗

治疗主要以治疗原发性疾病为主。

五、临床病案

患儿，女性，出生后30分钟，因窒息复苏后30分钟入院。其母G_1P_1，妊娠39周因胎动减少而行剖宫产术。母亲妊娠26周开始，自感胎动减少，B超提示胎动少，胎儿胸腔小，下肢固定，未予特殊处理。羊水正常。患儿出生时，哭声弱，Apgar评分1分钟、5分钟及10分钟分别为5分、7分及8分，出生后予气管插管球囊正压通气抢救后转新生儿科。入院查体：全身发绀，呼吸弱，20次/分，球囊正压通气下SpO_2 80%。前囟张力不高，双瞳孔等大，对光反射存在，双肺呼吸音低，未闻及啰音，心率140次/分，律齐，未闻及杂音。腹软，肝肋下1.5cm，脾未扪及。膝腱反射正常，拥抱、握持、觅食反射未引出，四肢无肌张力。双足马蹄内翻，脊柱侧突。胸部X线检查提示肺容积降低，胸部呈钟形。头颅超声未见异常。血气分析提示呼吸性酸中毒，肝肾功能、电解质、血糖及肌酸激酶未见异常，血常规＋CRP未见异常。心脏彩超检查未见异常。入院后先后予常频、高频呼吸机辅助通气，补充肺表面活性物质，哌拉西林他唑巴坦抗感染，患儿病情进行性加重，持续低氧血症，心动过缓，反复给予胸外心脏按压、肾上腺素等抢救，无好转，出生后23小时宣布临床死亡。尸检提示肺容积减少，肌肉病理检查提示肌纤维大小不均，无炎症细胞浸润，Ⅰ型肌纤维中央位置磷酸化酶及氧化酶染色可见单个周边境界清晰的轴空结构，Ⅰ型肌纤维占优势，无肌纤维坏死及增生。染色体及 *SMN* 基因检查无异常。

（一）病案分析

1.病史特点　患儿为早期足月儿，产前有胎动减少，胎儿胸腔发育小，出生后自主呼吸弱，Apgar评分1分钟、5分钟及10分钟分别为5分、7分及8分。入院后予抗感染、呼吸支持、补充肺表面活性物质，病情进行性加重，持续低氧血症，心动过缓。

2.体格检查　自主呼吸弱，发绀，胸廓小，四肢无肌张力，原始反射未引出，膝腱反射正常，双足马蹄内翻，脊柱侧突。

3.辅助检查　胸部X线检查提示肺容积降低，胸部呈钟形。头颅超声未见异常。血气分析提示呼吸性酸中毒，肝肾功能、电解质、血糖及肌酸激酶未见异常，血常规＋CRP未见异常。

4.尸检　提示肺容积减少，肌肉病理检查提示肌纤维大小不均，无炎症细胞浸润，Ⅰ型肌纤维中央位置磷酸化酶及氧化酶染色可见单个周边境界清晰的轴空结构，Ⅰ型肌纤维占优势，无肌纤维坏死及增生。

5.最终诊断　中央轴空病（central core disease）。依据：患儿产前有胎动减少，出身后自主呼吸弱，肌张力低下，胸廓及肺发育不良，膝腱反射减弱，双足马蹄内翻，脊柱侧突。血气分析、血常规、生化及激酶、心脏B超及头颅B超未见异常，死亡后尸检提示肌肉特征性病变（Ⅰ型肌纤维中央位置磷酸化酶及氧化酶染色可见单个周边境界清晰的轴空结构，Ⅰ型肌纤维占优势，无肌纤维坏死及增生）。染色体及 *SMN* 基因检查无异常。

（二）鉴别诊断要点

该患儿为早期新生儿，临床症状表现为肌张力低下及低氧血症，需与缺氧缺血性脑病、脊髓损伤、脊髓性肌萎缩（spinal muscular atrophy，SMA）及先天性肌营养不良相鉴别。

1.新生儿缺氧缺血性脑病　患儿产前有胎动检查，出生时有新生儿窒息复苏抢救，临床查体有肌张力降低和原始反射减弱，但患儿无明显惊厥发作，无窒息缺氧导致其他脏器，如肝肾功能损伤，头颅B超未提示异常。

2.脊髓损伤　通常发生在胎位不正或产伤所致，临床表现为肌肉张力差、呼吸抑制和缺乏深部肌腱反射，该患儿膝腱反射正常，可排除。

3.SMA　是一类由脊髓前角运动神经元变性导致肌无力、肌萎缩的疾病。属常染色体隐性遗传病，为 *SMN* 基因第7号外显子纯合缺失引起。根据发病年龄和肌无力严重程度，临床分为SMA-Ⅰ型、SMA-Ⅱ型、SMA-Ⅲ型，即婴儿型、中间型及少年型。共同特点是脊髓前角细胞变性，临床表现为进行性、对称性、肢体近端为主的广泛性弛缓性麻痹与肌萎缩。婴儿型在新生儿期可表现为肌张力降低，呼吸功能降低，但在新生儿早期很少需要新生儿复苏或呼吸支持，该患儿基因和染色体检查未见异常，可排除SMA。

4.先天性肌营养不良 新生儿先天性肌营养不良表现为全身躯干和四肢无力，面部受累，伴肌酸激酶水平升高，该患儿未出现面部受累，其肌酸激酶水平正常，可排除。

（朱婷婷 石 晶）

参 考 文 献

Bodensteiner J B, 2008. The evaluation of the hypotonic infant. Semin Pediatr Neurol, 15（1）: 10-20.

Castrodale V, 2003. The hypotonic infant: case study of central core disease. Neonatal Netw, 22（1）: 53-59.

El-Dib M, Soul J S, 2017. The use of phenobarbital and other anti-seizure drugs in newborns. Semin Fetal Neonatal Med, 22（5）: 321-327.

Glass H C, Shellhaas R A, Tsuchida T N, et al, 2017. Seizures in preterm neonates: a multicenter observational cohort study. Pediatr Neurol, 72: 19-24.

McHugh D C, Lancaster S, Manganas L N, 2017. A systematic review of the efficacy of levetiracetam in neonatal seizures. Neuropediatrics, 49（1）: 12-17.

Sedighi M, Asadi F, Moradian N, et al, 2016. Efficacy and safety of levetiracetam in the management of seizures in neonates. Neurosciences（Riyadh）, 21（3）: 232-235.

第八章

泌尿生殖系统疾病症状鉴别诊断

第一节 血 尿

正常成年人尿液中每个高倍镜视野仅含有 0 ～ 2 个红细胞。14 天以内的健康新生儿，其尿沉渣显示每个高倍镜视野中有 1 个红细胞者占 23%。一般认为，行离心沉淀后的尿液显微镜检结果，如果每高倍镜视野中红细胞 ≥ 3 个，称为血尿（haematuria）；正常尿液是未离心沉淀的新鲜尿液含有红细胞 < 5 个 /HP。未离心沉淀的新鲜尿液含有红细胞（5 ～ 25）个 /μl 为可疑显微镜下血尿，红细胞 > 25 个 /μl 为显微镜下血尿。显微镜下血尿同样也被称为轻度血尿；肉眼血尿也被称为重度血尿，肉眼呈洗肉血色或鲜红血色；当尿液中含有血液量 ≥ 0.1ml/250ml 时，即可显示为肉眼血尿。虽然尿液的颜色为红色或尿隐血试验阳性，但仍存在有很高的假阳性。所以，当遇到红色尿或尿隐血试纸阳性时，都必须要进行显微镜检查，以确定是否为真性血尿。如果显微镜检查未发现红细胞，提示可能是游离血红蛋白或肌红蛋白过多引起的红色血尿。美国学者对 1950 年至 1967 年的新生儿血尿情况进行统计，其发生率仅占 0.21‰。

一、病因及发病机制

血尿是一种常见的泌尿系统症状，多由泌尿系统疾病、尿路邻近器官的疾病或全身性的疾病侵袭泌尿系统所致。较常见因素包括先天性和后天性因素，先天性非感染性因素包括肾盂积水、肿瘤和海绵肾；先天性感染性因素包括梅毒螺旋体、CMV 及寄生虫感染等，均可引起血小板减少或肾小球肾炎，从而导致血尿。后天性因素包括窒息、凝血障碍、感染、免疫和自身免疫性疾病、心血管病变和肾中毒。

（一）假性血尿

1. 尿酸盐尿 尿酸盐的生理性排泄在新生儿早期相对较多，肉眼观可呈淡红色尿液，而隐血试验阴性。尿酸盐排泄量增加常见于窒息或呼吸障碍性疾病，可引起尿酸盐性结石，导致尿路排泄障碍，此外，还可引起少量红细胞经毛细血管壁外渗入尿液，使尿液呈红色。显微镜检见大量结晶尿酸盐，常在查体时触及肾脏，一般使用补液和碱化尿液可缓解。

2. 血红蛋白尿（hemoglobinuria）或肌红蛋白尿（myoglobinuria） 新生儿 ABO 溶血

病常是新生儿血红蛋白尿重要原因，而肌红蛋白尿则多见于难产挤压或窒息儿，提示肾功能不全。以上两种病变在显微镜下均无红细胞，但隐血试验却为阳性，新生儿的这两种情况少见。

3.先天性红细胞生成性卟啉病（congenital erythrogenic porphyria）　尽管临床上较少见，但在新生儿期较常见。该病通常为常染色体隐性遗传。病理生理机制是在胆色素原合成尿卟啉的过程中发生障碍，导致在幼红细胞中蓄积大量的尿卟啉原Ⅰ和粪卟啉原Ⅰ，进一步渗透至血液循环中，沉积在身体各器官和组织。大多数存在于溶血性贫血患儿中，在新生儿时期便开始排出红色或葡萄酒色尿，沉积于尿中及粪中的大量卟啉原Ⅰ可通过其具有特殊的红色荧光来确定。

4.新生儿假月经　一般发生在出生后3～4天，由于母体内雌性激素的突然撤离而引起女性婴儿阴道出血，如果此血混进尿标本中，则易混淆检验结果。

5.其他　常见的混淆原因多见于患儿外阴部的糜烂、溃疡引起的出血及血便，浸入尿液中，引起尿液外观的改变，应加以鉴别。

（二）全身性疾病所致的血尿

1.出血、凝血障碍性疾病　常见的疾病有新生儿出血症、DIC、先天性血小板减少性紫癜、各种情况的先天性凝血因子缺乏症等。这些疾病的患者通常具有明确的家族史，临床表现为全身性出血，以及血小板和（或）凝血酶原时间、部分凝血活酶时间异常。

2.全身感染性疾病　尿路感染以外系统或组织引起的发热，常形成热性蛋白尿和轻度血尿；常见的疾病如败血症或细菌性心内膜炎。此外，还可引起肾血管栓塞或血栓形成，更甚者可致肾上腺皮质或髓质坏死，导致严重血尿。尿路邻近的器官组织炎症，常见的如盆腔、急性胃肠炎或腹膜炎，可引起尿路炎症，从而导致血尿，此时伴随尿中的白细胞或脓细胞增多。

3.结缔组织病　常见的结缔组织疾病如先天性系统性红斑狼疮，但该病多伴有其他系统症状及体征。

（三）泌尿系统疾病所致的血尿

1.肾损伤　直接肾外伤是由于分娩挤压引起的，这种情况较罕见，如耻骨上膀胱穿刺可引起损伤性出血。间接肾损伤多见于分娩期间或出生后窒息、缺氧。据统计，出生时Apgar评分在7分以下的患儿中，有2/3以上有镜下或肉眼血尿。

2.脓尿症　由下行性或上行性感染引起，常见疾病包括肾盂肾炎、肾炎、肾脓肿或膀胱炎等。这些疾病除有血尿症状外，尿液中还常见大量的白细胞或脓细胞，尿培养通常为阳性。由病毒感染引起的，尿培养则常为阴性，尿沉渣中可见到细胞核内包涵体，可鉴别尿路感染为病毒或细菌感染所致。泌尿系经久不愈或反复感染的脓尿症患者还需注意泌尿系统是否存在畸形。

3.泌尿系统畸形　泌尿系统各阶段均可发生畸形，常见畸形如下：多囊性肾、马蹄状肾、海绵状肾、尿路梗阻相应畸形、膀胱外翻及尿道下裂等先天性疾病。由于肾实质破坏常导致血尿，常需做超声检查或肾盂造影。有家族史和多发畸形患者，必要时行基因检测及染色体检查。

4.肾血管病变　由于败血症、脓毒败血症、心内膜炎或全身血容量不足等所致的肾动脉栓塞或肾静脉血栓形成多引起肾血管病变。其表现为患儿病情突然恶化，多伴有血尿或脓尿，检查偶可发现肾大或高血压；预后极差。

5.药物性损伤　可引起出血性膀胱炎，常见药物有环磷酰胺、乌洛托品，妥拉唑啉、苯醌和奎宁，以及第一代头孢中头孢噻吩、头孢哌酮也可引起尿路炎性病变，导致血尿；长期服用阿司匹林和某些抗生素（如新霉素、庆大霉素、妥布霉素、卡那霉素、奈替米中及杆菌肽等）多引起药物性肾炎，需及时发现并停用；肾乳头坏死常由高渗性药物（常见药物如甘露醇、高浓度糖或尿路造影剂等）引起。

6.先天性肾疾病　虽罕见，但均有各自固有的特征，预后较差。常见的先天性疾病有溶血尿毒综合征、肺出血-肾炎综合征（goodpasture syndrome）等。

7.肾肿瘤及肾结石　肾胚胎瘤（Wilms瘤）或膀胱息肉常于新生儿期见到；此外，还包括成神经细胞瘤、肾血管瘤和先天性白血病等。

二、诊断

1.根据病史、体格检查和尿常规检查，尿隐血试验检查和镜检以鉴别真性血尿和假性血尿，特别需要注意识别由于非泌尿道出血或动物血混入尿液所致的假性血尿。

2.真性血尿时，根据尿红细胞形态检查出血的部位。若病变在肾，则尿常规结果多见管型或大于30%的变形红细胞（相差显微镜检查效果更佳）。若病变在肾以下或为肾肿瘤、肾结石等导致肾血管破溃，则常见红细胞性血尿。若感染所致的血尿，多以脓尿为特征。不仅需做常规细菌学检查，还应注意先天性畸形等少见情况。

3.怀疑全身性疾病时，应做相应的凝血功能及其他血液学检查。

4.怀疑泌尿系统疾病时，应做的影像学检查如B超、腹部X线片、腹部CT或静脉尿路造影等，以及相应的生化检查如肌酸、肌酐、尿素氮等。

三、鉴别诊断

1.出生后48小时内短暂的一过性镜下血尿，如无出血性因素和肾损伤的证据，则是无意义的。

2.对肉眼血尿的新生儿首先要除外出血性疾病和泌尿道感染，应进行出凝血试验、血小板计数和出血时间的检查，同时还应进行肾和膀胱的超声检查。

3.伴有紫癜、静脉穿刺后过度出血或血小板减少时，提示血尿是由出血性疾病引起。但要注意血小板减少和血尿可发生于肾疾病，如伴有败血症的肾血栓和泌尿道感染。耻骨上膀胱穿刺或膀胱置管术后可见肉眼血尿。如果血尿很快消失，超声检查正常，尿量和血尿素氮和血浆肌酐也正常，则不需要再做其他观察。已除外出血性疾病的大量血尿患者，除了肾的病因之外，还需做膀胱镜等进一步检查。

4.肾小球肾炎很少发生在新生儿。若患儿有水肿或脓尿，可发现全身性水肿，伴有大量蛋白尿或形态异常的红细胞，通常考虑的疾病有先天性梅毒、寄生虫病、巨细胞病毒感染、乙型肝炎相关性肾炎、IgA肾病、急性肾盂肾炎、肾病综合征及肺-肾出血综合征、家族性肾炎和免疫性肾小球肾炎。

5.其他类型血尿 肾静脉血栓形成的原因包括以下疾病：紫绀型先天性心脏病、严重先天畸形、难产、败血症和腹泻脱水等，这些均是发生血尿的诱因，也有先天性肾病并发血尿的报道；左肾静脉压迫综合征（也称胡桃夹现象）是指左肾静脉汇入下腔静脉过程中，行走于腹主动脉和肠系膜上动脉形成的夹角处，因受到挤压而引起。

四、治疗原则

虽然血尿时的对症治疗不能彻底缓解血尿症状及病因，但在诊断和鉴别诊断时也需遵循疾病定位和定性的原则，特别是新生儿时期出现血尿时，更重要的是血尿的定性诊断。

五、临床案例

患儿，男性，其母G_1P_1，胎龄40^{+3}周，不同时间Apgar评分均为10分；发现可疑肉眼血尿2小时余，出生后约14小时出现疑似肉眼血尿，色暗红，尿量稍多。其母妊娠期体检"脐带绕颈一周、窦性心律不齐、双肾集合部分离"，妊娠晚期两次超声均提示集合部分离，阴道分泌物提示无乳链球菌；白带Ⅲ度污染，小便常规提示白细胞＋＋/HP。体格检查：心率132次/分，呼吸48次/分，体重3170g，心肺腹查体未见明显异常。出生后喂养两次，量约10ml，大便已解，量不详，呈墨绿色。

（一）病案分析

1.病史特点 出生后约14小时出现疑似肉眼血尿，色暗红，尿量稍多，无发热、气促等不适。

2.体格检查 未见明显异常。

3.分析 该患儿出生后约14小时出现疑似肉眼血尿，色暗红，尿量稍多，故考虑血尿待诊。

（二）鉴别诊断要点

患儿主要症状为出生后约14小时出现疑似肉眼血尿，色暗红，尿量稍多。

1.发病年龄 患儿出生后即出现疑似肉眼血尿，且孕母多次产检B超提示集合部分离，故先天性因素应首先考虑，但患儿母亲妊娠期间阴道分泌物提示无乳链球菌；白带Ⅲ度污染，小便常规提示白细胞＋＋/HP；故由孕母带给患儿的感染性因素也在考虑范围内。

2.体格检查 新生儿血尿无特殊阳性体征；但可出现因炎症或机械性损伤所致的疼痛，新生儿则表现为面色差、反应差、易激惹、烦躁不安、甚至哭闹等，出血量较大时可出现循环系统的相应改变。

3.辅助检查 血常规、生化、大小便常规、泌尿系B超、膀胱镜检查。

（蒋守亮 熊 涛）

第二节 少尿与无尿

新生儿少尿（oliguria）：尿量小于1ml/（kg·h）。新生儿无尿（anuria）：尿量小于0.5ml/（kg·h）。

一、病因与发生机制

（一）肾前性

1.有效血容量减少　如休克、严重脱水状态、大量出血、肾病综合征和肝肾综合征及挤压损伤综合征等，均可引起大量体内水分渗入人体组织间隙或浆膜腔，导致有效血容量明显减少，从而引起肾血流减少；其中，挤压损伤综合征等各种因素引起的血容量不足是急性肾衰竭发生的主要原因之一。

2.心脏排血功能下降　因各种因素引起的心功能不全，甚至严重心律失常，心肺复苏后体循环不稳定等，均可引起血压下降，导致肾血流减少。

3.大量溶血　临床常见的各种溶血性疾病，如蚕豆病、ABO或Rh血型不合溶血、血型不合输血和药物引起的溶血等。

4.感染　如脓毒症和DIC等。

5.内分泌功能紊乱　如继发性加压素和醛固酮分泌功能亢进等。

6.肾血管病变　肾脏血管狭窄或血管炎症性病变，如肾病综合征时肾血管病变，狼疮性肾炎时肾血管免疫反应，肾动脉栓塞。

（二）肾性

1.肾小球病变　急性重症肾炎，急进性肾炎，慢性肾炎，肾盂肾炎，肾病综合征，肾结核，流行性出血热，溶血性尿毒综合征，狼疮性肾炎，白血病引起的肾损害，多囊肾病，双侧肾脏发育不全；或因严重肾脏感染，引起的血压持续增高或肾毒性药物作用，从而导致的肾功能急剧恶化。

2.肾小管病变　外源性物质：具有肾毒性的抗生素、重金属物质、有肾损伤的化疗性制剂、免疫抑制剂、有机溶剂、杀虫剂、抗真菌药、甚至某些生物性毒素等。内源性物质：横纹肌溶解、溶血、尿酸及草酸盐等。

（三）肾后性

1.机械性尿路梗阻　如结石、血栓、坏死组织堵塞输尿管，或膀胱进出口的尿道狭窄或梗阻。

2.尿路的外部受压　如腹膜后实体肿瘤、腹膜后淋巴瘤、前列腺肥大等压迫尿路致尿路外部受压。

3.其他　输尿管手术后，尿路结核或溃疡愈合后引起的瘢痕挛缩可能会影响尿量，严重的肾下垂或游走肾扭转，以及神经源性膀胱等均属于肾后性因素。

二、诊断

（一）病史

如果患儿有持续或超过24小时的少尿或无尿，即可考虑诊断；但结合病因，最重要的是判断病变是位于肾前、肾脏还是肾后。

（二）实验室检查

若动态检测到尿比重结果的变化时，且尿比重持续在1.018以下，应高度怀疑急性肾衰竭；尿比重<1.014更有诊断意义；如若明确诊断，需尿比重<1.012，但需注意排除下列各项。

1.新生儿特别是早产儿，尿液浓缩的能力仅是成人的一半，因此尿比重相对成人较低。

2.如果患儿存在血钠浓度严重降低，则其可有低比重尿。

3.当尿液中含有较多的蛋白质、糖或造影剂时，尿比重也会较高，但尿渗透浓度对蛋白质和造影剂的敏感性不强，如果可确定尿渗透浓度，则其有相对较高的准确度。

（三）影像学检查

泌尿系B超检查是泌尿系统常用的检查手段，不仅可以探查肾大小、位置、形态、结构，还可以检测到是否存在占位性病变、弥漫性肾实质性病变、肾静脉血栓形成、肾与周围组织的关系。如果B超提示肾增大，则提示可能存在急性炎症；如果B超检测到伴输尿管及肾盂扩张，则可能存在泌尿系梗阻性的情况；如果B超提示肾影像较正常肾小，则可能提示慢性肾病变。当临床上B超检查怀疑泌尿系统疾病时，可以行静脉肾盂造影（intravenouspyelogram，IVP）或逆行肾盂造影进一步检查。逆行肾盂造影对显示肾盂、肾盏、输尿管和膀胱形态较清晰。IVP或逆行肾盂造影的禁忌证包括碘过敏、严重心力衰竭、严重肝肾功能障碍等。

（四）补液试验和利尿试验

1.补液试验　用2∶1的等张液15～20ml/kg半小时内输注，2小时尿量增加6～10ml/kg为肾前性少尿，尿量无增加可能为肾性少尿。

2.利尿实验　如补液后无反应可给予20%甘露醇0.2～0.3g/kg，在20～30分钟内静脉注射，2小时内尿量增加至6～10ml/kg为有效，需继续补液改善循环；无反应者静脉注射呋塞米1～2mg/kg，2小时内尿量增加至6～10ml/kg为肾前性少尿，尿量无增加为肾性少尿。

三、鉴别诊断

首先应鉴别无尿或少尿是肾前性还是肾性，见表8-1。

表8-1 少尿/无尿鉴别诊断

项目		肾前性	肾性
症状/体征	脱水征	有	无或有
	血压	低	正常或高
	颈静脉	不明显	平卧时充盈
	眼眶	凹陷	不凹陷
血液检查	Hb	高	低或正常
	血BUN	正常或偏高	升高
	血钾	正常或偏高	升高
	血钠、氯	正常	正常或偏低
	中心静脉压	低	正常或偏低
尿液检查	尿比重	>1.022	1.010±0.005，早期可1.018
	尿常规	一般正常	有蛋白、血细胞及管型
	尿钠浓度（mmol/L）	<20	>40
	尿渗透浓度（mmol/L）	>500，高渗性	<350，低渗性
	尿素（g/L）	>10	<10
	尿Cr/血Cr	>14：1	<10：1
	尿渗透浓度/血渗透浓度	>1.5	<1.2
试验	补液试验	尿量增多	无变化
	利尿试验	尿量增多	无变化

四、处理原则

首先，遵循的处理原则是消除导致少尿或无尿的病因；其次，减轻肾负担，维持水、电解质的平衡，促进体内代谢产物快速排除；最后，提供足够热量、预防相关并发症，避免使用具有肾毒性的药物。

五、临床案例

患儿，男性，胎龄38^{+6}周，Apgar评分不详；出生后无尿26小时，出生后患儿一直未排尿，稍烦躁；查体：T 36.2℃，P 135次/分，R 55次/分，体重2950g，下腹部胀满，心肺查体未见明显异常。出生后半小时，人工喂养，间隔时间为2～3小时喂一次；纯配方牛奶；每次量：20ml。

（一）病案分析

1.病史特点　该患儿为胎龄38^{+6}周足月儿，出生时无窒息抢救史，出生后无尿26小时，一直未排尿，饮入可。

2.体格检查　下腹部胀满，余查体未见明显异常。

3.分析　该患儿出生后无尿26小时，未排尿大于24小时，符合新生儿无尿诊断，故考虑。

（二）鉴别诊断要点

患儿主要症状为无尿，考虑为肾前性、肾性或肾后性因素。

1.病史特点　患儿出生后26小时无尿排出，在肾前性或肾性因素中，肾衰竭为主要原因，即使肾衰竭时仍会有尿排出，而此患儿无尿，故肾前性或肾性可能性小，肾后性因素可能性大。

2.体格检查　下腹部胀满，膀胱区充盈，余查体未见明显异常；明显提示患儿有尿产生，但解不出，所以肾后性梗阻的可能性较大。

3.辅助检查　首先行泌尿系彩超，了解梗阻部位，其次行血常规、肝肾功能、大小便常规等检查明确病因诊断。

（蒋守亮　熊　涛）

第三节　新生儿蛋白尿

大约2/3的正常新生儿可以在出生后5天内检测出短暂的蛋白尿，并且一些尿蛋白定性检测可以达到＋＋，定量为0.5～2 g/L。足月的正常新生儿在出生后24小时内尿蛋白含量约为0.4g/L（0.1～2.4 g/L），第5天平均为0.18 g/L（0.04～0.8g/L）。早产儿蛋白尿发生率略高于足月儿。五天后，尿蛋白定性为阴性。如果尿蛋白定性为阳性，且含量超过100mg/（m^2·24h）或150mg/24h或4mg/（m^2·h），则考虑为蛋白尿。尿蛋白主要来自于血浆蛋白，2/3为白蛋白，早产儿比足月儿更易出现蛋白尿。

一、病因及发病机制

新生儿肾的生理功能不成熟，并且直到约1.5岁才达到成人水平。因此，其蛋白尿的发生与大龄儿童相比，有一定差异。

（一）肾小球性蛋白尿

当肾小球滤过膜机械屏障及电荷屏障受到破坏，可导致其通透性增高，引起血液中的白蛋白及高分子量的蛋白质进入尿液。尿液中多见白蛋白，而小分子量蛋白质则相对较少。常见病因有缺氧、肾循环障碍、先天性肾病综合征等。

（二）肾小管性蛋白尿

由于功能缺陷，肾小管的重吸收能力降低，虽然通过肾小球过滤的蛋白质在正常范围内，但由于小分子量的蛋白质无法被重新吸收，使得尿液里的蛋白质超过正常范围。

尿蛋白量通常较少，多以小分子量的蛋白质为主（如β_2微球蛋白、视黄醇结合蛋白等）。常见病因有肾小管酸中毒、Fanconi综合征、反流性肾病、抗生素肾损害、多囊肾等。

（三）溢出性蛋白尿

该类患儿本身肾小球及肾小管功能正常，但由于血液中免疫球蛋白轻链或血红蛋白水平上升，超过近端肾小管重吸收能力，导致溢出增加。常见病因如溶血性贫血所致血红蛋白尿。

（四）组织性蛋白尿

组织性蛋白尿主要是肾组织受到破坏及异常分泌所产生。常见病因有组织坏死、尿路感染等。

二、诊断思路

（一）确定是否为真性蛋白尿

首先，临床应排除假性蛋白尿，以明确是否是真正的蛋白尿。假性蛋白尿的常见原因：尿中混有血液、脓液、分泌物或假月经，尿液长时间放置或冷却等。多数为一过性蛋白尿，复查尿常规常呈尿蛋白阴性。

（二）判定生理性或病理性

对于真性的蛋白尿，需要进一步明确是病理性还是生理性。新生儿在出生后5天内可能有短暂的蛋白尿，这在该年龄组中无法确定是否为病理性。如果肾实质没有器质性的损伤，机体也没有异常的蛋白质排出，这种情况下出现的蛋白尿要考虑生理性蛋白尿，主要为功能性蛋白尿，为暂时性的，去除病因后，蛋白尿也随之消失。由各种原发性或继发性的肾疾病引起的蛋白尿是病理性的蛋白尿。该类蛋白尿呈持续性，量可多可少，可与疾病的严重程度不成比例，可伴有血尿、水肿、白细胞尿及管型尿等；病理性蛋白尿常伴有全身或其他脏器损害，出现诸如发热、皮疹等继发症状。

（三）判断蛋白尿的来源

对于病理性蛋白尿，应进一步分析尿蛋白的成分。蛋白尿以大分子量的蛋白质为主者应该考虑肾小球源性，小分子量的蛋白质为主者则应考虑肾小管源性。临床上，有时可以是混合型蛋白尿，表明两者同时受累。以大量异常的小分子量蛋白质为主者，临床考虑溢出性蛋白尿。

（四）明确尿蛋白含量不同的疾病类型

如果是肾小球性的蛋白尿，则应进行24小时尿蛋白定量，以区分肾病综合征及非肾病综合征。

1.肾病综合征　出现大量蛋白尿（＋＋＋～＋＋＋＋或1周内3次均有24小时尿蛋

白≥50mg/kg）；血浆白蛋白浓度＜25g/L，血浆胆固醇浓度＞5.7mmol/L；不同程度的水肿，可明确为肾病综合征。新生儿在测定24小时尿蛋白定量时，通常留取尿液标本困难，可采用留取任一次白天的尿，并对其测尿蛋白及尿肌酐的浓度，根据两者的比值，粗略估算24小时尿蛋白量，计算公式如下：$Y = 0.935X + 41.5$（X表示尿蛋白与尿肌酐的比值，Y表示24小时尿蛋白量）。新生儿期，临床多为先天性肾病综合征。

2.肾小球肾炎 对于24小时尿蛋白定量小于50mg/kg，若伴有血尿，则应考虑肾小球肾炎。新生儿多为急性肾小球肾炎，起病急，多有前驱感染，以血尿为主，伴有不同程度的蛋白尿，可有水肿、高血压或肾功能不全，病程偏短。

（五）区别原发性、继发性或遗传性

通过询问病史，尤其是家族史及体格检查，了解有无全身或其他脏器损害的临床表现及阳性家族史，结合母亲及患儿的乙肝标志物、自身抗体、抗中性粒细胞胞质抗体等诊断及鉴别。

（六）明确病理类型

新生儿因其独特的年龄阶段特点，不常规进行肾活体组织检查（肾活检），诊断困难时可结合基因检查协助诊治。

三、诊断及鉴别诊断

（一）功能性蛋白尿

功能性蛋白尿是暂时性、轻度、良性的蛋白尿，新生儿较常见，早期新生儿、脱水、心力衰竭、寒冷损伤综合征等可引起。去除原发因素后，尿蛋白逐渐消失。

（二）遗传性肾病

1.先天性肾病综合征（congenital nephrotic syndrome） 发生于出生时或出生后不久（通常在出生后3个月以内）。该类患儿多是早产，伴有宫内窘迫、羊水污染、大胎盘等，特征性的是大胎盘（超过体重的25%），常分为原发性（如芬兰型先天性肾病综合征等）、继发性（如先天性梅毒等）、伴发其他先天性异常者。芬兰型在新生儿期的肾病综合征类型中相对常见，是由编码Nephrin的 *NPHS1* 基因突变导致，为常染色体隐性遗传，突出表现为大量蛋白尿。患儿多为晚期早产，其母分娩后可见特征性的大胎盘，出生后迅速出现水肿（大多在出生后1周内）、腹水、腹胀等。部分患儿可出现颅缝宽、囟门大、耳鼻软骨柔软、鼻小、眼距宽、耳位低。患儿常蛋白质营养不良，生长发育落后，易反复感染，血液常呈高凝状态，随年龄增长，肾功能逐渐减退。

2.Alport综合征（Alport syndrome） 特征性改变是肾小球基底膜的改变。新生儿期很少见，大多数患儿有肾小球源性血尿；仅少部分患儿查见大量蛋白尿，大多数蛋白尿的程度不严重。肾功能随年龄增长呈进行性减退。通过检测Alport综合征致病基因可确诊。

3.指甲－髌骨综合征 由*LMX1B*基因突变引起的常染色体显性遗传性疾病。典型"四联症"包括指甲发育不良，髌骨缺如或发育不全，髂骨角、肱骨小头和（或）桡骨头发育不良（部分伴有脱位）。典型患儿在出生时即可明确诊断。但本病临床罕见，患儿临床表现差异大，易漏诊。典型的骨异常 X 线表现具有诊断意义。30%～40% 的患儿累及肾，早期主要表现为蛋白尿，血尿相对少见（10%～20%）。怀疑该病者可进行针对性 *LMX1B* 基因突变分析明确。

（三）继发性肾小球疾病

急性感染后肾小球肾炎（acute postinfectious glomerulonephritis）常见于 A 族链球菌感染，其他的诸如葡萄球菌、革兰阴性杆菌等也可引起。多发生于儿童，表现为急剧进展的水肿、少尿和血压升高，可观察到无尿和肾病综合征范围的蛋白尿。小部分急性链球菌感染后肾小球肾炎表现为急进性肾炎综合征。新生儿期可见于先天性梅毒等疾病。

四、治疗原则

（一）病因治疗

治疗原发疾病，尤其是排除宫内感染等因素；对于不明原因且排除感染因素的蛋白尿，应警惕先天性肾脏病等，酌情完善基因检查等以进一步明确。

（二）对症治疗

1.注意加强营养管理，避免蛋白质营养不良，避免严重的生长发育障碍。

2.消除水肿，维持水电解质平衡；如患儿血清白蛋白低下明显，可视情况适当给予白蛋白输注。

3.监测感染指标，控制感染。

4.对症治疗并发症。

5.糖皮质激素使用（肾病综合征患者）。

6.涉及遗传性疾病因素者在再生育时应进行遗传咨询。

五、临床病案

患儿，男性，出生 2 天 8 小时，因出生后持续少尿，进行性水肿而由外院转入。其母 $G_3P_1^{+2}$，胎龄 33^{+4} 周，Apgar 评分 1 分钟、5 分钟及 10 分钟为 7 分、8 分及 9 分。体格检查：全身水肿明显，反应差，呼吸 70 次/分，心率 170 次/分，体重 2560 g，呼吸音粗，双肺未闻及啰音，心律齐，腹部稍膨隆，四肢肌张力减低，原始反射减弱。肝肾功能 ALT 130U/L，AST 150U/L，ALB 13.5g/L，Cr 120μmol/L，尿素氮 23.5mmol/L。家族史：父母无明显家族遗传病史，前两胎人工流产。患儿外院出生后 24 小时内排尿 23ml，出生后第 2 天至转入我院 12 小时排尿 8ml，未能成功留取尿液常规送检。患儿转入后继续行有创呼吸机辅助通气，补充白蛋白，持续静脉输注呋塞米，连续血液净化治疗等处理，仍尿少，送检小便常规提示尿蛋白＋＋＋。

（一）病案分析

1.病史特点　该患儿为其母妊娠33^{+4}周中度早产，为早期新生儿，以出生后持续少尿及水肿进行性加重为主要特点，外院查白蛋白偏低，我院小便常规提示尿蛋白＋＋＋，经白蛋白输注，利尿，血液净化治疗无改善。

2.体格检查　以全身明显的水肿、腹部稍胀，伴有呼吸困难为主要特点。

3.分析　该患儿出生后1周内发病，出现少尿时间早，水肿进行性加重，存在低蛋白血症及大量蛋白尿，经积极治疗无改善，临床在排除严重的窒息缺氧及严重感染后，初步考虑先天性肾病综合征可能性大。

（二）鉴别诊断要点

患儿主要症状为水肿、低蛋白血症、大量蛋白尿，考虑病因时应注意鉴别功能性蛋白尿和宫内感染引起的继发性肾小球疾病等。

1.发病年龄　功能性蛋白尿可能在早期出现，继发性肾小球疾病通常不会在早期新生儿出现，且常有感染前驱表现，且出生后即出现症状的很多为先天性肾病可能性大。

2.蛋白尿严重程度　功能性蛋白尿通常呈轻度的蛋白尿，且随着肾功能的快速恢复，小便的量逐渐恢复正常，尿蛋白逐渐好转；继发性肾小球疾病在去除病因后部分患儿蛋白尿可能逐渐恢复；先天性肾病则很难纠正，始终呈现大量蛋白尿及低蛋白血症。

3.体格检查　功能性蛋白尿通常无明显的水肿表现；继发性肾小球疾病部分可以找到原发感染的阳性改变；先天性肾病可能水肿难以纠正。

4.辅助检查　监测肝肾功能、尿常规的蛋白变化情况，完善肾彩超，患儿及其父母的先天性肾病基因筛查，行TORCH，输血免疫等排除先天性感染等继发性肾小球疾病的可能。

（胡　勇　熊　涛）

第四节　新生儿多尿

随着新生儿日龄的增加，每日尿量逐渐增加。新生儿出生后2天内尿量在30～60ml/24h，3～10天在100～300ml/24h，此后正常新生儿尿量常不超过400ml/24h。若新生儿尿量明显增多超过400ml/24h，则应考虑为多尿（polyuria）。

一、病因及发病机制

（一）尿液的生成障碍

1.肾小球滤过　肾小球毛细血管中部分电解质、有机物质及水在循环时通过肾小球滤过膜，进入肾囊，形成原尿。原尿的形成与肾小球滤过膜的通透性、有效滤过压及滤过面积等有关，同时肾血流量的大小也会影响原尿的形成。在机体处于炎症或是经历缺氧后该滤过膜的通透性增加。

2.肾小管和集合管重吸收　肾小管主动重吸收氨基酸、葡萄糖、钠离子、钾离子等，被动重吸收水、尿素及氯离子。原尿的大部分内容物在肾小管的近端小管重吸收。如果肾小管液中溶质浓度超过重吸收限度时，则导致其渗透压增加，从而影响对水的重吸收，导致尿量增多。如果肾小管细胞重吸收功能障碍，其尿量及尿液内容物也发生相应的改变。

3.肾小管及集合管的分泌作用　肾小管和集合管分泌到管腔内的代谢产物包括H^+、肌酐、NH_4^+和K^+，以及碘、青霉素等进入体内的外源性物质，可以从肾小管及集合管的上皮细胞分泌至管腔内。

（二）尿生成调节障碍

1.球-管平衡　肾小球滤过率与重吸收率二者密切相关。肾小球滤过率增加时，肾小管重吸收率也相应增加，反之亦然。二者生理状态下保持平衡，一旦平衡打破，则会影响尿的生成。

2.神经体液的调节　尿的生成接受神经体液的影响及调节。例如，肾交感神经作用于肾血管，具有缩血管作用，对入球和出球动脉具有明显的缩血管作用，从而影响肾小球的血流量，影响尿量；抗利尿激素（ADH）和醛固酮，肾分泌的前列腺素和排钠激素等，对调节尿的生成具有重要的影响作用。当血浆渗透压降低时，ADH的分泌抑制，血中ADH浓度下降，对远端肾小管及集合管作用减弱，引起尿量增多。反之，则尿量减少。由于尿的稀释和浓缩主要在肾髓质内进行，从皮质到髓质组织间液的渗透浓度逐渐增加，越接近乳头其渗透浓度越高。当肾小管液流经远端小管与集合管时，在ADH的作用下，小管液中水分顺着管内外的渗透压差进入髓质组织间隙，从而引起尿液浓缩。如果出现ADH缺乏，则导致尿液无法浓缩，引起稀释尿。

（三）多尿产生的原因与以下因素有关

1.内分泌-代谢障碍性疾病　ADH分泌减少或缺如，糖代谢紊乱，醛固酮或甲状旁腺激素分泌过多等，包括下述疾病。

（1）原发性或继发于炎症、肿瘤、外伤的尿崩症。

（2）糖尿病。

（3）原发性甲状旁腺功能亢进症。

（4）原发性醛固酮增多症。

2.肾小管功能障碍性疾病　任何可能影响肾小管重吸收或浓缩，或肾小管对ADH反应性下降的疾病，新生儿常见的有下述疾病。

（1）肾小管酸中毒。

（2）Bartter综合征。

（3）假性醛固酮减少症。

（4）遗传性肾性尿崩症。

（5）肾性氨基酸尿症。

（6）肾性糖尿。

（7）抗维生素D佝偻病。

（8）急性肾小管坏死多尿期。

3.药物影响　临床上新生儿还容易由于药物的不当使用导致多尿，停药后可逐渐缓解。

二、诊断

（一）病史

如果出生后早期起病且存在阳性家族史的新生儿应警惕肾小管酸中毒及肾源性尿崩症。肾源性尿崩症在男性患儿中更常见。糖尿病患者也可新生儿期发病，除多饮、多尿外常有多食。如果是继发于严重的缺氧窒息所致脑损伤、颅内感染、颅内肿瘤、外伤者而出现的多尿，经仔细追寻病史可发现。

（二）体征

多数新生儿表现为脱水，哭吵烦渴或体重不增，继发性尿崩症可出现颅内病变的相应体征。Fanconi综合征，甲状旁腺功能亢进可出现佝偻病的骨骼畸形改变。

（三）实验室检查

对于新生儿多尿者应测尿比重，尿比重持续降低应考虑为尿崩症，尿比重高则应警惕糖尿病或肾性糖尿，可进一步监测血糖及尿糖。考虑甲状旁腺功能亢进症、原发性醛固酮增多症、肾小管酸中毒时应测血液及尿液中电解质的情况，并进行动态血气分析监测酸碱情况。

临床考虑肾功能不全者应常规进行尿常规检查，部分患儿可发现蛋白、管型或红白细胞计数增加。肾功能检查可能存在异常发现。

特殊的限水试验及垂体加压试验不适用于新生儿。

三、鉴别诊断

（一）肾小管酸中毒

基因缺陷导致晚期出现肾小管酸中毒（renal tubular acidosis）。因肾小管具有排酸、保碱功能，一旦出现肾小管酸中毒，尿pH$> 6.0 \sim 6.5$，血pH< 7.35，伴有血HCO_3^-浓度下降，同时出现高氯性酸中毒及低钾血症、低钙血症等。临床有烦躁不易安抚，奶量异常增加，多尿及生长发育障碍。Ⅱ型肾小管酸中毒常引起Fanconi综合征。

该病新生儿期较少发现，可有家族史，新生儿期主要表现为体重增长不良，呕吐，多饮多尿，脱水，酸中毒及电解质紊乱等，易出现低钾、高氯血症。

该病诊断标准：

1. Ⅰ型　成年人多见，新生儿少见。

2. Ⅱ型　男性新生儿多见，以明显的低钾为主要表现，可合并低钙、高氯性酸中毒。

3. Ⅲ型　兼具Ⅰ型和Ⅱ型的临床特点，尿可滴定酸及氨排出减少，在正常血浆 HCO_3^- 浓度下，尿 HCO_3^- 排量>15%的滤过量。

4. Ⅳ型　该型新生儿少见。

（二）Bartter综合征

Bartter综合征也称为异型继发性醛固醇增多症，以低钾性碱中毒，血肾素、醛固酮增高，肾小球旁器增生和肥大为特征。其多见于5岁以下小儿，属常染色体隐性遗传，临床表现为多饮、多尿、呕吐及生长发育障碍，可伴碱中毒（血pH>7.45）、低钾血症（<1.5～2.5mmol/L），同时有低氯，肾素、醛固酮增多，血压正常。

（三）尿崩症

尿崩症（diabetes insipidus）是小儿时期较常见的内分泌疾病，主要是ADH减少或缺乏，影响远端肾小管和集合管对水分的重吸收，导致大量稀释尿排除。分为原发性及继发性尿崩症。

本病特点：

1. 持续性哭闹、进食次数增多、多尿、多饮，尿量常大于300～450ml/（kg·d）。

2. 尿比重偏低，多数在1.000～1.004，限水时可升高，但新生儿无法实行。小便常规检查无其他异常。

3. 摄入不足时可出现发热、精神萎靡、体重下降，严重者甚至惊厥、昏迷，但尿量并不会因为摄入不足而减少。

4. 可引起生长发育障碍。

5. 血抗利尿激素偏低，常小于0.4mU/L。

（四）遗传性肾源性尿崩症

遗传性肾源性尿崩症（genetic nephrogenic diabetes insipidus）常于出生后即出现症状。由于先天性肾远端小管上皮细胞的缺陷，导致机体对ADH无应激反应，出现尿液呈低比重尿，异常烦渴、哭吵，反复脱水、发热、生长发育落后，临床表现与尿崩症类似。

（五）原发性醛固酮增多症

原发性醛固酮增多症（primary aldosteronism）是指由于肾上腺增生及肾上腺良性肿瘤等导致醛固酮分泌增多，作用于远端小管，产生明显潴钠排钾的作用，大量排钾而引起多尿，而血钠浓度偏高，则刺激下丘脑，引起多饮，进而导致多尿。

本病主要特点：

1. 烦躁哭吵，进食频次及量增加，尿量尤其夜尿增多较为明显。尿比重固定下降，呈碱性尿，可见蛋白尿。

2.血钾偏低，伴有低钾所致的新生儿肌张力降低、惊厥等。

3.高血压。

4.代谢性碱中毒及高钠血症。

5.螺内酯试验　口服螺内酯后新生儿血钾浓度升高，多尿症状得到缓解，代谢紊乱得到一定程度的纠正。其机制主要是利用螺内酯的醛固酮拮抗剂作用，抑制醛固酮对远端小管的作用，使尿中排钠增加，排钾减少。

（六）假性醛固酮减少症

假性醛固酮减少症（pseudohypoaldosteronism）常发生于出生后1～2周，其病因不明，可能因远端小管对醛固酮无反应，导致机体通过尿丢失大量钠及水。

本病主要特点：

1.体重下降，饮入减少，尿量偏多，伴有呕吐、脱水表现，严重者可致循环衰竭及昏迷。

2.肾上腺皮质功能及肾功能均正常。

3.尿中醛固酮排出增多，检测血中醛固酮增高。

（七）糖尿病

除典型多尿、多饮外，常有烦躁、频繁进食，尿比重高，尿糖阳性，监测空腹血糖增高。

（八）肾性糖尿

由于近端小管重吸收糖的功能障碍，异常排糖，引起尿量增多。

（九）急性肾小管坏死的多尿期

严重失血、严重缺氧窒息、感染、休克、溶血及肾毒性物质中毒史（庆大霉素、万古霉素、蛇毒、鱼胆、蜂毒等）可引起本病。常先有10～14天的少尿期，继而突然或者逐渐出现尿量增多，继发脱水、低钾血症的临床表现。尿呈低比重尿，可有蛋白、红细胞、肾衰竭管型，血中代谢性酸中毒及尿素氮增加等。

（十）嗜铬细胞瘤

嗜铬细胞产生血管活性的胺类，主要是存在于肾上腺髓质、交感神经节等处，临床常表现为严重的不易控制的高血压、大汗、消瘦、多饮多尿，血中肾上腺素及去甲肾上腺素异常升高，尿香草苦杏仁酸升高，腹部彩超及腹部CT常可发现嗜铬细胞瘤（pheochromocytoma）。

（十一）维生素D中毒

过量摄入维生素D引起维生素D中毒（vitamin D intoxication），表现为哭吵、频繁进食，尿量增多，血钙尿钙增加，后期可有骨硬化的X线表现。

（十二）药物引起多尿

新生儿期，由于利尿药、扩血管药物、抗胆碱药物等使用可引起多饮多尿，停用后症状缓解。

（十三）其他疾病

新生儿黄疸患儿在光疗时可因大量结合胆红素从尿中排出，而引起多尿。

四、治疗原则

（一）对症治疗

1.由于尿量排除异常增多，新生儿易导致脱水、电解质紊乱，故注意监测尿量，根据出入量情况实时补充，维持水和电解质平衡极为重要。

2.注意合理用药，避免肾损伤药物，注意观察药物毒副作用，避免过量用药，注意监测肾功能变化。

3.维持血糖稳定，避免反复高血糖。

4.在采取特殊治疗如光疗时，可适当补充液体，并尽早停用光疗。

（二）病因治疗

1.内分泌代谢障碍　原发性尿崩症，可试予垂体加压素深部肌内注射，也可用片剂或液体滴鼻。继发于肿瘤者，应手术摘除肿瘤。

2.肾小管功能障碍　如为肾小管先天缺陷所致，则无特殊病因治疗，主要是对症治疗，维持正常的电解质及酸碱平衡；由各种肾疾病或肾缺血、中毒所致者主要为去除病因，针对病因治疗；肾小管性酸中毒治疗：长期口服10%枸橼酸钠钾溶液，同时补钾和钙及大剂量维生素D；Bartter综合征可用螺内酯、泼尼松及吲哚美辛等口服治疗。

五、临床病案

患儿，女性，出生1个月15天，因早产后呼吸困难23分钟由产科转入新生儿科住院至今。出生史：其母G_1P_1，胎龄27周，出生体重980g，Apgar评分1分钟为5分。体格检查：早产儿貌，皮肤颜色暗沉，反应好，呼吸50次/分，心率145次/分，体重1650 g，心肺腹查体未见明显异常。患儿入院后经积极呼吸机辅助通气、抗感染、营养支持、精心肠内喂养后现呼吸困难缓解，仍需头罩吸氧，临床考虑支气管肺发育不良，给予氢氯噻嗪及螺内酯口服。2天前开始出现尿量增多，350～400ml/d。

（一）病案分析

1.病史特点　该患儿为超早产儿、超低出生体重儿，经积极治疗后目前存在脱氧困难，近期出现尿量偏多，较多时达400ml/d。

2.体格检查　早产儿貌，皮肤偏暗沉。

3.分析　该患儿从尿量评判，已达多尿的标准，临床要考虑多尿。因患儿存在支气管肺发育不良，近期在口服氢氯噻嗪及螺内酯，临床不能排除口服利尿药的影响。

（二）鉴别诊断要点

患儿突出的多尿表现可能是受药物影响，但该患儿为早产儿，目前已出生1个月余，且皮肤暗沉，临床需与尿崩症、原发性醛固酮增多症及Bartter综合征等相鉴别。

1.发病年龄　上述疾病均可在出生后1月余出现临床症状，但遗传性尿崩症通常出生后即可发病。

2.停利尿药　如为药物影响因素，停利尿药后多尿情况即可改善；而尿崩症、原发性醛固酮增多症等却无改善。

3.体格检查　药物所致多尿的新生儿本身生长发育无异常，反应好，不易出现电解质紊乱；而尿崩症患儿则易烦渴哭吵，且易出现脱水表现；原发性醛固酮增多症及Bartter综合征则易出现电解质紊乱的相关症状，部分患儿可能出现生殖器颜色深着色。

4.辅助检查　小便常规、血气分析、电解质、肾彩超等检查，必要时完善肾素及血管紧张素等检查助诊，部分患儿可行基因检查进一步明确。

（胡　勇　熊　涛）

第五节　两性畸形

一、病因及发病机制

两性畸形是男女个体的表现型性别与其染色体性别和性腺性别相矛盾的性别分化异常病，也包括少数病例的附属生殖管道分化异常而出现的某些内生殖器与性腺性别不一致的临床综合征的统称。对于性别，临床以前基于性腺组织结构的系统的Klebs分类法，将性别分为：①女性；②男性；③雌雄同体（有些男性、混合性或模糊性特征与卵巢有关和XX染色体）；④男性假两性体（一些女性，混合或模棱两可有睾丸和XY染色体的性特征）；⑤真正的两性人（存在一个卵-睾丸，或同时存在一个睾丸和一个卵巢）。但真/假两性畸形可能会认为这些术语是贬义的，为应对担忧，2006年芝加哥共识基于性别分化推荐新术语——性别分化障碍（disorders of sex differentiation，DSD）。DSD是罕见而复杂的。DSD患者的优化管理必须个性化，多学科，考虑所有方面，包括心理学。

（一）染色体数目异常的DSD

常见的有45,X（特纳综合征及其变体）；47,XXY（克兰费尔特综合征及其变体）；45,X/46,XY（混合性性腺发育不良，卵睾性DSD）；46,XX/46,XY（异源嵌合体，卵睾性DSD）。

（二）染色体数量正常的DSD

常见染色体数量正常的DSD如表8-2所示。

表8-2　染色体数量正常的DSD

经典分类	新分类
假两性/中性	性发育障碍DSD
男性假两性畸形	46,XY DSD
女性假两性畸形	46,XX DSD
真两性畸形	卵睾DSD
XX男性或XX性倒转	46,XX睾丸性DSD
XY性倒转	46,XY完全性腺发育不全

二、诊断

（一）病史

详细询问家族史，包括父母的详细情况，需要特别关注以下方面：多毛，性早熟，闭经，不孕，不明原因的婴儿猝死。此外，还需要询问母亲接触激素包括用于辅助生殖的外源激素、口服避孕药和妊娠期间接受激素暴露的情况。

（二）体格检查

特别注意外生殖器的检查，触诊腹股沟和阴囊或唇部褶皱，以确定是否存在可触及的性腺。阴茎的大小应该用宽度和伸展长度来表示。未退化的睾丸可能位于腹股沟。查体发现以下情况，临床应考虑两性畸形。

1. 明显的生殖器模糊（如泄殖腔外向）。

2. 明显阴蒂和后部增大的女性生殖器唇部融合 [如失盐型先天性肾上腺皮质增生症（CAH）]。

3. 明显的男性生殖器双侧未显影睾丸、尿道下裂或微凹。

4. 生殖器官外观与产前核型不一致。

（三）实验室检查

新生儿期怀疑假两性畸形者应行核型分析（区分染色体性别）；影像学检查（腹部超声评估性腺发育情况），血清测量（17-羟基孕酮、睾酮、促性腺激素、抗-米勒氏激素和血清电解质）。

电解质检测主要是排除有无CAH。现在国内已经普遍开展了滤纸血筛查新生儿CAH，然而，新生儿CAH筛查的假阴性结果风险很高。睾酮水平可以帮助确定DSD是否由于缺乏雄激素或是否有受体缺陷。

在某些情况下，需要一些性附加测试，如人绒毛膜促性腺激素和促肾上腺皮质激素刺激分别评估睾丸和肾上腺功能。

（四）两性畸形常见疾病

1.性染色体数目畸变引起的疾病

（1）先天性卵巢发育不全症：1938年美国的内分泌专家Henry Turner首次描述本病，故又称为特纳综合征。女婴发病率1/5000～1/3500。约98%的胚胎于胎儿期自然流产，故本病发病率低。患者表型为女性，身体矮小（多在140cm以下），乳间距宽，乳房不发育，原发性闭经，卵巢呈条索状，无卵泡生成而不育，外阴幼稚。后发际低，60%的患者有蹼颈。上睑下垂，内眦赘皮，鲤鱼样嘴，肘外翻，指（趾）甲发育不全。约1/2的患者伴心、肾畸形，如主动脉狭窄，马蹄肾等。患者指嵴纹总数增加，多数为t三叉点正常，少数为t三叉点高位。特纳综合征患者核型为45,X，也有患者核型为45,X/46,XX。嵌合型的体征不典型，只有体矮、条索状性腺和原发闭经等症状。本病的发生是双亲配子形成过程中，发生性染色体不分离所致，约75%的性染色体不分离发生在父方；嵌合型是由于受精卵在早期卵裂时发生性染色体丢失造成的。

（2）先天性睾丸发育不全症：1942年由Klinefelter首先描述了这一综合征，故又称克兰费尔特（Klinefelter）综合征。男性新生儿的发病率为1/750。国外白色人种中，身高180cm以上的男性发病率为1/260，精神病患者或刑事收容者中发病率为1/100，因不育而就诊的男性中发病率为1/20。

患者表型男性，儿童期一般无症状，少数患者智力低下。青春期开始后症状逐渐明显，体型高大而不匀称，四肢长，睾丸小且发育不全，不能产生精子而无生育能力。第二性征发育差，无胡须，体毛稀少，阴毛分布似女性，稀少或无，乳房发育，皮肤细嫩。部分患者智力低下，某些患者有精神异常。患者指嵴纹总数显著减少，指端弓形纹增多。患者核型多为47,XXY，约有1/3的患者核型为46,XY/47,XXY。如果患者为嵌合体，其一侧可具有正常睾丸而有生育能力。该病是由于患者双亲之一在生殖细胞形成过程中，出现性染色体不分离所致；或者受精卵在卵裂时出现性染色体不分离所致。随着亲代年龄的增长，生出本病患儿的概率也相应增加。

2.性染色体数目正常的假两性畸形

（1）男性假两性畸形主要的病因是常染色体异常导致雄激素不能产生或其作用不能发挥，或muller管不萎缩所致。根据病因和发病机制，本病可分为6类：①先天性睾酮合成缺陷；②5α-还原酶缺陷症；③不完全性对雄激素不敏感；④完全性对雄激素不敏感；⑤副中肾管的结构永存；⑥医源性男性假两性畸形。

（2）女性假两性畸形的致病原因是胚胎发育期雄激素产生过多，包括男性化型先天性肾上腺皮质增生，氧化还原酶缺乏症，芳香化酶缺乏症，糖皮质激素受体基因突变，分泌雄激素肿瘤和摄入外源性雄激素。

（3）CAH：为常染色体隐性遗传性疾病，典型的CAH发病率1/10 000～1/15 000，临床主要特点为肾上腺皮质功能不全、水盐代谢失调、性腺发育异常。由于体内类固醇激素合成过程中某种酶的先天性缺陷，导致肾上腺合成的皮质醇完全或部分受阻，经负反馈作用促使下丘脑-垂体分泌的促肾上腺激素释放激素-促肾上腺皮质激素增加，导致肾上腺皮质增生。临床表现如下所述。

1）21羟化酶缺乏症（21-OHD）：最常见，占CAH的90%。

A.单纯型，临床上无失盐症状。主要表现为雄激素增高的症状和体征。男孩：性早熟，出生时无症状，6月龄后逐渐体格生长加速和性早熟，4～5岁明显，阴茎增大，睾丸不增大，骨龄提前，智力正常。女孩：出生时即出现不同程度的男性化体征，阴蒂肥大、不同程度阴唇融合类似尿道下裂，子宫卵巢发育正常，骨龄提前。

B.失盐型：21-羟化酶完全缺乏。因醛固酮严重缺乏导致失盐的症状出现。出生后1～4周出现失盐症状，又由于伴有皮质醇合成障碍，出现不同程度的肾上腺皮质功能不足表现，呕吐、腹泻、脱水，严重代射性酸中毒，以及难以纠正的低血钠、高血钾，不及时诊治容易导致血容量下降，血压下降，休克，循环功能衰竭。

C.非典型型：21-羟化酶轻度缺乏。症状轻微，以性早熟多见。

2）11β羟化酶缺乏症：占CAH的5%～8%。11β羟化酶缺乏而导致11脱氧皮质酮增加，可使部分患儿出现高血钠、低血钾、碱中毒及高血容量，导致高血压；同时也出现高雄激素症状和体征，但出现较晚。

3）3β-羟类固醇脱氢酶缺乏症：罕见。醛固酮、皮质醇、睾质酮的合成均受阻。男孩出现假两性畸形，如阴茎发育差、尿道下裂。女孩出生时出现阴蒂肥大、轻度男性化现象。由于醛固酮分泌低下，在新生儿期即发生失盐、脱水症状，病情较重。

4）17羟化酶缺乏症：罕见。临床上发生低钾性碱中毒及高血压，女性青春期呈幼稚型征和原发性闭经，男性则为假两性畸形。

3.性染色体数目正常的真两性畸形

（1）46,XX真两性畸形：此型约占真两性畸形患者的50%以上。患者外表可为女性，也可为男性，外表为男性的患者在青春期后会逐渐地出现女性性征。患者体内同时具有男性和女性的性腺，一侧为卵巢、输卵管及发育良好的子宫，另一侧为睾丸或卵巢，但输精管发育不良。外生殖器为阴茎而无阴囊，伴有尿道下裂。

（2）46,XY真两性畸形：患者外表为男性，但第二性征似女性。体内一侧为睾丸，另一侧为卵巢，有发育不良的输精管、输卵管和子宫。外生殖器为阴茎，阴囊中空，尿道下裂，阴毛分布呈女性化。

（3）46,XX/46,XY真两性畸形：此种为嵌合型，根据不同核型的细胞所占比例的不同，患者外观可为男性或女性。体内一侧为睾丸，一侧为卵巢，输精管、输卵管均可发育良好。根据不同核型细胞的比例不同，患者外阴部可有不同的分化，若外阴为阴茎，则有尿道下裂，若外阴为阴道，则阴唇皮下有包块。

（4）46,XX/47,XXY真两性畸形：此类型一般以46,XX核型细胞占优势，患者一侧有发育较好的卵巢、输卵管和子宫，可有成熟的卵泡并排卵，另一侧为发育不好的小睾丸和输精管，没有精子产生。外阴多为阴茎伴尿道下裂，阴囊中空，阴毛呈女性分布，第二性征为女性。

（5）46,XY/45,XO真两性畸形：此种类型以46,XY核型细胞占优势，患者一侧为发育良好的睾丸和输精管，另一侧为发育不好的卵巢和输卵管。外生殖器多为阴茎，并伴尿道下裂及隐睾。若为女性外生殖器，则表现为阴道短浅，阴蒂肥大，阴唇下有包块。

三、鉴别诊断

（1）尿道下裂：隐睾合并尿道下裂患者存在DSD的风险，近端尿道下裂（如尿道开口于阴囊或会阴部）患者的隐睾发生率增加。因此除了常规的外观检查之外，需要盆腔超声评估内生殖器，如了解有无子宫，实施核型分析，确定染色体成分是否正常、有无Y染色体，并将婴儿的核型分入3个诊断类型之一来指导DSD的进一步评估，以及检测血清电解质来筛查失盐型CAH。

（2）单纯男性化型应与真性性早熟、真两性畸形、男性化肾上腺肿瘤相鉴别，单纯男性化型睾丸大小与实际年龄相称，17-羟孕酮明显升高，而真性性早熟睾丸明显增大，17-羟孕酮增高，但不超过成人期水平。男性化肾上腺肿瘤和单纯男性化型均有男性化表现，尿17-羟孕酮均升高，需做地塞米松抑制试验，男性化肾上腺肿瘤不被抑制，而单纯男性化型对较小剂量地塞米松即可显示明显抑制。

四、治疗

对病情不稳定患者，应积极对症治疗维持内环境稳定；如先天性肾上腺皮质增生患儿，一经诊断，立即治疗首选氢化可的松，失盐型和电解质紊乱者需补充盐皮质激素。药物剂量个体化。应激情况应加大肾上腺皮质激素药物剂量。女性患者和失盐型男女患者需终生治疗。

急性肾上腺皮质功能衰竭处理：纠正脱水；纠正低血钠；纠正严重高血钾；补充氢化可的松。

对内环境稳定的两性畸形的患者，手术治疗是可以择期进行的，手术的目的是使外生殖器与指定性别相适应，预防尿路梗阻或感染，保持生殖潜力。一般来说，生殖器的手术决定应该由父母来做决策，患者的管理应由小儿内分泌科医生，小儿外科/泌尿外科及精神科医生共同参与。

五、临床病案

患儿，女性，出生12天，因少吃、少动2天入院；患儿母亲G_1P_1，胎龄39周，出生体重2900g，Apgar评分1分钟、5分钟及10分钟均为10分；入院查体：足月儿貌，体温36.4℃，心率170次/分，呼吸60次/分，血压65/40mmHg，全身皮肤黝黑，反应差，上肢毛细血管再充盈时间大于3秒，前囟平软，颈阻阴性，双肺呼吸音粗，未闻及干湿啰音，心律齐，心音有力，腹软，肝脏肋下1cm，肠鸣音正常，四肢肌张力低，原始反射减弱，阴蒂增大、阴唇融合同时伴尿生殖窦形成。家族史：父母体健康，母妊娠期无毒物接触史。辅助检查：血常规示WBC $20.13×10^9$/L，N 69.2%，Hb 140 g/L，HCT 40.1%，PLT $503×10^9$/L，PCT 5.5ng/ml，血气分析示pH 6.939，PCO_2 14.1mmHg，PO_2 50mmHg，BE <-30mmol/L，HCO_3^- 2.8mmol/L，LAC 1.6mmol/L，Na^+ 112mmol/L，K^+ 7.0mmol/L，Cl^- 92mmol/L，心电图示窦性节律。

患儿入院后立即给予生理盐水扩容抗休克，补碱补液纠正酸中毒和高钾血症，患儿心率140次/分，呼吸50次/分，血压65/40mmHg，上肢毛细血管再充盈时间小于3秒，继续予以保暖、静脉补液等治疗，复查血气分析示pH 7.1，PCO_2 25mmHg，PO_2 55mmHg，BE＜−18mmol/L，HCO_3^- 12.8mmol/L，Na^+ 122mmol/L，K^+ 6.50mmol/L，病情稳定后血尿代谢串联质谱示多种氨基酸轻度升高，不能提示监测范围的遗传代谢病，查血17-羟孕酮429nmol/L（参考值＜30nmol/L），头颅MRI未见异常；腹部增强CT示双侧肾上腺增大，密度均匀。结合临床，该患儿诊断为CAH，予氢化可的松及高盐饮食，1周后复查血气、电解质正常，嘱出院后随访。患儿外送基因检测CYP21A2，检测到c.293-13C＞G突变，其父母均为杂合突变，进一步证实该诊断。

（陈 忠 熊 涛）

参 考 文 献

Greco D S, 2006. Pediatric endocrinology. Vet Clin North Am Small Anim Pract, 36（3）: 549-556.

Joseph C, Gattineni J, 2016. Proteinuria and hematuria in the neonate. Curr Opin Pediatr, 28（2）: 202-208.

Sarafoglou K, Banks K, Kyllo J, et al, 2012. Cases of congenital adrenal hyperplasia missed by newborn screening in Minnesota. JAMA, 307（22）: 2371-2374.

Sekaran P, O'Toole S, Flett M, et al, 2013. Increased occurrence of disorders of sex development, prematurity and intrauterine growth restriction in children with proximal hypospadias associated with undescended testes. J Urol, 189（5）: 1892-1896.

Yamacake K G, Nguyen H T, 2013. Current management of antenatal hydronephrosis. Pediatr Nephrol, 28（2）: 237-243.

第九章

营养代谢和内分泌系统疾病症状鉴别诊断

第一节 低 血 糖

新生儿低血糖（neonatal hypoglycemia）是指新生儿血糖水平低于正常新生儿的最低血糖水平。新生儿低血糖的界定值仍存在争议，但目前认为，对于任一胎龄、出生体重及日龄的新生儿，将血糖水平低于2.2mmol/L作为低血糖的诊断标准。而当血糖水平低于2.6mmol/L，即需要进行临床干预。

新生儿低血糖症的预后与低血糖持续的时间有关。严重的持续性低血糖可造成中枢神经系统不可逆的损伤，导致不同程度的神经系统后遗症，主要表现为认知障碍、癫痫反复发作、脑瘫和自主神经失调等，预后不良。在年龄小于6个月的重度复发性症状性低血糖患儿中，25%～50%的患儿存在永久性神经系统后遗症。这些后遗症的病理特征为脑白质髓鞘化减少和脑皮质萎缩，表现为脑沟扩大和脑回变薄。目前认为，血糖水平低于2.6mmol/L，或持续超过30分钟，无论有无症状，即可引起脑损伤。因此早期识别，及时纠正低血糖具有重要意义。对于高危儿，应早期、动态监测血糖，早期预防及处理低血糖，可最大程度地减少神经系统后遗症的发生。

一、病因

多发生于早产儿、小于胎龄儿、糖尿病母亲分娩婴儿、大于胎龄儿、出生时严重的宫内窒息/复苏、红细胞增多症、感染、喂养不足、低体温或体温不稳定、母亲药物治疗、代谢性疾病的家族史等。引起低血糖的原因可分为以下几类。

1. 糖原和脂肪储存不足　见于早产儿、小于胎龄儿、双胎之小者。

2. 葡萄糖消耗过多　出生时严重的宫内窒息/复苏、红细胞增多症、感染、喂养不足、低体温或体温不稳定。

3. 高胰岛素血症　暂时性高胰岛素血症，常见于糖尿病母亲的婴儿、巨大儿、Rh溶血病。

4. 内分泌和代谢性疾病　由于肿瘤等导致参与糖代谢调节的激素分泌异常，或由于某种酶的缺乏直接影响糖代谢，可引起持续性低血糖，如垂体发育不良、胰岛细胞瘤、甲状腺功能减低症、半乳糖血症、糖原贮积症、枫糖尿症、肉毒碱代谢缺陷、Beckwith综合征等。

二、发病机制

人类胎儿通过胎盘循环接受营养物质的持续供应。出生后，新生儿的新陈代谢必须适应快速的喂养周期。出生时激素的变化（血中胰岛素减少，胰高血糖素和儿茶酚胺增加）使新生儿能够成功地适应母亲通过胎盘供应营养的中断。这种平稳过渡过程中的干扰可能导致新生儿低血糖。大多数新生儿低血糖的发生是由于出生后代谢适应的正常过程的延迟，发生在高危儿中（暂时性低血糖），当低血糖严重异常或发生在其他低风险的婴儿时，应怀疑其潜在的代谢或激素因素。宫内生长迟缓（IUGR）围生期缺氧导致的肝糖原减少，脂肪和蛋白质储备减少，脂肪氧化减少，糖异生率降低，以及大脑重量相对增加导致对葡萄糖的需求量增加。糖尿病母亲的血糖控制不佳导致宫内慢性高血糖，过量的葡萄糖通过促进扩散作用通过胎盘，诱导胎儿胰岛素分泌增加，胰岛素刺激蛋白质、脂质和糖原的合成，并引起巨大儿，这是新生儿暂时性高胰岛素低血糖的发病机制。围生期对缺氧的应激反应导致糖原的强烈分解，提供葡萄糖底物，从而导致糖原储备的耗尽，或由于宫内窒息损伤胰岛 B 细胞导致胰岛素过度释放。败血症伴代谢率增高，对肝脏代谢有毒副作用，可导致新生儿低血糖。先天性心脏病引起新生儿肝糖原储备减少、营养不良和吸收不良也可导致低血糖。

三、辅助检查

血糖测定是确诊和早期发现本症的主要手段。出生后1小时内应监测血糖。出生后24小时内血糖水平＜2.2mmol/L（＜40 mg/dl），24小时后血糖水平＜2.2～2.8mmol/L（40～50mg/dL）。对于诊断不明确者根据需要查血型、血红蛋白、血钙、血镁、尿常规与酮体，必要时做脑脊液、胸部X线、心电图或超声心动图等检查。

四、诊断

（一）病史

低血糖多见于早产儿、低出生体重儿、小于胎龄儿、母亲糖尿病史、大于胎龄儿或巨大儿、有重度宫内窒息史或出生后抢救史、红细胞增多症、感染、喂养不足、低体温或体温不稳定、有母亲用药史或代谢性疾病的家族史。

（二）临床表现

低血糖通常无症状，只有1‰～3‰的新生儿可出现症状性低血糖，且发病率随着危险因素的增加而增加。症状和体征通常是非特异性的，发生在出生后数小时至一周内。患儿以精神反应差、烦躁或嗜睡、震颤、眼球旋转异常、抽搐、呼吸暂停、阵发性发绀、拒食等为主要表现。患儿可有出汗、脸色苍白、体温过低、心搏骤停和衰竭表现。查体可有反应差、易激惹、面色发绀或苍白、呼吸暂停、肌张力下降等，可合并巨大儿、脐膨出及其他畸形。新生儿低血糖大致可分为四种类型，主要根据低血糖的持续时间而定（表9-1）。

表9-1 低血糖的类型

低血糖的类型	发生	持续	低血糖的程度	对葡萄糖的反应	监测时间
早期过渡型低血糖	<6～12h	12～24h	轻度	好	24～48h
继发型低血糖	12～24h	24～48h	轻度	好	24～48h
经典型或暂时性低血糖	24～48h	48～72h或更长	中至重度（约80%有症状）	较高糖速	48～72h
严重反复发作型低血糖	不定	>7d	重度	糖速>10～12mg/（kg·min）	可能需数天至数周

（三）辅助检查

1. 出生后24小时内血糖＜2.2mmol/L（＜40mg/dl），24小时后血糖＜2.2～2.8 mmol/L。

2. 持续或反复发作的低血糖，需进一步进行血胰岛素、C-肽试验、酮体、生长激素、皮质醇、胰高血糖素、ACTH、血和尿氨基酸、尿有机酸、尿酮体等的检测以明确病因。

3. 低血糖者可有呼吸暂停、低氧血症、发绀、代谢性酸中毒、心肌酶谱异常等表现。因此，还需监测经皮血氧饱和度（$TcSO_2$）、心肌损伤标志物、肝肾功能、血气分析，及时处理。

五、鉴别诊断

新生儿低血糖患儿多数为无症状的低血糖症，严重者可表现惊厥发作，包括微小型及局灶型，需与以下疾病进行鉴别诊断。

（一）电解质紊乱

严重的低钙血症、低镁血症、低钠血症或高钠血症均可引起惊厥发作，并且有因可循，监测电解质水平可明确诊断，纠正相应的电解质紊乱后，惊厥可停止。

（二）新生儿缺氧缺血性脑病

新生儿有明确的宫内窘迫史，伴严重的宫内窘迫表现，或出生时重度窒息史，出生后不久出现意识、肌张力改变，原始反射异常，抽搐和其他神经系统表现，持续时间可超过24小时，伴有脑电图的改变，结合影像学表现可鉴别。

（三）新生儿化脓性脑膜炎

有胎膜早破、产程延长等不良出生史，出生后出现原因不明的体温波动，伴反应及面色差，或嗜睡、激惹、尖叫、凝视，以及前囟紧张、饱满等神经系统受累表现，进一步行血培养、脑脊液检查可协助诊断。

六、治疗

及早识别并预防引起新生儿低血糖的高危因素；出生后注意保暖，在出生后3～4小时内及出现低血糖临床表现（神经过敏、惊厥）后进行经口喂养。对可能发生低血糖者，可从出生后1小时即开始喂奶，可喂母乳或婴儿配方奶，24小时内每2小时喂1次。

（一）静脉补充葡萄糖

建议血糖水平持续低于2mmol/L，或低于1.5mmol/L，或不能耐受肠内营养，或拒绝用配方奶喂养的新生儿进行静脉注射治疗。用2ml/kg的10%葡萄糖溶液缓慢静脉注射（1ml/min），并使静脉输注的速度为6～8mg/（kg·min），并且每小时测血糖一次，直至血糖水平≥2.6 mmol/L，之后每4～6小时测一次。如果血糖水平仍低于2.6mmol/L，则可以通过中心静脉或脐静脉通道，逐渐增加葡萄糖溶液的浓度，如10%→12%→14%→16%→18%；或逐渐增加葡萄糖溶液的输注速度，如60→80→100→120ml/（kg·d）。在静脉补充葡萄糖后30分钟测血糖，并根据血糖水平调整葡萄糖溶液的浓度和输注速度。

（二）药物干预

如果葡萄糖输注速度超过10mg/（kg·min），可考虑开始进行药物干预治疗。

1.胰高血糖素　有两种给药方法：①大剂量（200μg/kg）静脉注射或肌内注射，最大剂量为1mg；②以10～20μg/（kg·h）的速度静脉输注（相当于1mg/kg的胰高血糖素溶于50ml 5%浓度的葡萄糖溶液中，以0.5ml/h的速度输注），速度最高为50μg/（kg·h）。

2.氢化可的松　每次1～2mg/kg，每6小时一次，静脉注射或口服。静脉注射治疗后24～48小时可用，限用1～2天，之后缓慢减量。注意监测血压及血糖。

3.二氮嗪　为苯并噻嗪衍生物，能有效且稳定地开放B细胞K_{ATP}通道抑制胰岛素分泌，维持血糖浓度，用于治疗持续性高胰岛素血症导致的低血糖症。起始剂量为每次5mg/kg，每日2次，静脉注射或口服。尽量避免静脉注射，可引起组织坏死。根据治疗反应调整剂量，通常维持剂量为每次1.5～3mg/kg，每日2～3次；最大剂量为每次7mg/kg，每日3次。常见的副作用为水钠潴留，注意限制液量和监测血压。如果需长期使用，注意监测血常规，并定期评估生长及骨骼发育情况。同时予口服呋塞米，每次1～2mg/kg，每日2次。

4.奥曲肽　是一种生长抑素类似物，能激活B细胞中的钾离子通道，从而抑制胰岛素的释放。起始剂量为每次2～5μg/kg，每6～8小时皮下注射一次。根据治疗反应调整剂量，极少数情况最大剂量为每次7μg/kg，每4小时一次。静脉输注葡萄糖及二氮嗪的药物治疗对高胰岛素血症所致的持续性低血糖无效。在开始治疗和调整剂量时需密切监测血糖，避免突然停药引起坏死性小肠结肠炎。

七、预后

预后与低血糖的持续时间有关。严重持续性低血糖可对中枢神经系统造成不可逆的损伤，甚至引起神经系统后遗症，主要表现为认知障碍、复发性癫痫发作、脑瘫和自主神经功能紊乱等，预后不良。在年龄小于6个月的重度复发性症状性低血糖患儿中，25%～50%的患儿存在永久性神经系统后遗症。这些后遗症的病理特征为脑白质髓鞘化减少和脑皮质萎缩，表现为脑沟扩大和脑回变薄。目前认为，血糖水平低于2.6mmol/L，或当持续时间超过30分钟时，即可引起脑损伤。因此，及早识别和干预低血糖对改善患儿的预后十分重要。特别对于高危儿，早期监测血糖，早期预防及干预低血糖，可以显著减少神经系统后遗症的发生。

八、临床病案

患儿，女性，其母$G_3P_2^{+1}$，胎龄39^{+1}周，因母瘢痕子宫，巨大儿经剖宫产娩出，出生体重4180g，脐带绕颈1周。母妊娠期合并瘢痕子宫、妊娠期糖尿病。患儿出生时口服10%糖水15ml，半小时后复测血糖浓度2.0mmol/L，予35ml配方奶经口喂养，半小时后复测血糖浓度3.0mmol/L。患儿姐姐现7岁，既往因巨大儿剖宫产娩出，出生体重4050g。体格检查：成熟儿貌，反应可，皮肤红润，左侧肩部、胸部、双下肢皮肤可见散在瘀斑和瘀点，右侧眼睑可见一大小约5mm×2mm红斑。前囟平软，双侧瞳孔等大等圆，瞳孔对光反射灵敏。竖颈可，四肢肌张力正常，原始反射引出。心肺腹查体未见明显异常。辅助检查：空腹血糖浓度2.1mmol/L。头颅MRI未见异常。

（一）病案分析

1.病史特点　该患儿系足月儿，出生体重大于4000g，患儿母亲有妊娠期糖尿病史，患儿出生时先后予糖水、配方奶喂养后血糖低于2.2mmol/L。

2.体格检查　成熟儿貌，左侧肩部、胸部、双下肢皮肤可见散在瘀斑和瘀点，右侧眼睑可见一大小约5mm×2mm红斑，心肺腹部及神经系统查体无阳性体征。

3.分析　患儿出生后早期先后予糖水、配方奶喂养后，全血血糖浓度低于2.2mmol/L，初步考虑新生儿低血糖。

（二）鉴别诊断要点

患儿血糖浓度低于2.2mmol/L，在考虑病因时需区分是糖原和脂肪储备不足、糖消耗过多、高胰岛素血症或内分泌及代谢性疾病。该患儿出生体重超过4000g，符合巨大儿的诊断，结合孕母有妊娠期糖尿病病史，患儿反复低血糖的病因考虑为高胰岛素血症可能性大。可进一步测定患儿空腹血清胰岛素及C肽水平以协助诊断。

（何　琪　张　莉）

第二节　高　血　糖

新生儿高血糖（neonatal hyperglycemia）的定义目前尚不统一，多数情况以血糖值超过7.0mmol/L作为诊断标准。由于新生儿的糖代谢能力不足，易发生糖代谢紊乱，极低出生体重儿的高血糖发生率可达45%～80%。

一、病因

（一）医源性高血糖

医源性高血糖是指静脉输注的葡萄糖溶液浓度过高、速度过快，超过了新生儿的耐受能力。

（二）应激性高血糖

应激性高血糖常在进行手术、发生呼吸窘迫综合征或败血症时出现。

（三）药物性高血糖

当孕妇或新生儿应用儿茶酚胺、糖皮质激素等治疗时可出现药物性高血糖。

（四）真性糖尿病

真性糖尿病即先天性糖尿病，新生儿少见。

二、发病机制

由于血糖调节功能不成熟，新生儿对糖的耐受性较差。同时，新生儿的胰岛B细胞功能尚不成熟，胰岛素分泌不足，靶器官对胰岛素不敏感，葡萄糖清除率低，因此，葡萄糖输注过多、速度过快，导致血糖进行性升高，引起医源性高血糖。此外，静脉注射大剂量脂质，可竞争性地抑制糖碳氧化作用，促进糖异生，并在肝脏中产生脂肪酸氧化产物，激活糖异生途径中的关键酶步骤，导致血糖升高。早产儿长期摄入的营养物质偏重于糖类和脂质，而非蛋白质，可导致脂肪堆积，葡萄糖代谢不足，引起高血糖。在间歇或持续缺氧等应激情况下，儿茶酚胺的分泌增加，可抑制胰岛素的分泌，同时靶器官对胰岛素的敏感性降低，胰高血糖素、皮质醇、生长激素的分泌增加，使糖异生增加，葡萄糖清除率下降，导致应激性高血糖。药物诱导的高血糖的机制类似于应激引起的高血糖，与儿茶酚胺对胰岛素分泌的抑制作用有关。

三、临床表现

新生儿高血糖患儿症状通常无特异性。当血糖超过6.7mmol/L时，可发生尿糖和渗透性利尿。医源性高血糖者可出现暂时性的轻度尿糖，可持续数周至数月，伴或不伴尿酮体阳性。严重高血糖者可有烦躁不安、烦渴、多尿等高渗血症和高渗性脱水表现，此时可合并眼闭合不严、呈惊恐状的特征性面貌。由于新生儿颅内血管发育不良，当发生严重高渗血症时，可发生颅内出血。

四、辅助检查

全血血糖浓度＞7.0mmol/L；尿糖呈阳性，尿酮体为弱阳性或阴性。严重高血糖者，影像学检查可提示颅内出血。

五、诊断

诊断主要依据血糖及尿糖检测。

（一）病史

患儿有发生高血糖的诱因或危险因素。

（二）临床表现

轻者可无症状，重者有多饮、多尿、脱水面容、眼闭不全等表现，伴原发病的体征。在合并惊厥、呼吸暂停等表现时，需警惕颅内出血。

（三）辅助检查

全血血糖浓度＞7.0mmol/L，尿糖阳性。重者可有颅内出血的影像学表现。

六、鉴别诊断

需对尿糖阳性的疾病进行鉴别。

（一）新生儿暂时性糖尿病（假性糖尿病）

发病机制尚不清楚，可能与胰岛B细胞功能暂时性低下有关。约1/3的患儿，尤其是小于胎龄儿，常有糖尿病家族史，通常于出生后6周内发病，病程短，以脱水、体重减轻和尿糖阳性为主要表现，血糖浓度可超过14mmol/L，伴或不伴尿酮体弱阳性，可合并酸中毒、胰岛素水平下降。

（二）新生儿先天性糖尿病（真性糖尿病）

新生儿少见，主要的临床表现为脱水、消瘦和尿糖阳性，但治疗后症状不能完全缓解。

（三）其他尿糖阳性的疾病

Fanconi综合征、肾性糖尿、肾小管疾病等，多数不伴有血糖升高。

七、治疗

（1）纠正病因，预防医源性高血糖。宜用5%葡萄糖溶液稀释药物，注意监测血糖，根据血糖水平及时调整输液速度和葡萄糖溶液的量。对于高危儿，需严格控制糖速，不应超过5～6mg/（kg·min），早产儿不超过4～5mg/（kg·min），近足月儿或足月儿可为3～4mg/（kg·min）。当发生高血糖，特别当糖速超过8～10mg/（kg·min），可暂停或减少葡萄糖的输注，并限制输液速度，同时注意监测血糖和尿糖。

应逐渐增加肠外营养中的葡萄糖量，并同时适当添加脂肪乳剂和氨基酸溶液，以减少葡萄糖用量。适当增加氨基酸的浓度和输注速度，可促进胰岛素的分泌，降低血糖。减少静脉输注脂质的量和速度，限制糖异生，可减少高血糖的发生。在增加蛋白质的能量摄入的同时，限制总能量的摄入（主要包括糖类和脂质），有利于预防高血糖。

（2）早期进行肠道内营养和适当增加喂养量，有助于促进血糖水平的恢复，可促进小肠分泌肠促胰素，增加胰岛素的分泌，从而降低血糖。

（3）纠正机体的缺氧、缺血和酸中毒，可减少应激引起的高血糖。当发生伴有明显脱水症状的严重高血糖时，应及时纠正电解质紊乱，以助于降低血糖。

（4）胰岛素治疗。当葡萄糖溶液浓度已降至5%，糖速调至4mg/（kg·min）时，血糖浓度仍超过14mmol/L，尿糖阳性或持续高血糖时，则可开始胰岛素治疗。

具体用法如下：

1）胰岛素间歇输注：每4～6小时0.05～0.1U/kg，必要时予输液泵输入（15min）。

2）胰岛素持续滴注：以0.05U/（kg·h）为起始剂量，输注速度为0.01～0.02U/（kg·h），根据血糖水平（每30分钟）调整胰岛素的滴注速度；如果发生低血糖，应立即停止胰岛素输注，并予10%葡萄糖溶液2ml/kg静脉注射一次；若血糖仍超过10mmol/L，可增加输注速度0.01U/（kg·h）。

胰岛素输注期间，注意监测血钾浓度（每6小时）、行血气分析，及时纠正酮症酸中毒。

八、预后

发生高血糖，可使新生儿的死亡率增加，加重早产儿的视网膜病变、脑白质损伤，增加败血症的发生风险。持续的高血糖可破坏新生儿肠道的屏障功能，有利于肠道感染的播散，这可能是坏死性小肠结肠炎早期发病的原因之一。新生儿高血糖显著增加Ⅲ级和Ⅳ级脑室内出血的风险。高血糖还可使神经元密度和突触形成减少，导致神经系统的不良后果，儿童期的神经行为问题的发生率较高。

九、临床病案

患儿，女性，其母G_2P_2，胎龄40^{+5}周，顺产娩出，出生体重3190g，1分钟Apgar评分9分，脐带绕颈1周，胎膜早破3小时余，出生后未开奶。孕母产前无激素使用史。体格检查：成熟儿貌，反应欠佳，皮肤红润、弹性可，全身皮肤未见破损，脐周无红肿，局部皮温不高。前囟平软，双侧瞳孔等大等圆，瞳孔对光反射灵敏。竖颈可，四肢肌张力增高，原始反射减弱。心肺腹查体未见明显异常。辅助检查：入室床旁血糖浓度7.2mmol/L，全血血糖浓度9.32mmol/L。头颅B超、MRI均未见异常。

（一）病案分析

1. 病史特点　该患儿为足月儿，Apgar评分1分钟为9分，脐带绕颈1周，胎膜早破3^+小时。

2. 体格检查　成熟儿貌，反应欠佳，皮肤红润、弹性可，全身皮肤未见破损，脐周无红肿。前囟平软，竖颈可，四肢肌张力增高，原始反射减弱。心肺腹部查体无阳性体征。

3. 辅助检查　患儿床旁血糖和全血血糖浓度均超过7mmol/L，初步考虑新生儿高血糖。

（二）鉴别诊断要点

患儿全血血糖超过7mmol/L，考虑病因时需区别医源性、应激性或药物性高血糖。该患儿出生后未开奶，未静脉输注葡萄糖溶液，局部无感染表现，结合孕母产前无激素使用史，故基本排除医源性及药物性因素。患儿出生时有脐带绕颈、胎膜早破史，故病因考虑为应激性高血糖可能性大。患儿反应欠佳，四肢肌张力增高，原始反射减弱，需警惕高血糖所致颅内出血引起颅内压增高，但患儿前囟平软，皮肤弹性可，无脱水表现，结合影像学检查未提示颅内出血，故可排除。

第三节　电解质紊乱

新生儿的电解质平衡主要受神经内分泌和肾的调节。血清钠的维持与每日摄入的水和钠有关，也与血管升压素，醛固酮，利尿激素（心房利钠肽）和交感神经系统的调节有关。体内钾的分布和含量则受细胞膜和肾内钠钾泵的调节。由甲状旁腺分泌的甲状旁腺激素（PTH）和由甲状腺C细胞分泌的降钙素，同维生素D［$1,25\text{-}(OH)_2D_3$］一起参与调节体内钙、磷、镁的平衡。

新生儿肾功能不成熟，肾小球滤过率低，不能耐受过多的水和电解质负荷，因此，当新生儿摄入过量水时容易发生水肿，以及低钠血症。早产儿的肾功能比足月儿更差。新生儿肾排钠能力低，当钠负荷增加时，易发生钠潴留。新生儿肾的磷排泄能力也较差，而牛奶中的磷水平高于母乳，因此牛乳喂养的新生儿容易出现高血磷和低钙血症。此外，新生儿刚出生时PTH较低，数天后逐渐升高，而出生时降钙素水平却较高，因此新生儿早期易发生低钙血症。由于新生儿的这些生理特征，使他们调节水和电解质平衡的能力较差，就更容易发生电解质紊乱。

一、钠代谢紊乱

钠是人体细胞外液中主要的电解质成分，与体液渗透压密切相关。临床上，根据血钠水平的差异，脱水分为等渗、低渗和高渗性脱水。

（一）低钠血症

1.诊断　低钠血症是指由于各种原因导致的钠缺乏，或者水潴留使血清钠浓度低于130 mmol/L时出现的一系列临床综合征。

2.病因及鉴别诊断

（1）钠摄入不足、损失过多，仅加入水或低盐溶液，导致缺钠性低钠血症。

1）孕母因素：孕妇长期低盐饮食，同时伴有妊娠高血压综合征，或者在分娩前使用了利尿药，利尿药通过胎盘后引起胎儿利尿，使体内钠的总量减少。

2）摄入不足：早产儿，特别是体重极低的婴儿，尿钠丢失多，生长快，每天对钠的需要更多。如果母亲奶量少，低钠血症通常在出生后2～6周发生。

3）丢失过多：包括腹泻、肠瘘、手术引流、肠梗阻等；利尿药、急性肾衰竭（多尿）、肾病综合征（利尿期）等泌尿道丢失；皮肤丢失，如烧伤。

4）其他：如肾上腺发育不全、肾上腺出血、先天性肾上腺皮质增生等各种原因引起的肾上腺皮质激素缺乏。

（2）水摄入过多或者排泄障碍：由过量饮水或者排泄障碍引起的稀释性低钠血症。

1）水摄入过多：在分娩期间使用缩宫素，母体和胎儿细胞外液由于其抗利尿作用而扩张。若孕妇输注较多无盐或低盐溶液，新生儿出生后可能会出现稀释性低钠血症。此外，新生儿口服或静脉输注较多无盐或低盐溶液也可能发生低钠血症。

2）肾排水障碍：由各种原因引起的肾疾病，如先天性肾炎或肾病，急性肾衰竭。窒息、缺氧、感染、颅内出血、缺氧缺血性脑病、肺炎等导致抗利尿激素分泌异常。

3）体内钠重新分布：当细胞内钾浓度降低时，钠进入细胞内液，从而降低血钠。

4）假性高血钠症，如高血糖症，高脂血症和高蛋白血症。

3.发病机制　血清钠主要影响细胞外液渗透压。当急性低钠血症时，水从细胞外进入细胞，细胞外液的渗透压降低，细胞内液渗透压增加，导致细胞，特别是脑细胞膨胀，产生一系列神经系统症状，如意识改变和抽搐。然后，细胞内的Na^+、K^+、Cl^-通过与细胞内蛋白结合等方式降低了细胞的渗透压，细胞内的水分被移除，脑水肿缓解，症状也逐渐缓解。临床症状的严重程度与血浆渗透压降低的速度和程度相关。肌肉和其他组织细胞无此适应现象。

4.临床表现　对于因缺钠引起的低钠血症，其临床表现主要为低渗性脱水，包括眼窝凹陷，皮肤弹性差，尿量减少或无尿，心率增加，血压降低，甚至出现休克。严重低钠血症患者可出现脑水肿，伴有呼吸暂停，意识改变或抽搐等神经系统症状。对于稀释性低钠血症，因细胞外液增加，血液稀释，水肿进一步加重，但对于抗利尿激素分泌不当综合征（SIADH），其主要表现是脑水肿引起的神经系统症状，而无明显水肿。

5.治疗原则

（1）积极治疗原发病，去除病因。肾上腺功能不全患者应给予皮质醇和盐皮质激素，醛固酮合成不足的患者应补充盐皮质激素。

（2）纠正低钠血症，恢复血钠水平。对于严重的低钠血症，要使血钠恢复至120mmol/L以上，注意不能在短时间内迅速恢复正常。对于钠缺乏的低钠血症予以补钠。计算出总量，所需钠量（mmol/L）＝（140－患者血清钠浓度）mmol/L×0.7×体重（kg）*。先补一半，在后面的24～48小时内酌情补足。对于需要紧急治疗的急性低钠血症，静脉输注3%NaCl，将血清钠恢复至125mmol/L以上。对于稀释性低钠血症，主要是去除体内多余的水分，限制饮水量并适当限制钠摄入量。对于具有水和钠潴留的低钠血症，可以适当地使用袢利尿药如呋塞米来加速水和钠的排出。对于明显的症状性低钠血症，同样可以予以3%NaCl使血清钠水平增加至125mmol/L，使用利尿药，并且如果必要时进行腹膜透析。注意，在治疗过程中，应密切监测液量、体重、血电解质、血气分析结果、血细胞比容、血浆和尿液渗透压，尿钠含量等。随时调整治疗。

（二）高钠血症

1.诊断　高钠血症是指由于缺水或者钠过多导致血清钠浓度高于150mmol/L时出现的一系列临床综合征，常伴有高渗综合征。

2.病因及鉴别诊断

（1）水缺乏

1）单纯水缺乏：如水分摄入不足，或者不显性失水增加。新生儿，特别是早产儿，体表面积大，不显性失水多。此外，发热、辐射台、光疗和呼吸增加都会增加水的损失。

2）水和钠均丢失，但失水的比例大于失钠：它主要包括肾丢失和肾外损失。肾丢失如尿崩症、肾性尿崩症、急性肾衰竭（多尿）、高钙血症、低钾血症、过量浓缩乳汁引起的渗透性利尿、肠外营养。肾外丢失如腹泻、烧伤等。

（2）钠过多

1）钠摄入过多：如纠正酸中毒，过量使用碳酸氢钠。腹泻脱水时口服盐溶液制备不当，浓度太高。

2）钠排泄障碍：主要是肾排泄钠紊乱，如醛固酮增多症，肾衰竭等。

3.发病机制　在高钠血症时，因细胞外液渗透压升高，细胞内液渗透压降低，水从内向外移动。细胞外液容积增加，脱水症状可在一定程度上得到补偿。但是细胞却因失水而皱缩，由于脑细胞脱水，产生如烦躁、震颤、嗜睡、昏睡、昏迷和惊厥等一系列神经症状，特别是在细胞外液渗透压快速增加时。此外，脑细胞缩小，脑间质液及脑脊液

---

* 0.7×体重（kg）＝体液总量。

减少，脑皱缩，小静脉和毛细血管充盈扩张，甚至破裂；桥静脉也可能被撕裂，发生脑出血。如果高钠血症发生缓慢或持续一段时间，细胞可逐渐适应于高渗状态，可无明显的临床表现。

4.临床表现　高钠血症时，脱水症状相对较轻，临床上可有皮肤黏膜干燥。外周循环障碍也较轻微，但严重脱水也可发生休克。钠潴留高钠血症因细胞外液扩张可出现皮肤水肿和肺水肿。此外，急性高钠血症在早期可出现意识改变等神经系统症状。严重的患儿可能发生颅内出血、血栓形成等。

5.治疗原则

（1）积极治疗原发病，去除病因。

（2）恢复血清钠水平至正常。对于水缺乏者，主要是增加水量，使血清钠和体液渗透压恢复正常。计算所需水量，所需水量（L）=［（患者血清钠−140）mmol/L×0.7×体重（kg）］*÷140 mmol/L。先补一半，然后根据治疗反应决定是否继续补充。注意补充速度不宜过快。对于混合性高钠血症，在补充水以纠正高钠血症的同时，注意纠正脱水，补充正常和异常损失的液体量。对于钠潴留所致高钠血症，主要是移除过多的钠，暂时禁盐，必要时可用袢利尿药如呋塞米，加速排钠，同时增加水的摄入量。腹膜透析可以在肾功能不全的患者中进行。

二、钾代谢紊乱

钾是细胞中的主要阳离子，它的主要作用有调节酸碱平衡，维持神经肌肉兴奋性和心脏自律性，调节细胞内液的渗透压和容量。

（一）低钾血症

1.诊断　低钾血症是指血清钾浓度低于3.5mmol/L时出现的临床综合征。

2.病因及鉴别诊断

（1）钾摄入不足：如长期无法进食或进食量极少，喂养不当等。

（2）钾丢失过多：消化道钾丢失过多，如呕吐、腹泻、手术引流和肠瘘；肾钾丢失过多，如利尿药、巴特综合征、肾小管酸中毒、碱中毒、低镁血症、高钙血症；其他钾丢失过多，如烧伤、腹膜透析治疗不当。

（3）分布异常：是指钾在细胞内外分布异常，如碱中毒、胰岛素增多时导致钾过多的移入细胞内。

3.发病机制　低钾主要影响神经肌肉的兴奋性。当细胞外液的钾降低时，细胞内外钾离子浓度比增加，细胞静息电位的负值增加，细胞膜超极化。细胞兴奋性降低，导致骨骼肌和平滑肌无力，甚至弛缓性瘫痪和肠麻痹。症状的严重程度与失钾的速度有关，急性失钾时更易出现症状；在慢性失钾的情况下，通过化学梯度钾从细胞内移动到细胞外，此时，细胞内外的钾浓度均降低，其钾离子浓度比仅略微增加或正常，神经肌肉兴奋性可略微降低或正常。低钾血症对心肌的影响主要是电生理学和收缩力的变化。在低

　＊　为过剩钠量（mmol）。

钾血症的情况下，心肌的兴奋性增加，超常期延长，并且快速反应性自律组织的自动去极化速度加快，异位起搏点的自律性增高，容易发生异位起搏。但低钾对慢反应自律组织的自律性影响较小，使其传导减慢和有效不应期缩短，可发生兴奋折返，引起心房颤动或心室颤动。同时，传导性降低可导致传导阻滞。

4.临床表现　低钾血症主要临床表现为神经肌肉、心脏、肾和消化道症状。对于呼吸肌，神经肌肉兴奋性降低，表现为精神萎靡，反应低，呼吸变浅。对于平滑肌，表现为腹胀，便秘和肠鸣音减弱，并且在严重情况下可能发生肠麻痹。躯干和四肢肌无力，常从下肢开始，逐渐上升，肌腱反射减弱或消失，严重可发生弛缓性麻痹。心脏的主要特征是心率增快，心律失常频繁，心脏收缩乏力，心音低，血压可降低。心电图显示T波变宽，低水平或倒置，U波出现，Q-T延长，S-T下降。心律失常包括房性或室性期前收缩，室上性或室性心动过速，心室扑动或心室颤动，可引起猝死，也可引起心动过缓和房室传导阻滞。此外，低钾血症对肾脏的影响主要是慢性缺钾可引起肾小管上皮细胞变性，对利尿激素反应低，浓缩功能降低，尿量增加。低钾还影响内分泌代谢，低钾时胰岛素分泌受到抑制，糖原合成受损，葡萄糖耐量降低，容易发生高血糖，蛋白质合成障碍可出现负氮平衡。

5.治疗原则

（1）治疗原发病，去除病因，防止钾的丢失。

（2）纠正低钾血症，根据不同病因进行治疗。对于单纯性碱中毒引起的钾的异常分布，主要是纠正碱中毒。对于因摄入不足或丢失过多所致缺钾则需补钾。根据缺钾程度，选择口服或静脉补钾，每天3mmol/kg，加上生理钾需要量，一般为4～5mmol/kg。静脉补钾的浓度一般不超过0.3%，滴速减慢［滴速小于＜5ml/（kg·h）］。同时需监测血钾及心电图等，随时调整。对于严重脱水无尿的患儿，必须先扩容以改善循环和肾功能，见尿补钾。

（二）高钾血症

1.诊断　高钾血症是指新生儿在出生后3～7天血清钾浓度大于5.5mmol/L时出现的一系列临床综合征。

2.病因及鉴别诊断

（1）钾摄入过多：短时间内给予大量含钾液体，而同时存在肾功能障碍导致钾的排出障碍。

（2）钾排泄障碍：主要由肾脏引起，包括肾衰竭；血容量减少；肾上腺皮质功能不全；先天性肾上腺皮质增生症；保钾利尿药的长期使用等。

（3）钾释放过多：如大量溶血、缺氧、酸中毒、休克、严重组织损伤、洋地黄中毒、胰岛素缺乏、肌肉松弛药的应用等。

（4）极低出生体重儿在出生后数天特别是48小时内易出现血清钾增高，主要是因为肾小球滤过率低，钠钾ATP酶活性低，细胞内液中的钾转移到细胞外液中。

3.发病机制　当发生高钾血症时，细胞内外的钾浓度比变小，静息电位的负值减小，与阈值电位的差减小，兴奋性增加。然而，当血钾大量增加时，由于静息电位太小，钾流入的电梯度不足，兴奋性反而降低。当静息电位下降到等于或低于阈值电位时，兴奋性消失。因此，低钾和高钾均可引起骨骼肌和平滑肌的无力或瘫痪。对于心肌细胞，高钾时有效不应期缩短，传导缓慢，可发生单向传导阻滞，易形成兴奋折返，引起室性心动过速、心室扑动或心室颤动。

4.临床表现　主要临床表现是神经肌肉和心脏症状。神经肌肉兴奋性降低，表现为精神萎靡，嗜睡，但由脑神经支配的肌肉和呼吸肌通常不受影响。躯干和四肢肌肉无力，通常从下肢上升，肌腱反射减弱或消失。高钾血症还可引起乙酰胆碱释放，引起恶心、呕吐和腹痛。心脏收缩力降低，心音减弱，早期血压升高，晚期降低。心电图显示T波高尖、P波消失或QRS波增宽，可发生心律失常，如室性心动过速、心室扑动或心室颤动，甚至出现阿－斯综合征，可致猝死。

5.治疗原则　必须注意的是，新生儿的高钾血症必须首先排除由标本溶血引起的假性高血钾症。此外，心电图异常与否对是否需要治疗有很大帮助。

（1）治疗原发病，避免继续摄入过量的钾，如停用含钾药物、保钾利尿药等。

（2）纠正高钾血症：临床分为两种情况，当血清钾浓度在6～6.5mmol/L，并且心电图正常时，停用含钾药物，减少或暂停授乳，促进钾的排出，如给予阳离子交换树脂保留灌肠剂，或者使用排钾的利尿药等。若血清钾浓度大于6.5mmol/L，还需迅速采取措施降低血钾。

1）拮抗高钾对心脏的毒性作用：补充钙剂可稳定心脏传导系统。10%葡萄糖酸钙0.5～1 ml/kg，0.5～1小时内静脉缓慢输注，同时注意心电图的监测。

2）将钾转移到细胞内

A. 20%葡萄糖10ml/kg加胰岛素0.5U，30分钟内静脉滴注，必要时反复使用，使用时注意监测血糖。

B. 5%碳酸氢钠3～5ml/kg，缓慢静脉滴注。但对于出生后3天内、孕周小于34周的早产儿，需尽可能避免快速静脉应用碳酸氢钠，以避免颅内出血的发生。

（3）促进钾排泄：使用排钾利尿药如呋塞米。少尿或肾脏疾病的患儿上述治疗无效时可用腹膜透析或血液透析等方法。

三、钙代谢紊乱

（一）低钙血症

1.诊断　胎儿时期胎盘能主动向胎儿运输钙，分娩后，母亲的钙供应停止，新生儿的血钙水平会下降，足月儿5～10天后血钙逐渐恢复正常。低钙血症是指血清钙浓度低于1.8 mmol/L或游离钙浓度低于0.9 mmol/L时出现的临床综合征。

2.病因及鉴别诊断　出生后不同时期的病因不同。

（1）早发性低钙血症：是指新生儿出生后2天内出现低血钙，多见于早产儿，特别是低体重儿，其原因是早产儿维生素D［1,25-（OH）$_2$D$_3$］转化能力低下，尿磷排泄减少，肾脏对PTH反应低，因此容易发生低钙血症。若出现窒息等低氧血症时，组织缺氧，磷释放增加，血磷水平升高，导致钙相应减少，也容易发生低钙血症。

（2）迟发性低钙血症：低钙血症发生于新生儿出生后2天至3周，主要见于足月儿。

特别是对于人工喂养，牛奶替代品中的高含量磷和用牛奶和大豆粉制成的谷物不利于钙的吸收。此外，妊娠期间缺乏维生素D摄入，治疗新生儿代谢性酸中毒使用碳酸氢钠，换血时用枸橼酸钠作为抗凝剂，均可使游离钙浓度降低。

（3）甲状旁腺功能不全：如母亲甲状旁腺功能亢进导致母亲血钙浓度升高，胎儿出现高钙血症和甲状旁腺抑制，出生后出现低钙血症，可持续数周。此外，暂时性先天性特发性甲状旁腺功能紊乱，作为良性自限性疾病，也可导致低钙血症。永久性甲状旁腺功能紊乱，该病是X连锁隐性遗传，多为散发性。

3.临床表现　低钙血症主要影响神经和肌肉的兴奋性。症状轻重不同。主要是神经、肌肉兴奋性增高的表现，如惊跳、手足搐搦、震颤、惊厥等。新生儿发生抽搐时常伴有呼吸改变、心率增快和发绀，若胃肠道平滑肌痉挛可有严重呕吐、便血等，严重者可有喉痉挛和呼吸暂停。早产儿在出生后早期更易出现低血钙，但通常缺乏典型的临床表现，常有肌张力稍高，腱反射增强，踝阵挛阳性等。心电图可见QT间期延长。

4.治疗原则　无症状患儿予以补钙，每日补钙量为24～35mg/（kg·d）。如果出现临床症状如惊厥等，应及时给予静脉补钙。常用的办法为10%葡萄糖酸钙按照2 ml/kg计算，以5%葡萄糖溶液稀释一倍缓慢静脉滴注，输入不应太快，以避免循环衰竭和呕吐等毒性反应。同时，应避免漏液引起局部组织坏死。可间隔6～8小时重复给药，最大剂量为元素钙50～60 mg/（kg·d）。此外，对于患有慢性或晚期低钙血症的儿童，口服钙可以给药2～4周，同时注意饮食，强调母乳喂养或有适当钙和磷比例的配方奶。当存在甲状旁腺功能减退时，应该长期口服补钙，并且应该使用维生素D。低钙血症常伴有低镁血症，注意补镁。

（二）高钙血症

1.诊断　血清钙浓度高于2.75mmol/L或游离钙浓度高于1.4mmol/L时称高钙血症。

2.病因及鉴别诊断

（1）磷相对不足：常见于不适当的肠胃外营养和早产儿。此时，血液中$1,25-(OH)_2D_3$浓度升高，肠内钙吸收增加；当磷缺乏时，骨吸收增强，钙不易积累，血钙水平增加。

（2）甲状旁腺功能亢进：可促进肠道和肾脏中钙的重吸收，如孕母甲状旁腺功能低下时出现的新生儿暂时性甲状旁腺功能亢进，原发性甲状旁腺功能亢进等。

（3）维生素D相关性：维生素D在体内过量，促进肠道和肾脏对钙的再吸收，见于维生素D中毒、敏感，婴幼儿特发性高钙血症。其他疾病如新生儿皮下脂肪坏死、某些淋巴瘤、结节病或其他肉芽肿病可使肾外$1,25-(OH)_2D_3$合成，导致血钙浓度增高。

（4）其他：常见为医源性，长期应用维生素D或其相关代谢产物治疗母亲低钙血症，应用甲状腺素治疗婴儿先天性甲状腺功能低下。此外，母亲羊水过多、早产，前列腺素E2分泌增多，维生素A过多均易促进婴儿发生高钙血症。

3.临床表现　高钙血症在新生儿较少见，临床表现不典型，一些无症状性高钙血症仅在化验检查时被发现。有症状者起病可在早期或延至数周或数月，累及多个系统，可出现嗜睡、激惹、食欲缺乏、发热、恶心、呕吐、多尿、脱水、体重不增等，甚至出现高血压、胰腺炎。此外，高血钙可引起肾小管功能损害，严重者伴有肾实质钙化、血尿，甚至发展为不可逆性肾衰竭。有时会发生软组织钙化，如皮肤、肌肉、角膜和其他区域的血管。

当血钙浓度大于3.75mmol/L可出现高血钙危象，常表现为嗜睡，昏迷，严重脱水，心律失常，高血压甚至抽搐，心力衰竭。病死率高，幸存者可以留下神经系统的后遗症。

4.治疗原则

（1）轻症或无症状者主要明确病因，进行病因治疗。限制维生素D和钙的摄入量。减少日晒，以减少内源性维生素D的产生。对于血磷低的患儿，应补充磷酸盐。因维生素D中毒、肉芽肿病、白血病、淋巴瘤等引起的高钙血症，可给予泼尼松或氢化可的松治疗。

（2）重症或出现高血钙危象者，除治疗病因外应采取措施降低血钙浓度。对于患有急性高钙血症或严重疾病的患者，静脉补液，利尿可用于降低血钙浓度，并密切监测摄入量和电解质。

四、镁代谢紊乱

（一）低镁血症

1.诊断　低镁血症是指血清镁浓度低于0.6mmol/L。当血镁浓度小于0.5mmol/L时，可能会出现类似于低钙惊厥的临床表现。低镁血症包括慢性先天性低镁血症和新生儿短暂性低镁血症。慢性先天性低镁血症是一种少见的遗传病，常见于男孩，患儿肠道对镁吸收不良，血镁水平通常低于0.3mmol/L，需要长期用镁盐治疗。新生儿短暂性低镁血症，其发病率高于慢性先天性低镁血症，多为短暂性，血镁浓度0.3～0.6mmol/L，常伴有低血钙，部分患儿予以补钙后血镁水平恢复，也有部分患儿仅在单纯给镁治疗后血镁、血钙水平恢复。

2.病因及鉴别诊断

（1）先天性储存不足：如宫内发育不良，多胞胎和患有低镁血症的母亲，可导致胎儿骨镁储存不足。

（2）出生后吸收减少：如新生儿肝脏疾病或肠道疾病，以及各种肠切除术导致镁的吸收不良。

（3）损失过多：腹泻、肠瘘、尿毒症等损失增加。

（4）其他：进食磷酸盐过多，如牛奶中磷和镁的比例高于人乳；另外，当甲状旁腺功能低下时，血磷高，也影响血镁水平。

3.临床表现　低镁血症引起神经肌肉的兴奋性增加，可有烦躁、惊厥、抽搐等。新生儿可仅表现为面肌小抽动，也可表现为四肢强直、双眼凝视，甚至阵发性屏气或呼吸暂停。严重的低镁血症可出现心律失常。心电图可以有T波平坦，倒置和ST段下降，但QT间期正常。同时注意监测尿镁，24小时尿镁比血镁更可以反映体内镁的实际情况。低镁血症的临床表现有时与低钙血症无法区分，新生儿低镁血症通常与低钙血症有关。因此，低钙血症患儿在接受补钙治疗时应考虑低镁血症的可能性。

4.治疗原则　在病因治疗的同时，主要是补镁治疗。如果发生抽搐，可用25%硫酸镁0.2～0.4 ml/kg肌内注射（早产儿不用于肌内注射，注射过浅可致局部坏死），或静脉滴注2.5%硫酸镁2～4ml/kg，速度每分钟不超过1ml，每8～12小时重复1次。

输注硫酸镁时注意若出现血镁过高的表现，如肌张力低下，深腱反射消失或呼吸抑制，立即静脉注射10%葡萄糖酸钙2ml/kg。惊厥控制后可继续静脉或者口服补镁。对于合并低钙的低镁血症，用钙和维生素D治疗可能导致血镁降低，应该强调单独使用镁。

（二）高镁血症

1.诊断　血清镁浓度大于4mmol/L称为高镁血症。

2.病因及鉴别诊断

（1）患有妊娠高血压和子痫的母亲在产前会连续用硫酸镁治疗，镁通过胎盘导致胎儿出现高镁血症。

（2）摄入过多：如新生儿用硫酸镁灌肠时，镁盐被肠道吸收。治疗低镁血症时，静脉输注镁硫酸镁过快或剂量过大，可能导致血镁浓度过高。

（3）排泄减少：有围生期窒息的新生儿或早产儿出生后肾脏清除能力低，可发生高镁血症。

3.临床表现　高镁血症对神经肌肉产生抑制作用，可引起神经肌肉阻滞，肌张力降低，呼吸和循环衰竭，特别是对神经肌肉接头的抑制作用更明显，症状的严重程度与血镁升高程度有关。新生儿表现为肌张力低，胃肠蠕动慢，胎粪排出延迟；血镁浓度进一步增高可出现血压下降、尿潴留等；在严重的情况下，可能会出现中枢抑制，如嗜睡、昏迷、呼吸肌麻痹等。个别严重病例可发生心搏骤停。心电图可有房室传导阻滞，T波高耸及室性期前收缩。

4.治疗原则　10%葡萄糖酸钙2ml/kg静脉注射，补液和适当使用利尿药。必要时予以换血治疗。此外，当呼吸抑制时，应考虑呼吸支持。

五、临床病案

患儿，女性，其母G_1P_1，胎龄35周，剖宫产娩出，出生时羊水清，Apgar评分1分钟、5分钟及10分钟分别为8分、9分及10分，出生后2小时开奶。患儿母亲妊娠期合并妊娠高血压综合征。患儿出生后第2天无明显诱因出现左上肢节律性抽动，持续5～10秒，自行缓解，肌张力稍高，反复发作3次，无发热，无尖叫，无发绀，无皮肤出血点。查体：T 36.5℃，P 123次/分，R 50次/分，体重2000g，早产儿貌，精神反应可，皮肤红润，呼吸规则，双肺呼吸音清，心率123次/分，律齐，心音有力，未闻及杂音，腹软，肝脾不大，双下肢无水肿，四肢肌张力稍低，原始反射引出。

辅助检查：血钙浓度1.6mmol/L；血糖浓度4.2mmol/L；头颅B超未见明显异常。

（一）病案分析

1.病史特点　该患儿为35周早产儿和低出生体重儿，出生时无窒息抢救史。出生后第2天出现微小发作型抽搐。一般状况良好。

2.体格检查　无明显阳性体征。

3.分析　该患儿为出生后第2天发病，一般情况好，查体无明显阳性体征，辅助检查示血钙浓度1.6mmol/L，考虑新生儿低钙血症。

（二）鉴别诊断要点

1.患儿发生四肢抽搐的病因鉴别诊断 考虑病因时需鉴别新生儿常见的导致抽搐的病因，如缺氧缺血性脑病、早产儿脑损伤、低血糖、颅内感染、颅内出血、电解质紊乱、胆红素脑病、遗传代谢性疾病等。该患儿为出生后第2天发病，一般情况好，无发热，否认围生期窒息抢救史，查体无明显阳性体征，辅助检查示血钙浓度1.6mmol/L，故考虑新生儿低钙血症。

2.患儿发生低钙血症的病因鉴别诊断 结合患儿病史特点，考虑为早发性低钙血症。早发性低钙血症是指新生儿出生后第2天内出现低血钙，多见于早产儿，特别是低体重儿，其原因是早产儿维生素 D［$1,25\text{-}(OH)_2D_3$］转化能力低下，尿磷排泄减少，肾脏对PTH反应低，因此容易发生低钙血症。此外，需要注意鉴别甲状旁腺功能不全所致的低钙血症，如患儿母亲妊娠期是否存在甲状旁腺功能亢进，患儿是否有甲状旁腺功能紊乱。

（李 姣 张 莉）

参 考 文 献

Adamkin D H, 2017. Neonatal hypoglycemia. Semin Fetal Neonatal Med, 22（1）：36-41.

Arsenault D, Brenn M, Kim S, et al, 2012. A.S.P.E.N. clinical guidelines: hyperglycemia and hypoglycemia in the neonate receiving parenteral nutrition. JPEN J Parenter Enteral Nutr, 36（1）：81-95.

Bockenhauer D, Zieg J, 2014. Electrolyte disorders. Clin Perinatol, 41（3）：575-590.

Hay W W, Rozance P J, 2018. Neonatal hyperglycemia-causes, treatments, and cautions. J Pediatr, 200：6-8.

Hwang M J, Newman R, Philla K, et al, 2018. Use of insulin glargine in the management of neonatal hyperglycemia in an ELBW infant. Pediatrics, 141（Suppl 5）：S399-S403.

Queensland Clinical Guidelines. 2001. Newborn hypoglycaemia. https://www.health.qld.gov.au/qcg.